# 薬学と倫理

薬剤師に求められる
生命倫理・医療倫理・研究倫理

編著

**松田 純**
静岡大学名誉教授

**平井みどり**
神戸大学名誉教授

**中田亜希子**
東邦大学医学部医学教育センター講師

南 山 堂

# はじめに

## いまなぜ倫理をまなぶのか―医療薬学をめぐる全般的状況と倫理の必要性について

　小学生の時，私の年代ではそれ程盛んではなかったのですが，「道徳」が嫌いでした．ちょっと読んだだけで先の見えるエピソードが導く，安っぽい勧善懲悪，分かりやすすぎる教訓の押しつけが気持ち悪かったのでしょう．子供だましという言葉がありますが，子供だからと言って簡単に騙されると思ったら大間違いだぞ，と常にとんがっている可愛げのない子どもでした．長じては，「正論」や「正義」を振りかざす人が，自己の利益のために主張している例をいくつも見て，「正しい」とは安易に決まるものではなく，正論や正義を(語る人を)まずは疑え，という習慣が身についてしまったようです．とはいえ，「良いこと」「正しいこと」は人間の社会にとって美しいことであり，大切なものであることは紛れもないでしょう．ただその表出の形(と付随するもの)によって，すんなり受け入れられるか，それとも拒否されるのかが決まるのだと思います．

## 医療における倫理の特徴

　道徳とあわせて語られることの多い倫理ですが，両者の定義と日本語に定着するまでの経緯については，本書の第1章に詳しく説明されています．違いがあるようで区別が難しい両者ですが，人間関係にもとづく社会を良くすることを目的にしているのは，間違いないでしょう．ところで私たちが関係する医療の中では近年，「倫理」という言葉の登場する頻度が高まっているようです．日本の臨床研究の遅れを指摘する声が高まり，臨床試験・臨床研究の件数が増え，人を対象とする研究には倫理的配慮が不可欠であるため，倫理委員会の審議が一般化しています．倫理とは社会が平和に，人が幸せになるためのツールであるとすれば，「良いこと」が何であるかを知識として知っているだけでなく，「良いこと」を行うためにはどうすればよいか，戦略も必要でしょう．さらには，「良いこと」を「良い」と感じる感受性＝人間的な豊かさも必要と思われます．医療の中で倫理が重要視され，倫理委員会や第三者による監査が必須となった背景には，大部分の治療が患者にとって何らかの「侵襲」すなわち身体的・物理的なものから精神的なものに至るまで，苦痛もしくは人為的な変化を与える可能性が高いものであることが考えられます．医療における「侵襲」の内容，およびそのことを患者自身が理解し納得していることの必要性に加えて，治療を実行する判断を一人の主治医に任せることの危険性，そして医療が一人の天才的治療者で完結するものではなく，多様な職種によるチームワークや様々な技術，社会制度，経済活動によって支えられていることへの理解が必要となります．そのため，倫理的判断が重要になると考えます．

## 薬の開発・製造・販売

　現代の医療の中で，治療法として比重の大きな薬物治療ですが，そのツールとなる治療薬は大部分が製薬企業から提供されます．創薬とそれを世に出すための開発活動，さらに販売による利潤追求は，製薬企業のミッションであり，資本主義社会にとっては当然のことではあります．しかし医療が関わる，すなわち患者という「人」の人権や福祉が絡む活動は，経済原理だけではなく，医療倫理を最重視しなければなりません．製薬企業と医療現場の関係は，治療だけでなく臨床研究という新たな治療法

の開発において，密接なかかわりをもっており，望ましい結果を追求するあまり，ときとして非倫理的な対応が紛れ込んでくる危険性が存在します．ディオバン事件[1]に代表される製薬企業の恣意的な操作・研究報告は，治療薬を使用した患者個人を傷つけるものではないとはいえ，効果がない使用法を蔓延させ，医療費を浪費する可能性という，国民への不利益に繋がるものであり，製薬企業の信頼性を著しく損なうことになりました（第4章参照）．このような事態を予防するための対応が求められ，そのために「医薬品，医療機器等の品質，有効性及び安全性の確保等に関する法律」（以下，薬機法）や臨床研究法の整備という法的な縛りに加え，企業倫理の向上が求められます．2019年改正の薬機法[2]では，製薬企業（法律では製造販売業者）の信頼を回復しガバナンスを強化するため，法令遵守体制の整備を行うことを義務づけており，その内容として，総括製造販売責任者等を選任し，その資格要件として薬剤師を規定しています．総括製造販売責任者は，薬事に関する業務に責任を有する役員に意見をすることができます．すなわち，薬機法の背景のもとに，薬剤師としての倫理性が，製薬企業の公正さ，信頼性確保に貢献すると期待されているのです．

## パターナリズムからシェアド・ディシジョン・メイキング（SDM）

歴史をひもとくと，患者にとって「良い」こと，すなわち苦痛を除き病気を治癒に導くための治療行為は，患者にすべてさらけ出して説明し，理解を求める必要はない，というパターナリズムが一般的であった時代は極めて長いことがわかります．したがって，その名残は今も随所に残っているようです．インフォームド・コンセントがまだ一般化していない頃，「がん」という言葉はタブーであり，決して悪意をもって隠しているわけではないが病名を患者本人には告げない，という状況は「がん告知」の場面でよくみられました．患者の気持ちを考えて，黙っていてほしいと家族は主治医に頼むが，実は本人は気づいていて……，などというのは一昔前のドラマによくある筋書きです．一方，現代ではシェアド・ディシジョン・メイキング（Shared Decision Making；SDM）の考え方，すなわち治療における意思決定は，医師だけのものでも患者だけのものでもなく，関係者のコミュニケーションと十分な議論の上に，結論を導き出すという考え方が広まってきています．医療者の「ヒューマニズム」や家族の「思いやり」といった，平板な「美しいモノ」だけで物事は片付かない，というのが現実であり，医療技術が進歩し，いくつもの対応策が存在する状況では，医療行為の説明と理解だけでなく，家族や患者本人と社会の関係なども考慮し，本人の求めるしあわせを第一義に調整を行うのが現代的な「倫理」だと思います．

## 医療事情の変化と薬剤師

21世紀に入り，超高齢化とともに医療費増大は，深刻な問題として日本社会を覆っています．それでも普段は，そう意識せずに日々の仕事に汲々としていた私たちに突き付けられたのが，2020年2月に始まる新型コロナウイルスのパンデミックでありました．クラスターつぶしの失敗，緊急事態宣言やロックダウン，三密回避といった言葉の氾濫，ワクチン騒動，そして病床の不足と自宅待機患者の死亡など，どれをとってもこれまでの医療（および一般社会生活）では考えられなかった事態に，日本の医療の脆弱な病院依存体質があぶり出されました．10年以上前から在宅へのシフトが叫ばれていた割には，一部の意識高く献身的な医療者に依存する在宅医療は社会に浸透せず，在宅でケアをしようにも，診てくれる医師もいなければ薬を調達する薬局もない，という状況が続いています．そこを狙い撃ちしたような高齢者のSARS-CoV2感染が，特に大阪・兵庫における悲劇的な状況（2021年4

月から5月にかけて)を呼びました．新型のワクチンを接種する人手が足りない，というわけで薬剤師がワクチン接種に協力することが求められ，注射剤の調製を担当する，ということになっていますが，ワクチンという普段扱わない種類であっても，薬には違いないわけで，そこには薬剤師としての職能発揮が期待されます．

## 薬剤師が倫理を学ぶ意義

　日本薬剤師会は昭和43年に「薬剤師倫理規定」を制定しましたが，社会と医療の変化に伴い平成30年に，倫理規定を拡張した「薬剤師行動規範」[3]を定めました．その第10項「職能の基準の継続的な実践と向上」，第11項「多職種間の連携と協働」そして第12項「医薬品の品質，有効性及び安全性等の確保」に当てはまるのが，新型コロナワクチン接種において，薬剤師に求められる取り組みにあたると思います．患者対応等日常の薬剤師業務の中での倫理は，当然すべての薬剤師が意識し法的にも遵守していることでしょう．しかしパンデミック下あるいは災害時に薬剤師が通常の活動範囲を超えた行動を強いられることはしばしばあります．前例のない活動であっても，国民の健康増進や幸福に資するものであれば，倫理的観点から積極的に取り組むべきであると筆者は考えます．もちろん，独りよがり・一面的な思い込みで，他への影響を顧みずに暴走することは現に慎まねばなりませんが，少し枠をはみ出して行動することはイノベーションに繋がると思います．倫理とは人間個人から離れた固定した絶対的なものではなく，「お互い様」の精神で人と人の間に存在するもの・お互いの考えを歩み寄らせて互いに納得するものであることを本書から学ぶことができます．これから薬剤師を目指す学生さん，毎日の業務になにか物足りなさを感じる薬剤師，後輩を教育する薬学関係者の皆さん，新たな創造を呼び起こす行動の背中を押すものとして，倫理を学んでいこうではありませんか．

　2022年3月

編著者を代表して

平井 みどり

---

1) ディオバン®(バルサルタン)の大規模臨床試験の論文不正事件．臨床試験データの解析に，当該企業の社員が身分を偽って参加，データの水増しも加え，実際よりも高い効果があるとの結果を発表したもの．桑島 巌「ディオバン事件 −研究者と企業の倫理」，日本医師会ウェブサイト，医の倫理の基礎知識H-12(https://www.med.or.jp/dl-med/doctor/member/kiso/h12.pdf)参照．

2) 1. 医薬品，医療機器等を安全・迅速・効率的に提供するための制度改善，2. 薬剤師・薬局のあり方の見直し，3. 信頼確保のための法令遵守体制等整備，以上の3点が主な改正内容．改正の概要は厚生労働省ウェブサイト(https://www.mhlw.go.jp/content/11120000/000665345.pdf)参照．

3) 2018年に日本薬剤師会が制定した，薬剤師としての具体的な行動の価値判断基準．解説が日本薬剤師会ウェブサイト(https://www.nichiyaku.or.jp/assets/uploads/about/kouryo20180226.pdf)に掲載されている．

# 目　次

# 第1章

# 薬剤師・薬学研究者として身につけるべき生命・医療倫理

## 薬学教育モデル・コアカリキュラムとの対応

### A-（1） 薬剤師の使命

> ▶ GIO：医療と薬学の歴史を認識するとともに，国民の健康管理，医療安全，薬害防止における役割を理解し，薬剤師としての使命感を身につける．

①医療人として ➡1．薬剤師の職業倫理
1．常に患者・生活者の視点に立ち，医療の担い手としてふさわしい態度で行動する．
2．患者・生活者の健康の回復と維持に積極的に貢献することへの責任感を持つ．
3．チーム医療や地域保健・医療・福祉を担う一員としての責任を自覚し行動する．
4．患者・患者家族・生活者が求める医療人について，自らの考えを述べる．

②薬剤師が果たすべき役割 ➡1．薬剤師の職業倫理
1．患者・生活者のために薬剤師が果たすべき役割を自覚する．
2．薬剤師の活動分野（医療機関，薬局，製薬企業，衛生行政等）と社会における役割について説明できる．
3．医薬品の適正使用における薬剤師の役割とファーマシューティカルケアについて説明できる．
4．医薬品の効果が確率論的であることを説明できる．
5．医薬品の創製（研究開発，生産等）における薬剤師の役割について説明できる．
6．健康管理，疾病予防，セルフメディケーション及び公衆衛生における薬剤師の役割について説明できる．

③患者安全と薬害の防止 ➡1．薬剤師の職業倫理
1．医薬品のリスクを認識し，患者を守る責任と義務を自覚する．
3．医療に関するリスクマネジメントにおける薬剤師の責任と義務を説明できる．
4．医薬品が関わる代表的な医療過誤やインシデントの事例を列挙し，その原因と防止策を説明できる．
5．重篤な副作用の例について，患者や家族の苦痛を理解し，これらを回避するための手段を討議する．
6．代表的な薬害の例（サリドマイド，スモン，非加熱血液製剤，ソリブジン等）について，その原因と社会的背景及びその後の対応を説明できる．
7．代表的な薬害について，患者や家族の苦痛を理解し，これらを回避するための手段を討議する．

### A-（2） 薬剤師に求められる倫理観

> ▶ GIO：倫理的問題に配慮して主体的に行動するために，生命・医療に係る倫理観を身につけ，医療の担い手としての感性を養う．

①生命倫理 ➡3．伝統的な医療倫理，6．現代医療倫理の4原則
2．生命倫理の諸原則（自律尊重，無危害，善行，正義等）について説明できる．
3．生と死に関わる倫理的問題について討議し，自らの考えを述べる．
4．科学技術の進歩，社会情勢の変化に伴う生命観の変遷について概説できる．

②医療倫理 ➡4．大戦後の研究倫理，6．現代医療倫理の4原則
1．医療倫理に関する規範（ジュネーブ宣言等）について概説できる．

③患者の権利 ➡4．大戦後の研究倫理，5．患者の権利
1．患者の価値観，人間性に配慮することの重要性を認識する．
2．患者の基本的権利の内容（リスボン宣言等）について説明できる．
3．患者の自己決定権とインフォームドコンセントの意義について説明できる．
4．知り得た情報の守秘義務と患者等への情報提供の重要性を理解し，適切な取扱いができる．

④研究倫理 ➡4．大戦後の研究倫理
1．臨床研究における倫理規範（ヘルシンキ宣言等）について説明できる．

### B-（2） 薬剤師と医薬品等に係る法規範

> ▶ GIO：調剤，医薬品等（医薬品，医薬部外品，化粧品，医療機器，再生医療等製品）の供給，その他薬事衛生に係る任務を薬剤師として適正に遂行するために必要な法規範とその意義を理解する．

①薬剤師の社会的位置づけと責任に係る法規範 ➡1．薬剤師の職業倫理

# 1 │ 薬剤師の職業倫理

## 1 ）一般倫理と専門職倫理―プロフェッションとは

　本書は「人間としていかに生きるべきか」という倫理一般を扱うのではなく，医薬品の開発・研究や調剤などを通して医療に関わる薬剤師の職業倫理・専門職倫理，professional ethicsを扱います．professionalはprofessionの形容詞です．professionは専門職あるいは専門職の団体を意味し，古代ギリシャ語のprophaino，ラテン語のprofessioに由来します．professioは「社会に向かって誓いを立て宣言する」という意味です．profession（プロフェッション）とは「自らの専門的能力（知識と技能）を世のため人のた

---

**表1-1**

**薬剤師の誓い　Oath/Promise of a pharmacist**

私は薬剤師として人類に奉仕することを誓い，私の専門職の理想と公約を守り抜くことを誓います．

(1) 私は私の生活のすべての局面で，人間として最も望ましい行動の基準に従います．

(2) 私は私の知識と能力の限りを尽くして，私が奉仕するすべての人々の健康と安寧を支援するために尽力します．

(3) 私は常に，私が奉仕するすべての人々の要求を，私の個人的な利益や考慮に優先させます．

(4) 私は私が奉仕するすべての人々を平等に，性別，人種，民族，宗教，文化または政治的信条に関係なく，公平かつ敬意を持って接遇します．

(5) 私は私に託された個人情報と健康情報について，守秘義務を貫きます．

(6) 私は私の職業生活を通じて，私の専門職に関わる知識と能力を維持し続けます．

(7) 私は薬局業務における知識と〔行動〕基準の開発向上に励みます．

(8) 私は私の専門職を担う後継者の養成に尽力します．

(9) 私は私の周りにいるすべての保健医療専門職と業務上の連携を推進するために，あらゆる機会を活用します．

〔結び〕私はこの厳粛な誓いを立てる／この約束をするにあたり，これまで私が薬剤師になるのを支えてくれた方々に敬意を表し，けっしてこれらの誓いに反した行動を取らないと公約します．

　薬剤師　署名　　　　　日付

宮島光志 訳：Oath/Promise of a pharmacist. In: 松島哲久ほか 編著, 新版 薬学生のための医療倫理, pp6-7, 丸善出版, 2021.

めに捧げると誓った集団」のことです．それゆえ，専門職の一員になるには，専門職の業務に関する一連の倫理を受け入れ，高い使命感と倫理観をもつことが求められます[1]．

国際薬剤師・薬学連合(International Pharmaceutical Federation；FIP)は2014年に前頁に示したような「薬剤師の誓い」を採択しました（**表1-1**）．

日本薬剤師会の「薬剤師綱領」(1973年)も次のようにうたっています（**表1-2**）．

---

**表1-2**

**薬剤師綱領**
— 薬剤師は国から付託された資格に基づき，医薬品の製造，調剤，供給において，その固有の任務を遂行することにより，医療水準の向上に資することを本領とする．
— 薬剤師は広く薬事衛生をつかさどる専門職としてその職能を発揮し，国民の健康増進に寄与する社会的責務を担う．
— 薬剤師はその業務が人の生命健康にかかわることに深く思いを致し，絶えず薬学，医学の成果を吸収して，人類の福祉に貢献するよう努める．

---

この綱領は，薬剤師というプロフェッションが社会に向かって誓った内容と解釈することができます．

---

## 2 薬剤師の多様な職域

薬剤師の国家資格をもつ人は，主に次のようなさまざまな職業についています．

① 病院薬剤師

② 薬局薬剤師やドラッグストアの薬剤師

③ 製薬会社や化粧品会社の研究・開発職，治験コーディネーター(clinical research coordinator；CRC)など

④ 医薬情報担当者(medical representative；MR)

⑤ 医薬品卸売業の管理薬剤師

⑥ 大学や研究機関の研究・教育職

⑦ 医薬品や食品，化学物質などの行政に関わる国家公務員，地方公務員

⑧ 学校薬剤師

など

薬剤師は医薬品の研究・開発，製造，流通，調剤，販売，市販後安全対策，行政など，医薬品に関わるあらゆる場で，保健・医療の向上と国民の健康と福祉の増進のために従事しています．「薬剤師綱領」は，薬剤師の資格に基づく「医薬品の製造，調剤，供給」でのさまざまな任務の全般を対象としています（**図1-1**）．

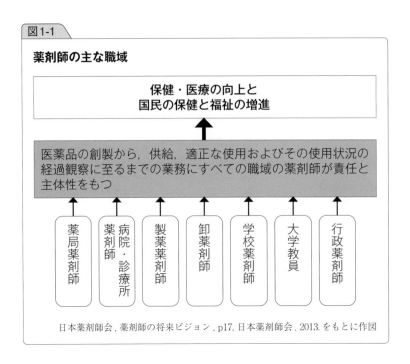

**図1-1**

**薬剤師の主な職域**

保健・医療の向上と
国民の保健と福祉の増進

医薬品の創製から，供給，適正な使用およびその使用状況の
経過観察に至るまでの業務にすべての職域の薬剤師が責任と
主体性をもつ

| 薬局薬剤師 | 病院・診療所薬剤師 | 製薬薬剤師 | 卸薬剤師 | 学校薬剤師 | 大学教員 | 行政薬剤師 |

日本薬剤師会，薬剤師の将来ビジョン，p17，日本薬剤師会，2013.をもとに作図

　薬剤師の職域は多岐にわたりますが，本書では，主に病院や薬局で働く薬剤師と，製薬会社や医薬品卸売業などで薬の研究・開発，製造，流通，調剤，販売に従事する薬剤師を中心に，医薬品に関連する倫理を取り上げます．

# 3 病院薬剤師

　1992年に医療法が改正され，医療の基本理念が明示され，医療機関が機能に応じて体系化されました．このなかで，薬剤師が「医療の担い手」として明記され，医療における薬剤師の責任は一段と重くなりました．

　かつて薬剤という物質を扱うことが中心だった薬剤師の業務は，患者と直接コミュニケーションをとり，薬についての説明はもとより，患者一人ひとりのウェルビーイング（well-being，病気の回復や健康維持）に積極的に関わる対人業務へと大きく変化しました．2006年に始まる薬剤師養成教育の6年制化と長期実務実習制度は，「臨床面を重視した薬剤師養成」という社会と時代の要請に応えるための改革でした．2012年4月に，6年制の薬学教育を受けた最初の薬剤師が社会に巣立っていきましたが，薬剤師を取り囲む環境は今も大きく変化し続け，薬剤師の社会的役割はますます大きくなっています．

　病院ではすでに多様な職種からなる専門職チームが活動し，チーム医療が定着しています．薬剤師も医療チームに参画して，薬の専門家としての役割を果たします．日本の法律では薬剤師に処方の権限はありませんが，チーム医療に参画し，医師への処方提案をより積極的に行うことなどが求められています[2]．

現在, 医師の働き方改革を進めるためのタスク・シフト／シェア（業務の移管や共同化）が進められています. 薬剤師の職域については, 次のような項目があげられています (**表1-3**).

表1-3

**タスク・シフト／シェア**

**①事前に取り決めたプロトコール（治療計画）に沿って行う処方された薬剤の投与量の変更など**

・医療チームで事前に合意されたプロトコールに基づいて, 服薬状況や薬剤の効果と副作用をモニタリング・評価しながら, その情報を必要に応じて処方医に提供し, 投与量や剤形, 薬剤の変更などを積極的に提案する.

・事前に取り決めたプロトコールに基づき, 入院患者の持参薬を同種同効の院内採用薬へ変更する場合, 処方オーダーの代行入力〔医師が確認・署名を行うことを前提に, 医師以外の者が電子カルテに処方や検査の指示等を入力すること〕を行い, 医師による処方のサポートをする.

**②薬物療法に関する説明など**

・医師による治療方針などの説明後に, 薬物療法に関して, 治療スケジュールや, 薬の有効性および副作用などを患者に説明する.

・薬物療法に関する患者の苦痛や不安を軽減するために, 患者の相談に応じ, 必要な薬学的知見に基づく指導を行う.

**③病棟での薬学的管理など**

・病棟配置薬や調剤後の薬剤の管理状況を確認する.

・高カロリー輸液等の調製, 患者に投与する薬剤が適切に準備されているかの確認, 配合禁忌の確認や推奨される投与速度の提案を行う.

**④周術期の薬学的管理など**

・手術前に, 患者の服用中の薬剤やアレルギー歴, 副作用歴などの確認, 術前中止薬の患者への説明, 医師による処方後の払出し〔薬を準備し届けること〕などを行う.

・手術中の麻酔薬等の投与量のダブルチェック, 鎮痛薬等の調製を行う.

・手術後に患者の状態を踏まえた鎮痛薬等の投与量・投与期間の提案, 術前中止薬の再開の確認等の薬学的管理を行う.

厚生労働省, 医政発 0930 第 16 号 現行制度の下で実施可能な範囲におけるタスク・シフト／シェアの推進について, 2021. から, 一部表現や順番を変更して抜粋

薬剤師が薬剤部から出て病棟で勤務するようになると，入院中の患者や家族と直接向き合うことになります．人生の最終段階の医療ケアを受けている患者もいます．がんや脳血管疾患などを患っている認知症の患者もいます．病棟で勤務する薬剤師には，医師や看護師と同様，臨床家としてさまざまな倫理的な配慮が求められます．

　医療の担い手が守るべき倫理規範や生命倫理の諸原則について，本章で学びます．現代医療で重視される患者の自己決定権とインフォームド・コンセントの意義について，それが求められるに至った歴史的背景から考えてみましょう．

　人生の最終段階の医療とアドバンス・ケア・プランニング，緩和ケア，認知症ケア，QOLなどについて「第2章　医療人として身につけるべき薬学臨床の倫理」で学びます．その前提となる病気，健康，人間の尊厳という基本的な概念についても考えてみましょう．

　医療は日進月歩であり，医療の進歩に伴い新たな倫理問題が次々と生じてきます．「第3章　医療の進歩に伴う倫理的問題」では，生殖補助医療技術など，先端的な医療技術がもたらす倫理問題を考えます．生命科学・ゲノム科学の進展とともに，バイオ医薬品や細胞医薬品など新しいタイプの医薬品も次々と登場し，「個別化医療」（第3章-2-1節）など医療の形も大きく変化してきています．医療の近未来を見据えながら，新たな倫理問題について考えてみましょう．

# 4 ) 薬局薬剤師

　2006年の医療法改正で，薬局が病院や診療所などと並んで初めて「医療提供施設」として法的に位置づけられました．薬局薬剤師にも，病院薬剤師に求められる倫理の多くの部分があてはまります．その上で，地域で活動する薬剤師にとって固有の問題もあります．医療が病院だけで完結する時代が終わり，在宅で療養する患者が増えています．在宅で療養する患者の多くは薬物療法が中心です．薬の専門家である薬剤師の役割はますます大きくなっています．2015年に厚生労働省は，薬局を患者本位のかかりつけ薬局に再編するため，「患者のための薬局ビジョン〜「門前」から「かかりつけ」，そして「地域」へ〜」を策定しました．かかりつけ薬剤師・薬局の機能に加えて，さらに「健康サポート薬局」の制度も始まりました．健康サポート薬局は市販薬や健康食品に関することや，介護や食事・栄養摂取に関することまで気軽に相談できる薬局です．セルフメディケーション（自分自身の健康に責任をもち，軽度な身体の不調は自分で手当てすること〔WHO定義〕）への貢献も期待されています．

　地域で活躍する薬剤師は，病院でのチーム医療と比べて，より多くの専門職と関わることになります．とりわけ介護職と連携しつつ，地域包括ケアの中で，多職種連携で患者を支援することが必須となります（**図1-2**）．

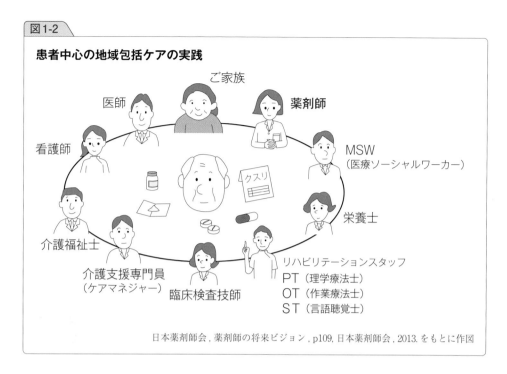

**図1-2**

**患者中心の地域包括ケアの実践**

ご家族

医師　薬剤師

看護師　MSW（医療ソーシャルワーカー）

クスリ

介護福祉士　栄養士

介護支援専門員（ケアマネジャー）　臨床検査技師　リハビリテーションスタッフ　PT（理学療法士）　OT（作業療法士）　ST（言語聴覚士）

日本薬剤師会, 薬剤師の将来ビジョン, p109, 日本薬剤師会, 2013. をもとに作図

　地域包括ケアの視点は，病院薬剤師にも求められます．医療が病院だけで完結する時代が終わり，地域包括ケアの中で病院の診療が位置づけられる時代です．患者の入院時から退院後の在宅療養までを全般的に見据えて，連続的で一貫性のある薬物治療で患者のQOL（第2章5節）を改善することが必要になってきます．「地域連携パス」（患者を中心として，地域で医療・介護に関わる人々がそれぞれの役割分担を行い，互いに情報共有をすることにより，今後の医療・ケアの目標や注意点を明確にし，チームで患者を支えていく仕組み[3]）を活用し，薬局と病院との一層緊密な連携のもとに，複数の薬剤師による切れ目のない一貫したファーマシューティカルケア（pharmaceutical care，患者のQOLを改善するという成果を目的とした責任ある薬物に関するケアの提供）が求められます．

　こうした緊密な連携は，とりわけ高齢者に対する多剤投与が増えるなかでのポリファーマシー（polypharmacy，多くの薬を服用することによる副作用などの有害事象）を防止して，患者の安全と健康を守る上でも重要です．2020年9月から施行された改正薬剤師法では，調剤後の薬剤の情報提供だけではなく，「患者の当該薬剤の使用の状況を**継続的かつ的確に把握**」し，患者や看護にあたる者に対し，必要な情報を提供し，指導すること（第25条の二）が法制化されました．この法的義務を守る上でも，病院薬剤師と薬局薬剤師の連携はもちろんのこと，地域包括ケアでの多職種連携は欠かせません．

　超高齢化や医療財源の逼迫などの理由だけから地域包括ケアが求められているわけではありません．病気の性格が近年変化するなかで，病院医療の機能も変化してきた歴史が背景にあります．「第2章7節　病院中心の医療から地域包括ケアへ—チーム医療・地域保健医療と薬剤師」では，こうした歴史的・構造的変化に注目し，地域包括ケアの

意義を捉え直します．地域で活動する薬剤師は，多職種連携の中で果たす役割の意義を深く理解することが必要です．病院薬剤師も入退院支援業務を通じて，地域包括ケアの重要な一翼を担っています．薬剤師行動規範も次のようにうたっています．

> 11　多職種間の連携と協働
> 　薬剤師は，広範にわたる業務を担う薬剤師間の相互協調に努めるとともに，他の医療・介護関係者等と連携，協働して社会に貢献する．
>
> 13　医療及び介護提供体制への貢献
> 　薬剤師は，予防，医療及び介護の各局面において，薬剤師の職能を十分に発揮し，地域や社会が求める医療及び介護提供体制の適正な推進に貢献する．

　大学での学びの中でも，介護制度のことは薬学とは関係ないと言って無関心でいることはできません．他の職種がどのような制度の中で，どのような思いで業務を遂行しているかについての基本的な理解がなければ，他の職種とのコミュニケーションや連携はうまくいきません．他の職種の仕事について互いに理解し合っていることは，チーム医療，地域包括ケアの大事な前提です．

# 5　製薬企業に勤務する薬剤師

　薬は医療にはなくてはならないものです．その使用は生命に直結します．薬によって助かる命もあれば，薬によって命を落とすこともあります．病気を治し健康を維持するための医薬品が，重大な健康被害や死をもたらします．それが社会問題になるほど多発する現象を「薬害」と言います[4]．かつて次のような多くの薬害事件が起こり，大きな社会問題となりました（**表1-4**）．

　これらの薬害事件のなかで，製薬企業とそれを監督する厚生省や中央薬事審議会（いずれも当時），それに関与する医師や研究者などの責任が問われました．企業の利潤追求が優先されたために，多数の患者の健康が害され，命も犠牲となりました．被害者救済と損害賠償に莫大な費用を要したものもあります．その後，薬害の再発を防ぐためのさまざまな法令の整備がなされてきました[4]．

　近年では，高血圧治療薬に関する医師主導臨床研究のなかで，これまでの薬害とは性格を異にする研究不正事件が発生しました．このような研究不正の再発を防ぐことを主な目的として，臨床研究法（2018年施行）が制定されました（第4章2節）．

　化学物質が医薬品として世に出る前には，動物実験を経て，人を対象とした試験が行われます．段階を踏んで医薬品としてデータを収集し，有効性や安全性を確認した上で，国の承認を得て初めて医薬品となるのです．その過程が科学的で，偽りのないものでなくては医薬品としての価値を評価することができません．人を対象とした臨床試験の前

表1-4

**主な薬害事件**

・ジフテリア予防接種による健康被害（1948年頃）
・サリドマイドによる胎児の障害（サリドマイド事件）（1962年頃）
・クロロキンによる網膜症（クロロキン事件）（1969年頃）
・キノホルム製剤によるスモン（SMON: subacute myelo-optico neuropathy 亜急性脊髄視神経障害）の発症（スモン事件）（1970年頃）
・非加熱血液製剤による HIV（human immunodeficiency virus ヒト免疫不全ウイルス）感染（エイズ事件）（1983年頃）
・非加熱血液製剤による C 型肝炎ウイルス感染（C 型肝炎事件）（1987年頃）
・MMR（measles, mumps, rubella）ワクチンによる無菌性髄膜炎（MMR 事件）（1992年頃）
・ソリブジンとフルオロウラシル系抗がん剤併用による骨髄抑制（ソリブジン事件）（1993年頃）
　　　　　　　　　　　　　　　　　　　　　　　　　　　　　　　　　　　　など

厚生労働省：「薬害を学ぼう」指導の手引き.
Available at: https://www.mhlw.go.jp/bunya/iyakuhin/yakugai/data/tebiki_160129.pdf
土井 脩：戦後の薬害事件の概要と教訓, 2019.
Available at: https://www.pmrj.jp/publications/02/shiryo_slides/yakugai_shiryo_sengo.pdf

段階では動物実験が行われますが，これについての倫理は第4章3節で扱います．

　人を対象とした臨床研究や治験については，多くの法令や指針があります．これらを遵守して被験者（患者）の人権やプライバシーを守り，安全に配慮して研究しなければなりません（第4章1節）．しかしながら，開発段階で得られる有効性と安全性についての知見には，次のような限界があります（**表1-5**）．

表1-5

**治験の限界**

・被験者（患者）集団の年齢構成や性別，併用薬，合併症などが制限されている
・被験者（患者）数が限られている
・投与期間が限られている
・頻度の低い副作用は検出できない
・併用による副作用は検出できない
・個人差による副作用の違いは予測できない

土井 脩：戦後の薬害事件の概要と教訓, 2019.
Available at: https://www.pmrj.jp/publications/02/shiryo_slides/yakugai_shiryo_sengo.pdf

医薬品の審査段階で評価できる有効性と安全性は限定的です．治験に基づいて薬として承認されても，それはまだ「仮免状態で世に出る」と言うことができます[4]．そのため，市販直後から医療の場での継続的かつ厳重な管理，市販後調査（post marketing surveillance；PMS）が必須になります．

　製薬企業で医薬品の研究開発に従事する薬剤師，医薬品行政を司る厚生労働省やPMDA（Pharmaceuticals and Medical Devices Agency 独立行政法人医薬品医療機器総合機構）の薬剤師，薬を実際に患者に手渡す病院や薬局の薬剤師，そして薬を服用する市民．この4者が**図1-3**のように，それぞれの立場で薬の安全性や副作用についての情報などを双方向でやり取りし，迅速な対応をしていくことが必要です．市販後に得られる有効性／安全性に関する知見の蓄積によって，薬の有効性と安全性は高まっていきます．「薬は使われながら育つ」[4]と言われるゆえんです．

**図1-3**

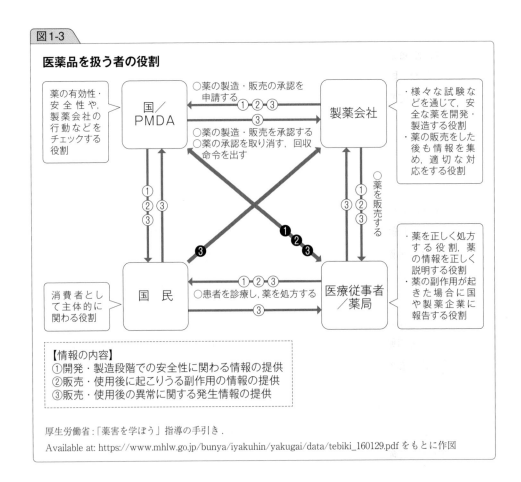

**医薬品を扱う者の役割**

薬の有効性・安全性や，製薬会社の行動などをチェックする役割

国／PMDA

○薬の製造・販売の承認を申請する
①②③
○薬の製造・販売を承認する
○薬の承認を取り消す，回収命令を出す

製薬会社

・様々な試験などを通じて，安全な薬を開発・製造する役割
・薬の販売をした後も情報を集め，適切な対応をする役割

①②③

○薬を販売する
①②③

消費者として主体的に関わる役割

国　民

○患者を診療し，薬を処方する
①②③

医療従事者／薬局

・薬を正しく処方する役割，薬の情報を正しく説明する役割
・薬の副作用が起きた場合に国や製薬企業に報告する役割

【情報の内容】
①開発・製造段階での安全性に関わる情報の提供
②販売・使用後に起こりうる副作用の情報の提供
③販売・使用後の異常に関する発生情報の提供

厚生労働省：「薬害を学ぼう」指導の手引き．
Available at: https://www.mhlw.go.jp/bunya/iyakuhin/yakugai/data/tebiki_160129.pdf をもとに作図

　薬の製造過程について，近年，医薬品への信頼性を揺るがす出来事が起こりました．後発薬（ジェネリック医薬品）を製造販売する製薬企業において，製造工程のずさんな管理によって，経口抗真菌薬に本来の成分でない睡眠導入剤が誤投入され，品質チェックもなされないまま市販され，それを服用した患者に健康被害（245人に意識障害などの健

康被害，38人が車などの運転中に事故，2人が死亡）が発生しました．この問題の発覚後，都道府県による査察や，業界団体の呼びかけによる自主点検などで，他の3つの後発薬メーカーでも，国が認めていない方法で医薬品を製造していたことが発覚しました．2021年末までに，全国で4つの企業が業務停止命令を受けました．

　この結果，後発薬の供給不足が生じ，2021年8月時点で，医薬品約15,000品目のうち3,143品目，全体の約20％が欠品や出荷停止などで入手困難になっています．供給不足の不安から，薬を確保しようとして薬局や医療機関が発注を増やしたため，在庫切れを恐れるメーカー側が既存顧客を優先して新規の注文を受けない「出荷調整」を行い，供給不足にますます拍車がかかっています．供給不安の解消には2年程度かかると見込まれています．後発薬から別メーカーの先発医薬品への切り替えにより患者に薬代の負担増が生じたり，体調が比較的安定していることを理由に1日3錠から2錠に減薬となった患者など具体的な影響も出ています[6〜9]．

　国が医療費抑制のために後発薬の普及を促進しているなかで起こったこれらの出来事は，後発薬の供給不足だけではなく，医薬品への信頼性そのものを揺るがすことになりました．国民の健康と生命に直結する医薬品を供給する製薬企業の社会的責任の大きさを改めて思い知らされ，企業倫理の向上が求められる事態となりました．

　医薬品などの製造販売業者は，医薬品の品質管理と製造販売後の安全管理を行うために，薬剤師を「総括製造販売責任者」として配置しなければならないと「医薬品，医療機器等の品質，有効性及び安全性の確保等に関する法律」（薬機法）で定められています．また医薬品の信頼性を確保するために，総括製造販売責任者，品質保証責任者，安全管理責任者のいわゆる三役体制の設置が義務づけられています．その中心に，原則的に薬剤師を「総括製造販売責任者」にあてることが課されています．このように薬剤師は薬の製造・販売において，薬の品質と安全性に対して中心的な責任を担っています．「薬剤師行動規範」にも下記のようにうたわれています．

---

12　医薬品の品質，有効性及び安全性等の確保
　薬剤師は，医薬品の創製から，供給，適正な使用及びその使用状況の経過観察に至るまで常に医薬品の品質，有効性及び安全性の確保に努め，また医薬品が適正に使用されるよう，患者等に正確かつ十分な情報提供及び指導を行う．

---

　それぞれの立場にある薬剤師が，関連する法令や規則を遵守することはもとより，国民の健康と命を守るための薬を扱う職能であることを深く自覚することが求められます．

## 6 ) 医薬品卸企業に勤める薬剤師

　2017年に，C型肝炎治療薬の偽造品が卸売販売業者を通じて流通し，薬局で調剤され，実際に患者の手に渡るということが起きました．幸い偽造品を服用した患者がいなかったため健康被害は発生しませんでしたが，「薬局で調剤される薬に偽造品はない」という信頼が崩れました．

　また地域医療機能推進機構（Japan Community Health care Organization；JCHO）が一括発注する医薬品の入札で，卸大手4社が談合をくり返し落札をほぼ独占していたことが，2019年に明らかになりました．2021年6月，東京地裁は独占禁止法違反（不当な取引制限）で医薬品卸3社にそれぞれ罰金2.5億円，元執行役員など7人を懲役2年（執行猶予3年）の有罪と判示しました．判決は，医療機関への医薬品販売価格を高止まりさせ「国民生活に広範な影響を及ぼし，悪質かつ重大だ」と批判しました．

　このような法令違反は論外です．医薬品に関わる法律や法令などを遵守することはもちろんですが，日本医薬品卸売業連合会が独自に定めた自主規範である「医薬品の供給と品質管理に関する実践規範」（Japanese Good Supplying Practice；JGSP）に沿って，医薬品の流通・供給過程での品質管理と安全管理に医薬品卸企業に勤める薬剤師が責任をもって携わることが求められます．

　医薬品卸企業は人の生命，健康に直結する製品を扱っています．その製品は同時に莫大な利益を生む商品でもあります．企業の利益を確保することと，人々の健康と生命，安全を守ること，この両者が葛藤する状況も生じます．どちらを優先するかによって企業の行動が異なってきます．

## 7 ) 医薬品や食品，化学物質などの行政に関わる公務員

　薬剤師は厚生労働省や自治体の薬系技官（技術職員）として，薬事行政，研究開発の振興（医薬品の監査・企画など），市民への啓発活動などを行います．医薬品や食品の検査，薬物犯罪の取り締まり（麻薬取締官），食品衛生監視（食品衛生監視員）などの仕事もあり，空港や港などの検疫所や自治体の保健所などで働くこともあります．これらは社会の保健衛生，公衆衛生に直結する重要なミッションです．

　このように薬剤師は社会のさまざまな場面で活躍しています．それぞれの職域によって具体的な職務目的は異なりますが，薬剤師の社会的責務の基本は，人々の生命・健康を守るために医薬品の適正な使用と安全性の確保に努め，医薬品の効果を最大限に引き出すことにあります．技術開発は日進月歩であり，社会状況も大きく変動しつつあります．既存の知識に甘んじることなく，時代の新しい要請に応え，与えられた使命を全うできるよう，日々，自己研鑽と研究に励むことが求められています[10]．「薬剤師行動規範」にも下記のようにうたわれています．

8 生涯研鑽

　薬剤師は，生涯にわたり知識と技能の水準を維持及び向上するよう研鑽するとともに，先人の業績に敬意を払い，また後進の育成に努める．

9 学術発展への寄与

　薬剤師は，研究や職能の実践を通じて，専門的知識，技術及び社会知の創生と進歩に尽くし，薬学の発展に寄与する．

**Case Study ┤ 考えてみよう！1 ├**

　私は薬局に勤務しています．薬局に最も近いクリニックは内科と耳鼻咽喉科ですが，それほど遠くないところに介護老人保健施設（老健）があります．ある日，薬局長と医薬品卸の医薬品卸販売担当者（marketing specialist；MS）が，インフルエンザワクチンの納入について話をしていました．

薬局長：ねえ，インフルエンザワクチンを，クリニックの先生たちから確保するように頼まれているんだよ．50本，来週初めに納入できない？

MS　　：近くの施設で大量の納品依頼が先に来てしまっているんです．すみません，今週と来週とで10本しか入りそうにありません．今年はインフルエンザが流行するという予想があって，老健（介護老人保健施設）からの依頼が多いんですよ．全国的に品薄になってしまって，メーカーから入ってこないんですよ．

薬局長：でも，老健が予備的に購入するのは理解できるけど，それ，使わなかったら全部返品されるんでしょ？　ひどい話じゃん！（とねばっています）

　「薬剤師綱領」や「薬剤師行動規範」を参照しながら，何が問題なのか，考えてみましょう．

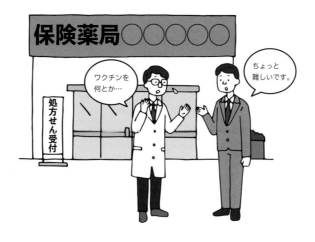

　私は製薬企業の開発部門で，創薬に関わっています．新型コロナウイルス感染症の流行により，外来患者さんが激減したり，入院病棟がコロナ病棟になったり，病院への出入りも制限されたりして，私たちが手がけてきたアトピー性皮膚炎の臨床試験が滞っています．同僚がこう話しかけてきました．

同僚：コロナウイルスも確かに怖いんだけれど，新しい薬剤を待っている他の患者さんもいるわけだよね？　感染を拡大させないことも大事だけど，今病気で困っていて，新薬を待ちわびている患者さんだっているんだから，新薬の開発が後回しになってしまうのは仕方がないことだろうか？　私たちの使命ってなんだろうね……．

　新型コロナウイルス感染症の拡大によって，創薬はどのような影響を受けたと思いますか？　当該感染症以外の患者さんはどのような影響を受けたと思いますか？　考えてみましょう．

### さらに学びを深めるために

・日本薬剤師会: 薬剤師行動規範, 2018. Available at: https://www.nichiyaku.or.jp/assets/uploads/about/kouryo20180226.pdf
・日本薬剤師会: 職能基準に関するFIP声明　薬剤師倫理規定, 2014. Available at: https://www.nichiyaku.or.jp/assets/pdf/FIP2014-Ethics-J.pdf
・日本薬剤師会, 薬剤師の将来ビジョン, 日本薬剤師会, 2013.
・厚生労働省:「患者のための薬局ビジョン」〜「門前」から「かかりつけ」, そして「地域」へ〜, 2015. Available at: https://www.mhlw.go.jp/file/04-Houdouhappyou-11121000-Iyakushokuhinkyoku-Soumuka/vision_1.pdf
・デイヴィッド・オザール: 専門職と専門職倫理. In: 生命倫理百科事典翻訳刊行委員会 編, 生命倫理百科事典, pp2024-2035, 丸善出版, 2007.
・ガート・ブリーガー: 医療専門職. In: 生命倫理百科事典翻訳刊行委員会 編, 生命倫理百科事典, pp225-234, 丸善出版, 2007.

■文 献

1) デイヴィッド・オザール：専門職と専門職倫理, In: 生命倫理百科事典翻訳刊行委員会 編, 生命倫理百科事典, p2024, 丸善出版, 2007.
2) 日本病院薬剤師会, 厚生労働省医政局長通知（医政発0430第1号）「医療スタッフの協働・連携によるチーム医療の推進について」日本病院薬剤師会による解釈と実践事例（Ver.2.0）, 2014. Available at: https://www.jshp.or.jp/cont/14/0417-2.html 参照
3) 国立循環器病研究センター：地域連携パスについて, 2021. Available at: https://www.ncvc.go.jp/hospital/pro/passing/ 参照
4) 土井 脩：戦後の薬害事件の概要と教訓, 2019. Available at: https://www.pmrj.jp/publications/02/shiryo_slides/yakugai_shiryo_sengo.pdf
5) 高橋春男：薬事法改正の経緯からみたPMS関連事項の変遷. 薬史学雑誌, 51: 29-39, 2016.
6) 日本経済新聞：後発薬, 長引く供給停滞2割3000品目に影響, 品質不正発端 代替の先発薬にも波及, 2021年12月30日.
7) NHK Webリポート：ジェネリック医薬品が相次ぐ欠品 持病の薬が値上げも…背景に何が？, 2021年12月10日. Available at: https://www.nhk.or.jp/shutoken/wr/20211210a.html
8) 朝日新聞：ジェネリック医薬品中心に3100品目が品薄 メーカーの不祥事響く, 2021年12月12日.
9) 厚生労働省：医政経発0528第1号 医療用医薬品の供給不足が生じる場合の対応スキームについて, 2021年5月28日. Available at: https://www.mhlw.go.jp/content/10800000/000816145.pdf
10) 日本学術会議：提言 持続可能な医療を担う薬剤師の職能と生涯研鑽, 2020. Available at: https://www.scj.go.jp/ja/info/kohyo/pdf/kohyo-24-t296-2.pdf

# 2 | 倫理，道徳，法

　倫理は，人間どうしのあるべき関係を示し，人として行うべきすじ道，道義を意味します．薬剤師や医薬品の研究・開発，製造，販売，調剤などに関わる者は，一般人としての倫理のみならず，医薬品を扱い人の命を預かる専門的な職業人として，倫理を学ばなければなりません．法律によって強制される義務を果たし，法令を守るという遵法精神は最小限の倫理です．生命に関わる医薬品を扱う者には，法が求める義務以上のものが求められます．

## 1 「倫理」の語義

　まず，倫理の語義を「倫理」という漢字から考察します（**図1-4**）[1]．

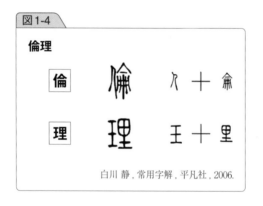

図1-4

倫理

白川 静，常用字解，平凡社，2006．

　龠という中国の古い文字は，短冊などを順を追ってひとまとまりにまるく巻いた形を表し，全体として一つの秩序をなすものを表します．倫は，つながりのある人間どうし，なかまを意味し，人間関係の秩序をいいます．

　理はもとは玉＋里からなり，「玉を理むる」こと，宝石を磨いて文理（すじ目，あや）を表すことを指します．そこから，「おさめる，磨く，ただす」こと，さらに「すべて条理のあること」を意味します[1]．

　倫＋理は，「倫」にもともと含まれている一つの秩序という意味を強める形になります．倫理は，人と人との関係，人間どうしのあるべき関係，人として行うべきすじ道，道義，人間の道という意味をもちます．

# 2 「道徳」の語義

倫理と似た言葉に「道徳」があります（**図1-5**）[1].

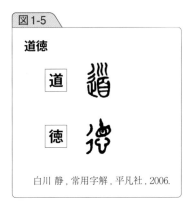

図1-5

道徳

道

徳

白川 静, 常用字解, 平凡社, 2006.

　「道」という字は, 歩行を意味する彳（ちゃく）と首からなり, 道は「首を手に携えて行く」ことを表します. 古代中国では, 他の氏族がいる土地は, その氏族の邪霊などがいて災いをもたらすと考えられていました. そこで異族の首を携えて, 道を祓い清めながら進みました. 首は道路や関門を祓うまじないとして, 強い呪力をもつものと考えられていたからです[2].

　このように道を祓い清めながら進むことを導くといい, 祓い清められたところを道といいます. こうして啓かれた道は, 人が安んじて行けるところですから, 人の行為するところを道といい, 道徳, 道理の意味となります[1].

　「徳」は彳＋省＋心を組み合わせた形です. 省（省）は目の呪力を強めるために眉に飾りをつけ, 強い呪力のある目で見回ること, 道を見回り祓い清めることを意味します. 心は心臓の形を表しています. 古代中国では, 心臓が生命の根源, 思考する場所と考えられていました. 省に彳と心がつくことで, 目の威力をほかの地に及ぼすという意味となります. それゆえ, 徳は呪飾によって強められた目の呪力をいう字でしたが, そのような威力が呪飾による一時的なものではなく, その人に内在する固有の力であると自覚されるようになって, 徳の概念が生まれました[1].

　このように徳にはその人にそなわったものという意味があるので, 現代日本でも, 「道徳」という語は, 個人に固有の内面的なものを指す傾向があります.『広辞苑』は「道徳」を「人のふみ行うべき道. ある社会で, その成員の社会に対する, あるいは成員相互間の行為の善悪を判断する基準として, 一般に承認されている規範の総体. 法律のように外面的な強制力を伴うものではなく, 個人の内面的な原理」と定義しています.

## 3 ) 倫理と道徳は区別できるようで区別できない

これに対して,「倫理」は,整然と並ぶすじ目,人間関係の秩序といった原意に対応して,社会的な面を指し,社会的にもすじの通った行動や,そのための系統的に整理された基準・規範という意味が強いです.

このように,日本語の言葉遣いでは,「道徳」は内面的,「倫理」は社会的というニュアンスの違いがあります.しかしながら,道徳も倫理も,心の内面の問題であると同時に,社会的な習慣や制度の問題でもあり,両者は不可分です.道徳と倫理は,区別できるようで区別できません.

## 4 ) 明治時代に西洋から輸入された「倫理学」

道徳も倫理も中国に古くからある言葉ですが,現在日本で使われているこれらの語の意味を,中国の古典にみられる原義からのみ理解することはできません.明治期に,それらが西洋語のethicsやmoralの翻訳語として選定されたという事情があるからです[3,4].

---

・ethic(複数形ethics)←ギリシャ語êthos(エートス)
・moral←ラテン語 mōrālis←mōs(モース,複数形mōrēs)
・êthos(エートス)とmōs(モース)はともに習俗,性格,品性を意味する

---

明治期にさまざまな訳語の変遷を経て,ethicsが倫理(学),moralが道徳(的)と訳されるようになりました.ethicsは古代ギリシャ語のêthos(エートス)を,moralはラテン語のmōs(モース,複数形 mōrēs)を起源としています.ともに習俗,習慣,性格,品性などを意味します.ethicsは社会的,体系的,moralは個人的,内面的,心情的というニュアンスがありますが,両者はしばしば互いに言い換えられます.ethicsの訳語とされた倫理学は,人間関係の規範を学問的,体系的,原理的に探求することをいいます.

## 5 ) 法と道徳・倫理との関係

法は社会秩序を維持するために国によって定められた規制で,一般に強制力を伴います.狭くは,立法府が制定する「法律」を指します.このほかに,法律に基づいて,行政機関が制定する命令があり,法律と命令を合わせて,「法令」とよびます.さらに,自治体が定める条例や規則もあり,これらも含めて,もっと広い意味で,「法令」とよぶこともあります.

法と道徳の関係については,さまざまな学説がありますが,ここでは,次の2つの見方を取り上げます(**表1-6**).

表1-6

**法と道徳・倫理との関係**

① 最小限の道徳を規定したものが法であり，道徳は法よりも
　さらに上位にある規範

② 法は行為を外から規制し，道徳は内から規制する

　①は，法と道徳のそれぞれが課す義務の範囲についての，②は，両者の義務づけの仕方についての，違いを示しています．

　私たちが暮らすリベラルな社会では，法が強制力をもって人々の行動を規制できるのは，他人に危害や迷惑などを及ぼす行動の抑止の場面に限られます．これを「他者危害の原則」といいます（ジョン・スチュアート・ミル（John Stuart Mill, 1806-1873）『自由論』1860年）[5]．他者を傷つけたり殺めたりした場合には，傷害罪（刑法204条）や殺人罪（同199条）に問われ，有罪であれば刑に服さなければなりません．あるいは民法上の「不法行為」とみなされれば，損害賠償をしなければなりません（民法709条）．さらに，例えば薬剤師法に違反すれば，懲役や罰金の罰則（薬剤師法5章）のほかに，業務の停止や免許の取り消しなどの行政上の処分もあります（同法8条）．このように法が強制力を発動するのは，やってはならないことを抑止したり，それでも行った場合に，その責任の取り方を定めている場合が多いのです．その意味で法は最小限の道徳・倫理です．

　医薬品を扱う者に関係する法律だけでも，医薬品医療機器等法（薬機法），薬剤師法，麻薬及び向精神薬取締法，健康保険法などおびただしい数になります．これらの法律を遵守することはもちろん重要ですが，専門職には法律の遵守以上のものが求められます．「薬剤師行動規範」（日本薬剤師会，2018年）も「薬剤師は，常に自らを律し，良心と他者及び社会への愛情をもって保健・医療の向上及び福祉の増進に努め，人々の利益のため職能の最善を尽くす」とうたっています．薬剤師は法律が禁じたり命じていることにただ従うだけではなく，患者の健康と生活の質の最善をめざし最大限の努力を払うことが期待されます．

# 6 ソフトロー

　国が定める法律をはじめとした法令には法的拘束力があり，これらをハードローとよびます．これに対して，「法」とよばれるものには入らないが，実際にはよく守られているルール，法と法でないものとの中間的存在があり，これをソフトローといいます（**表1-7**）．例えば，法律上の根拠をもたない行政の指針（ガイドライン）や，専門職団体の倫理規程や行動規範，宣言，指針などです．

| 表1-7 | |
|---|---|

**ソフトロー**

・「法」と呼ばれるものに入らないが，実際にはよく守られているルール
・法と法でないものとの中間的存在
（例）国の指針（ガイドライン）や，専門職能団体の倫理規定や宣言や指針
　　　・文部科学省・厚生労働省「人を対象とする生命科学・医学系研究に
　　　　関する倫理指針」
　　　・日本薬剤師会「薬剤師行動規範」など

　　リベラルな社会に生きる私たちは，生活の細部にいたるまで，法律の規定でがんじがらめになることを望んでいません．例えば，危険性が高く重大な被害や，重大な人権侵害をもたらすおそれがある場合などには，罰則を伴う拘束力ある法律や命令が必要ですが，具体的な運用などについては，時代と社会の変化に合わせて柔軟な規制が望まれます．特に日進月歩の医療分野では，実務的で詳細な事柄は，柔軟な運用が可能なソフトローに委ねた方が適切と考えられます．基本となる法を制定した上で，個別の運用については行政の指針や専門職団体の自主規制に委ねるといった柔構造を組み込んだ規制のあり方が望まれます．

■**文 献**

1） 白川 静，新訂 字統［普及版］，平凡社，2007.
2） 白川 静，漢字，pp43-47，岩波新書，2008.
3） 石塚正英ほか 監，哲学・思想翻訳語事典，増補版，pp289-290，論創社，2013.
4） 子安宣邦：近代「倫理」概念の成立とその行方．思想，912: 4-24，2000.
5） ジョン・スチュアート・ミル 著，斉藤悦則 訳，自由論，pp29-30，光文社，2012.

# 3 | 伝統的な医療倫理―西洋と日本

医療には長い歴史がありますが，医療の倫理にも何千年にも及ぶ歴史があります．

第二次世界大戦後，医療倫理は大きく転換し，現在の医療倫理へと発展します．現在の医療倫理の意義を理解するためには，この歴史的転換の経過と意味を学ぶ必要があります．第3節から第6節にかけてこの歴史をたどりながら，現代の医療倫理の基本原則の意義を確認します．

「医の倫理」とは，かつては医師の倫理を指しました．しかし，日本では昔，医師が「医師」「久須理師」「薬師」とよばれていた[1]ように，薬草の採取や調剤も医師自らが行うか，あるいは弟子に指示して行わせていました．かつての医師は現代の医師よりも幅広い役割を担っていました．それゆえ医の倫理を，広く医療に携わる人々の職業倫理の原点と捉え，医療職全般の倫理を考える際に参考とすべきです．

## 1 | 西洋の医療倫理の原点―ヒポクラテスの誓い

西洋の医療倫理の歴史は古く，今から二千数百年前の古代ギリシャの「ヒポクラテスの誓い」に始まります（**表1-8**）．ヒポクラテスは古代ギリシャのエーゲ海のコス島で医療活動を行った医師です．「ヒポクラテスの誓い」は医療倫理の原点として有名です．

表1-8

> **ヒポクラテスの誓い**
> ① 私は養生治療を，私の能力および判断の及ぶかぎり，患者の利益になるように用い，危害を加えたり，不正をなしたりするのに用いるのを自らにかたく禁じる．
> ② 求められても，致死薬や堕胎薬を与えない．
> ③ どのような家に立ち入る場合にも，患者の利益になるようにそこを訪れ，いかなる意図的な不正や害悪，とりわけ，男女の別，自由人また奴隷の別なく，彼らの身体に対して性的欲求を満たすような行為をしない．
> ④ 治療中に見聞きしたこと，人々の生活に関して見聞きしたことで，決して外に漏らしてはならないようなことを口外しない．
>
> 今井正浩：ギリシアの医学思想と人間―ヒポクラテス『医師の誓い』における人間観．セミナー医療と社会，24：3-14，2003．より抜粋

表1-8の①は,自らの医学的知識と技能を,患者の病を治し命を救うために用いて,患者に危害を及ぼすために用いないことを誓っています.②は妊娠中絶や安楽死をさせないという意味です.③は,患者を差別しない,性的搾取をしないということです.④は,医療者の「守秘義務」といわれている内容です.

「奴隷」という言葉が出てきているように,この時代は奴隷制社会であり,今とはまったく異なる社会です.この誓いをそのまま現在にあてはめることはできませんが,現代にも通じる内容も含んでいます.そのため米国の大学の医学部で,学生が臨床実習を始める前に,「ヒポクラテスの誓い」を唱和するセレモニーを行っているところもあります.

# 2) 日本の伝統的な医療倫理

医の倫理のこうした精神は西洋の医学に限ったことではありません.医療のあるところ,医の倫理があります.例えば,7世紀中国の偉大な医師,孫思邈(581-682)は医書『千金方(せんきんほう)』のなかで,医の倫理を「大慈惻隠之心(だいじそくいんのこころ)」という言葉で明快に語っていました.それは,仏や菩薩が苦悩する民衆を慈しみ救う大いなる慈悲,病いに苦しむ人をいたわる心で治療にあたることを意味します.具体的に表1-9のような倫理的態度について語っています.

---

表1-9

**『千金方』が示す医師の心得**
・患者の貧富,年齢,美醜,仲の善し悪し,異国人か否かなどに関わらず,どの患者をも,**親が子どもを想うような気持ちで等しく迎え入れなさい.**
・病人がいれば,自分の損得を考えず,悪路や悪天候でも,昼夜を問わず,一刻も早く患者のもとへ駆けつけ,一心に治療にあたりなさい(応招義務,応需義務).
・決して驕(おご)ることなく,生涯研修の精神で医道を極めなさい.
など

---

『千金方』は日本に伝えられ,わが国最古の医書『医心方』(984年)の序説[1~3]に引用され,「大慈惻隠之心」は日本の医療倫理の標語となりました.

江戸時代には,儒教を基礎にした医療倫理が広がり,「医は仁術(じんじゅつ)」がもう1つの標語となりました.「医は,人命を救う博愛の道である」ことを意味し,「大慈惻隠之心」と内容的に同じものです(表1-10).

表1-10

**日本の伝統的な医療倫理**

- 「**大慈惻隠之心**」：欲得を忘れ，ただ**広大なあわれみ慈しみの心で苦を救うの心をなせ**
- これをわが国最古の医書『医心方』が引用
- 日本の医療倫理の標語となる
- 江戸時代から「医は仁術」がもう1つの標語となる

## 3 文化の違いを超えて共通する医療倫理

　西洋で「医学の父」とされるヒポクラテスの誓いと，中国から日本に伝わった「大慈惻隠之心」という医師の心得をみてきました．このほかにも，例えばインドには世界最古の医療の一つであるアーユルヴェーダがあり，その医書にも，ヒポクラテスの誓いを髣髴とさせる医師の倫理的誓いが含まれています．

　さまざまな文化圏に，医学の体系をまったく異にするさまざまな医療が存在します．しかし，医療の倫理は**表1-11**に示す点で驚くほど似ています[4]．

　医療倫理に共通するもの，それは，病に苦しむ人を助け救うという献身的精神です．多くの文化圏で，特に貧しい人々からは，医療行為への対価を求めず，治療に専心するという奉仕の精神がみられます．その精神は，キリスト教文化圏では「愛」，仏教では「慈悲」，儒教では「仁愛」などとよばれます[5]．一言で言えば，ヒューマニズム（人間愛，博愛主義）の精神です．伝統的に医師は病者を思いやって治療に専念するものとされてきました．患者を思いやるcompassionは，今でも医療者の重要な徳の一つです．

表1-11

**文化の違いを超えて共通する医療倫理**

医療者は

① 病者の生命を救う

② 治療者であるために必要な知識と技術を身につける（自己研鑽）

③ 病者に情け深い

④ 病者を犠牲にして自己利益を求めない

⑤ 患者とその家族に対して性的に貞節である

⑥ 患者に対して礼儀正しく親切である

⑦ 裕福な患者と貧しい患者を分け隔てしない

⑧ 患者の秘密を守る（守秘義務）

ジョンセン AR 著，藤野昭宏ほか 訳．医療倫理の歴史—バイオエシックスの源流と諸文化圏における展開，p69，ナカニシヤ出版，2009．

伝統的な医の倫理は，病に苦しむ人に医療を施し救済するという献身的な精神を基本にしてきました．ひどい扱いをされた患者もあまたいたでしょうが，医の倫理をわきまえた高潔な医師であれば，基本的には患者を大切に扱おうと努めてきたでしょう．しかしその場合でも，専門的知識を有する医療者の側から判断して，患者に「よかれ」と思うことを行ってきました．患者自身の思いや価値観までは尊重されませんでした．それゆえ伝統的な医の倫理はパターナリズム（paternalism）によって支配されてきました．パターナリズムとは，親が子どものためによかれと思ってするように，強い立場にある者が弱い立場にある者の利益のためだとして，本人の意志を無視して介入や干渉することをいいます．

■ **文 献**

1） 富士川 游，日本醫學史，決定版，p22，形成社，1974.
2） 宗田 一，図説　日本医療文化史，pp25-29，思文閣出版，1989.
3） 槇 佐知子 訳，医心方，巻一 A，医学概論篇，pp9-10，筑摩書房，2011.
4） ジョンセン A.R. 著，藤野昭宏ほか 訳，医療倫理の歴史—バイオエシックスの源流と諸文化圏における展開，piv，ナカニシヤ出版，2009.
5） 関根 透，日本の医の倫理—歴史と現代の課題，pp83-95，学建書院，1998.

# 4 | 大戦後の研究倫理

第二次世界大戦後に，医療の倫理はパターナリズムを乗り越え，患者の意思や価値観を尊重することを重視するようになります．ここに現代の医療倫理の特徴があります．その歴史的転換の経緯をみてみましょう．

## 1 | ナチスの人体実験とニュルンベルク綱領

医学は人々の生命を守り，健康の回復・維持・促進を使命とします．その医学が大戦中，毒ガス・生物兵器の開発などによって多数の人命を殺めるのに用いられました．また，数々の非人道的な人体実験などで，人間の尊厳（第2章8節参照）と人権を踏みにじりました．ナチスの医師たちが行った非道な人体実験はその極みです（**表1-12**）.

---

表1-12

**ナチスの医師たちによる非人道的な人体実験**

・強制収容所内のユダヤ人やポーランド人やロシア人捕虜，囚人などを対象に「実験」
・超高度（低圧）実験，低体温実験
・マラリアや発疹チフス，流行性肝炎などの実験
・毒ガス実験・毒物実験
・サルファ剤治療実験
・骨・筋肉・神経の再生実験および骨移植実験
・海水飲用実験
・ユダヤ人骨標本コレクション

土屋貴志：ニュルンベルク・コードの誕生（1）．人文研究（大阪市立大学文学部紀要），52: 25-42, 2000. より抜粋

---

非道な人体実験を行ったナチスの医師たちは戦後，ニュルンベルク法廷で裁かれました．この裁判で検察側証人のアイヴィー（Andrew C. Ivy, 1893-1978 米国の生理学者・薬理学者）らが提示した人体実験に関する倫理基準が「ニュルンベルク綱領」（1947年）です（**表1-13**）[1].

表1-13

**ニュルンベルク綱領**

1. **被験者の自発的な同意が絶対に必要である.**
   このことは，被験者が，同意を与える法的な能力を持つべきこと，圧力や詐欺，欺瞞，脅迫，陰謀，その他の隠された強制や威圧による干渉を少しも受けることなく，**自由な選択権を行使することのできる状況に置かれるべきこと**，**よく理解し納得した上で意思決定を行える**ように，関係する内容について十分な知識と理解力を有するべきことを意味している．後者の要件を満たすためには，被験者から肯定的な意思決定を受ける前に，**実験の性質，期間，目的，実施の方法と手段**，起こっても不思議ではないあらゆる**不都合と危険性**，実験に参加することによって生ずる可能性のある**健康や人格への影響を，被験者に知らせる**必要がある．（中略）

2. 実験は，社会の福利のために実り多い結果を生むとともに，他の方法や手段では行えないものであるべきであり，無計画あるいは無駄に行うべきではない．（3略）

4. 実験は，**あらゆる不必要な身体的，精神的な苦痛や傷害を避けて行われる**べきである．

5. 死亡や障害を引き起こすことがあらかじめ予想される場合，実験は行うべきではない．（6，7，8略）

9. 実験の進行中に，実験の続行が耐えられないと思われる程の身体的あるいは精神的な状態に至った場合，**被験者は，実験を中止させる自由を有するべき**である．

10. 実験の進行中に，責任ある立場の科学者は，彼に求められた誠実さ，優れた技能，注意深い判断力を行使する中で，**実験の継続が，傷害や障害，あるいは死を被験者にもたらしそうだと考えるに足る理由が生じた場合，いつでも実験を中止する心構えでいなければならない．**

笹栗俊之 訳：ニュルンベルク綱領（1947 年）．
Reck Net Fukuoka. Available at: https://www.med.kyushu-u.ac.jp/recnet_fukuoka/houki-rinri/nuremberg.html

同綱領は，医学研究において「被験者の自発的同意が絶対に必要である（The **voluntary consent** of the human subject is absolutely essential.）」と述べ，研究についての情報を提供した上で，被験者から明示的な同意を得ることが医学研究の不可欠の要件であることを明確にしました．voluntary consent（自発的同意）がのちに「インフォームド・コンセント（informed consent）」という概念へと発展します．

## 2 ジュネーブ宣言

戦後，世界医師会（World Medical Association；WMA）はナチスの医師たちによる

非人道的な人体実験などを反省し,「ジュネーブ宣言」(1948年)を採択しました(**表 1-14**).

「医療専門職の一人(a member of the medical profession)として入会を許されるにあたり, ……を名誉にかけて誓う」とあるように, この宣言は医師という専門職団体(profession)に加入する際の誓いです.「たとえ脅迫されても」とあるように, 戦時下での医師の非人道的な行いを反省し,「ヒポクラテスの誓い」でうたわれた医療の原点に立ち返ることを改めて誓っています. ジュネーブ宣言はヒポクラテスの誓いの現代版です. ジュネーブ宣言は数次にわたる改訂を経て, 時代に即した内容と表現になっています.

## 3 ヘルシンキ宣言

ニュルンベルク綱領の精神は,「ヘルシンキ宣言——ヒトを対象とする生物医学研究に携わる医師に対する勧告」へと引き継がれます. これは1964年の第18回世界医師会総会で採択され, 数次にわたる改訂を経て, 2013年フォルタレザ改訂版となります(**表 1-15**). ヘルシンキ宣言は生物医学研究の倫理を定めた非常に重要な国際文書です. わが国の薬の臨床試験の手続きを詳細に定めた「医薬品の臨床試験の実施の基準に関する省令」(good clinical practice：GCP)も, 文部科学省・厚生労働省・経済産業省「人を対象とする生命科学・医学系研究に関する倫理指針」も本宣言を踏まえています.

表1-15

**ヘルシンキ宣言（2013年最新版）主な項目**

4. 医学研究の対象とされる人々を含め，患者の健康，福利，権利を向上させ守ることは医師の責務である．医師の知識と良心はこの責務達成のために捧げられる．

7. 医学研究はすべての被験者に対する配慮を推進かつ保証し，その健康と権利を擁護するための倫理基準に従わなければならない．

8. 医学研究の主な目的は新しい知識を得ることであるが，この目標は個々の被験者の権利および利益に優先することがあってはならない．

9. 被験者の生命，健康，尊厳，全体性，自己決定権，プライバシーおよび個人情報の秘密を守ることは医学研究に関与する医師の責務である．被験者の保護責任は常に医師またはその他の医療専門職にあり，被験者が同意を与えた場合でも，決してその被験者に移ることはない．

18. リスクが適切に評価されかつそのリスクを十分に管理できるとの確信を持てない限り，医師は人間を対象とする研究に関与してはならない．

日本医師会 訳：ヘルシンキ宣言　人間を対象とする医学研究の倫理的原則, 2013.
Available at: https://www.med.or.jp/dl-med/wma/helsinki2013j.pdf より抜粋

　臨床研究では，診療と研究の区別が重要です（第4章1節）．治療は患者に直接利益（治癒や症状緩和など）をもたらします．これに対して，研究は仮説を検証して一般化できる知見を得るためのものです．目の前の患者に直接利益をもたらすとは限りません．むしろ社会全体の利益になる知識の増大をめざしています．患者は研究材料になるために医師や病院を訪れるのではなく，病気の診断や治療を望んでやってきます．仮にその研究から画期的な治療法や新薬が確立され，将来，数多くの患者が救済されることになろうとも，そのために眼の前の一人の患者に重大な危害を与えたり，その命を奪ったりしてもよいということにはなりません．それゆえ，患者を研究の対象（被験者）とする場合には，患者が被験者となることに自発的に同意することが必須です（第4章1節2）参照）．

　こうした原則を守ることを研究者の良心に委ねるだけではなく，被験者の生命・健康・人権を守りながら，倫理的，科学的に有意義な研究を行うために，独立した委員会（institutional review board；IRB，病院や大学や研究所に設置される施設内倫理委員会）による審査という方針が導入されるようになりました．

　世界医師会は1975年の東京大会でヘルシンキ宣言を改訂し，倫理委員会による研究審査の項目を盛り込みました．また，被験者が医学研究に自発的に参加する同意を「インフォームド・コンセント（informed consent）」とよびました．

# 4 ベルモントレポート

　米国はニュルンベルク裁判で，非道な人体実験を行ったナチスの医師たちを裁く立場にありましたが，戦後の米国でも，倫理的に許されない人体実験が行われていました．ニュルンベルク綱領は，ナチスのような特殊な戦争犯罪者にとっては必要な規則だが，まともな医師や科学者には必要がないとして，実際には無視されていました[2]．しかし，そのようななかでも，倫理的に正当化できない人体実験がマスコミによって，スキャンダルとして明るみに出されてきました．なかでも有名なのが，1972年に公になったタスキギー梅毒実験です．これは1932年からタスキギー市の黒人600人を対象に米公衆衛生局（保健福祉省の下部組織）によって40年にもわたって続行された研究です．梅毒患者群に病気の告知もせず，研究の目的や方法も知らせずに病状の経過観察の対象にしました．1940年代に梅毒にペニシリンが有効とわかった後も，治療法があることを隠し，治療を受けさせずに，健常者群と比較対照するだけにしました．患者が死亡したら直ちに病理解剖に回していました．この実験で多くの犠牲者が出ましたが，すべて黒人でした．倫理的に正当化できないこの実験には，黒人差別の背景がありました[3]．

　この事件が1972年に報道されたのを機に，連邦議会も動き，1974年に，医学研究を規制する「国家研究法（National Research Act）」が制定されました．本法には，「生物医学および行動科学研究の被験者保護のための全米委員会」の設置も定められていました．この委員会が1978年に人体実験全般にわたる法規制を勧告します．これが「研究における被験者保護のための倫理原則と指針」です．報告書が起草された会議場の名にちなんで，「ベルモントレポート（The Belmont Report）」とよばれています．

　ベルモントレポートは，診療と研究の区別を踏まえた上で，インフォームド・コンセントが必須であること，研究に伴うリスクと研究によってもたらされるベネフィットを慎重に評価すべきこと，被験者の選択が特定の個人や集団に不公正にならないようにすること（タスキギー梅毒実験では，黒人が被験者にされ，梅毒の治療から遠ざけられた）などを，医学研究での倫理的な配慮点としています．研究の倫理的基準については，ヘルシンキ宣言の方がより詳細に示しています．今日，ベルモントレポートが歴史的に注目されるのはむしろ，人体実験を伴う研究の倫理を考える上で重要な「3つの基礎的な原則」をあげたことです（**表1-16**）．

| 表1-16 |
| --- |

> **ベルモントレポート**
>
> **人を対象とする研究と関連する３つの基礎的な倫理原則**
>
> 1．**人格の尊重**　respect for persons
>
> 　→インフォームド・コンセントが必須であること
>
> 　（1）個人を自律的な主体（autonomous agents）として認める
>
> 　（2）自律が弱くなっている個人を保護する
>
> 2．**善行**　beneficence
>
> 　（1）害をなしてはならない（do no harm）
>
> 　（2）利益 benefits をできる限り大きくし，害 harms をできる限り小さくする
>
> 　→研究に伴うリスクと，研究によってもたらされるベネフィットを慎重に評価する
>
> 3．**正義**　justice　平等と公平
>
> 　人を平等に扱う．利益と負担を公平に分配する
>
> 　→研究による利益と負担の配分に差別や不公正があってはならない
>
> 　　被験者の選択が特定の個人や集団に不公正にならないようにする

　ベルモントレポートは**表1-16**の３原則をあげましたが，この３原則は，後に診療の倫理も含めて，４原則として整理し直されます．各原則の内容はそこでも説明します（第１章６節）．

---

**Case Study** ┤**考えてみよう！**├

　「ヒポクラテスの誓い」の現代版に相当する「ジュネーブ宣言」を自分で調べて（日本医師会ホームページに全訳掲載），両者の共通する点と異なる点を考えてみましょう．

---

**さらに学びを深めるために**

・香川知晶，生命倫理の成立—人体実験・臓器移植・治療停止，勁草書房，2000.

・アルバート・R・ジョンセン 著，細見博志 訳，生命倫理学の誕生，勁草書房，2009.

---

■文 献

1)　土屋貴志：ニュルンベルク・コードの誕生（1）．人文研究（大阪市立大学文学部紀要），52: 34-35, 2000.

2)　アルバート・R・ジョンセン 著，細見博志 訳，生命倫理学の誕生，pp175-176，勁草書房，2009.

3)　アルバート・R・ジョンセン 著，細見博志 訳，生命倫理学の誕生，pp189-192，勁草書房，2009.

# 5 患者の権利

## 1 現代医療倫理の2つの源—研究の倫理と診療の倫理

　前節では大戦後の新しい研究倫理をみましたが，現代医療倫理にはもう1つの流れがあります（**図1-6B**）．1960年代の米国で，「患者の権利」を求める運動が高まります．医療者–患者関係はもともと信頼に基づく関係と考えられてきましたが，米国では医療への期待の高まりと医療費の高額化につれて，患者は自らを医療サービスを受ける消費者と考えるようになりました．消費者運動や，人種差別に反対する公民権運動や女性解放運動などの市民運動の高揚を背景に，1973年，米国病院協会（American Hospital Association：AHA）は「患者の権利章典」（**表1-17**）[1]を策定するに至りました[2]．

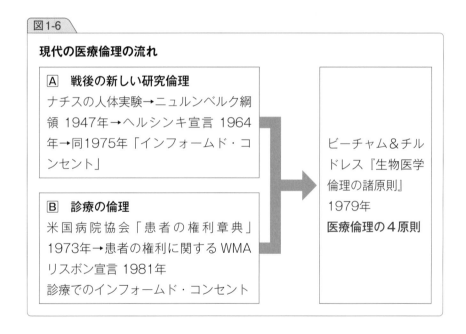

図1-6

**現代の医療倫理の流れ**

**A　戦後の新しい研究倫理**
ナチスの人体実験→ニュルンベルク綱領 1947年→ヘルシンキ宣言 1964年→同1975年「インフォームド・コンセント」

**B　診療の倫理**
米国病院協会「患者の権利章典」1973年→患者の権利に関するWMAリスボン宣言 1981年
診療でのインフォームド・コンセント

ビーチャム＆チルドレス『生物医学倫理の諸原則』1979年
**医療倫理の4原則**

表1-17

**米国病院協会 患者の権利章典（1992年版）抜粋**

前文

・病院は，医療サービスの提供に関する規定を定めるに際し，**患者，患者の家族，医師，その他のケア提供者の権利と責任**を理解し尊重するための基盤を提供しなければならない．

・病院は，治療の選択やケアの他の側面に関する意思決定において，**患者の役割を尊重する医療倫理**を確実なものにしなければならない．

患者の権利の章典

1. 患者には，**思いやりのある丁寧なケアを受ける権利**がある．

2. 患者には，医師や他の直接ケアを提供する者から，診断，治療および予後に関連する適切で最新の，理解可能な**情報を得る権利**がある．……

3. 患者には，一連の治療の前および治療中に，ケアの計画について決定し，法と病院の方針で許容される範囲で，推奨された**治療やケア計画を拒否する権利**と，拒否した場合の医学的な結果について**知らされる権利**がある．……

5. 患者には，**プライバシーを十分に配慮される権利**がある．……

7. 患者には，法によって制限される場合を除き，**治療に関する記録を閲覧し，必要に応じて説明や解釈された情報を得る権利**がある．

8. ……患者が求める場合，**患者は別の医療機関を紹介してもらうことができる**．紹介先の医療機関は，紹介を求める患者をまず受け入れなければならない．また，患者は，そのような転院の必要性，リスク，便益および代替手段に関するすべての情報と説明を受けなければならない．

American Hospital Association, Patient's Bill of Rights, 1992. から抜粋．金 亮完 訳：米国病院協会 患者の権利章典．In: 生命倫理百科事典翻訳刊行委員会 編，生命倫理百科事典，pp2894-2896, 丸善出版，2007. 参照．

## 2 リスボン宣言

　米国のこうした動きは世界的なものとなり，世界医師会（WMA）は1981年に「患者の権利に関するWMAリスボン宣言」を採択します（2015年最新版）．リスボン宣言は患者の権利をうたった画期的な宣言です．それは，序文で「医師は，常に自らの良心に従い，また常に患者の最善の利益のために行動すべきであると同時に，それと同等の努力を患者の自律性と正義を保証するために払わねばならない」とうたっています．前半の「患者の最善の利益のために」で，伝統的な医の倫理を継承し，後半で，患者の自律（自由意思）の尊重を鮮明にしています．この一文のなかに，伝統的な医療倫理の継承と新たな転換が象徴的に刻まれています．

　同宣言は米国病院協会「患者の権利章典」を引き継いで，**表1-18**の11項目の「患者の権利」を明記しています．

表1-18

## リスボン宣言が掲げる患者の権利

| | | | |
|---|---|---|---|
| 1 | 良質の医療を受ける権利 | 6 | 患者の意思に反する処置 |
| 2 | 選択の自由の権利 | 7 | 情報に対する権利 |
| 3 | 自己決定の権利 | 8 | 守秘義務に対する権利 |
| 4 | 意識のない患者の権利 | 9 | 健康教育を受ける権利 |
| 5 | 法的に能力を欠く患者の権利 | 10 | 尊厳に対する権利 |
| | | 11 | 宗教的支援に対する権利 |

日本医師会訳：患者の権利に関する WMA リスボン宣言, 1995.
Available at: https://www.med.or.jp/dl-med/wma/lisbon-j.pdf 参照

1では，誰もが，良質の医療を差別されることなく受ける権利があるとうたわれ，2では，患者が医師や医療機関を選択する権利，さらに「別の医師の意見を求める権利」（セカンドオピニオンを聞く権利）がうたわれています.

3では，患者は自身への診療行為全般に対して，「自分自身に関わる自由な決定を行うための自己決定の権利」をもつこと，診療に対して同意を与えたり差し控える権利をもつことを宣言しています. さらに，患者は，自己決定がもたらす結果など，「自身の決定を行う上で必要な情報を得る権利をもつ」とうたっています. この権利から医師の側に，患者に対して病状や検査結果，治療方針とその選択肢，治療の結果予測などを説明する義務が生じます.

薬剤師が調剤にあたって患者に対して薬の説明を行うこともこれに該当します. 患者の自己決定は，疾患の状態などについての患者自身の十分な理解が前提となります. 医師や薬剤師は医学や薬学の専門家であり，患者は通常は素人です. そのため専門的知識の落差があり，情報の非対称があります. 医師や薬剤師の説明が一方的な，形だけの情報提供ではなく，患者が十分理解できるまで「わかりやすい」ものでなければなりません. さらに患者側も自己決定する以上，自身が置かれている状況を正確に理解した上でなければなりません. こうしたことが3には含意されています. また医学研究や医学教育への参加についても，「患者は参加を拒絶する権利をもつ」ことを明確にしています.

自己決定の際に理解が前提になると，理解能力に困難を抱えている患者の場合が問題となります. そこで4では，意識障害などで自分の意思を表明できない患者に関することについては，「法定代理人からできる限りインフォームド・コンセントを得なければならない」としています.

5では，未成年の患者や法的に能力を欠く患者に関することについて，法律上の権限を有する代理人の同意が必要であるが，それでもなお，患者の能力が許す限り，患者は意思決定に関与しなければならない，としています.

6では，パターナリズムでは容認されていた「患者の意思に反する診断上の処置ある

いは治療」は，特別な場合に，「例外的な事例として」しか行うことができないとしています．

7では，3での自己決定権の前提となる「情報に対する権利」が述べられています．患者は，自分の病状や健康状態に関して十分な説明を受ける権利をもち，カルテなどに記載されている自己に関する情報を知る権利をもつこと，反対に，患者が自身の病状や検査結果などについて知りたくない場合には，「知らされない権利をもつ」ことも述べています．

わが国でも，多くの病院がリスボン宣言を踏まえ，独自の「患者さんの権利と責任」などを策定しています．リスボン宣言は日本の医療のなかにも浸透しています．

**Case Study** ┤**考えてみよう！**├──────

　自殺企図で意識を失っていた患者が救急車で運ばれてきました．遺書もあるようです．しかし，医師たちは救命に努めています．なぜでしょうか？　リスボン宣言（日本医師会ホームページに全訳掲載）ではこのようなときにどうすると書かれているのか，確認し，その内容について話しあってみましょう．

┌──────────────────────
　**さらに学びを深めるために**
　・ジョージ・J・アナス：患者の権利．In: 生命倫理百科事典翻訳刊行委員会 編，生命倫理百科事典，pp723-724，丸善出版，2007．
└──────────────────────

**■文 献**

1）American Hospital Association, Patient's Bill of Rights, 1992. から抜粋．金 亮完 訳：米国病院協会 患者の権利章典．In: 生命倫理百科事典翻訳刊行委員会 編，生命倫理百科事典，pp2894-2896，丸善出版，2007．
2）ジョージ・J・アナス：患者の権利．In: 生命倫理百科事典翻訳刊行委員会 編，生命倫理百科事典，p722，丸善出版，2007．

# 6 | 現代医療倫理の4原則

　ベルモントレポートの作成に加わった生命倫理学者，トム・ビーチャム(Tom L. Beauchamp)とジェイムズ・チルドレス(James F. Childress)は1979年に共著『生物医学倫理の諸原則』(Principles of Biomedical Ethics)を著します．ベルモントレポートは研究の倫理を扱い，先に示した3つの原則(第1章4節)を掲げましたが，この共著は診療と研究の両分野を統合し，第2の原則から，無危害原則を独立させ，4原則としました．これは現代医療倫理の4原則，あるいは米国生命倫理学の4原則として知られ，世界で広く受け入れられています(**表1-19**)．本節では，4原則の概要を説明し，薬の分野におけるそれらの意味を考えてみます．

表1-19

**生命倫理・医療倫理の4原則**
① 自律尊重（respect for autonomy）の原則
② 無危害（nonmaleficence）の原則
③ 善行（beneficence）の原則
④ 正義（justice）の原則

## 1 自律尊重の原則

　自律(autonomy)はギリシャ語のautos（自己）とnomos（規則，支配）に由来する語です．もともとは古代ギリシャのポリス（都市国家）の自己統治・自治を意味していましたが，その後，個人が自分で自分をコントロールすることへと意味を広げ，自己統治，自由権，プライバシー，自己の意思に従う自由，自己決定など，多様な意味をもつようになりました．

　自律尊重の原則はドイツの哲学者カント(Immanuel Kant, 1724-1804)の次の表現によって捉えられます．

> あらゆる人の人格のうちにある人間性を，いつも同時に目的として扱い，決して単に手段としてのみ扱わないように行為せよ．(カント『道徳形而上学の基礎づけ』，1785年)

　自律尊重とは，人を単なるモノのように手段としてのみ扱うのではなく，その人の自律的な意思や価値観を尊重することを意味します．

医療分野では，医師は医学の専門家であり，患者は素人です．かつては，医学の専門家である「先生様にすべてお任せ」というのが一般的でした．現在では，こうしたパターナリズム（第1章3節）は時代遅れとなり，患者個人の自律的選択を尊重することが当たり前となりました．この原則からインフォームド・コンセントという規則が出てきます．治験や臨床研究で，患者が研究に自発的に参加する意思を確認したり，診療のなかで，医師が治療の選択肢を丁寧に説明した上で患者の意思を尊重した治療方針を決定することなどが求められるようになりました．

医学の専門家が専門用語を用いて「一通り説明」したとしても，患者がその説明を理解しなければ，説明したことにはなりません．医療の素人である患者にもわかりやすく説明しなければなりません．

また「あなたの病状と治療の選択肢は以上で説明いたしました．あとは自分で決めてください」と，患者を突き放して自己選択を迫ることも「自律の尊重」とは言えません．病者は病気の告知を受けて不安になり，気が動転している可能性もあります．ふだん理知的で冷静な判断をできる人でも，不安が高じて，自分の考えをまとめきれない状況はしばしばありえます．医療者は丁寧に説明して，患者が抱く誤解や病気に対する不安を取り除いて，患者が主体的に自らの方向を見いだしていけるよう支援しなければなりません．**患者の意思決定を支援することも，自律尊重の重要な課題です**（**表1-20**）．

表1-20

**自律尊重の原則　respect for autonomy**
・人それぞれの思いを尊重すること
・診療（診断，治療）を，納得した上で受ける
・情報の開示・説明→**理解**→**納得**→治療
・相手が理解・納得したことで，初めて説明したと言える
・インフォームド・コンセントは，患者を突き放した上で自己決定を迫ることではない
・自律的な意思決定を育む．個人の自発的選択を保護し可能にする．**意思決定への支援が重要**

## インフォームド・コンセント

インフォームド・コンセントとは，十分な情報を与えられ理解し納得した上で（informed）同意すること（consent）を言い，患者の自律的選択を保護し可能にすることです．患者の心身と患者の生活・人生は患者自身に属するものです．これらに少なからぬ影響を及ぼす医療行為は，基本的に患者の同意を必要とします．

患者が，どんな治療を受けるのか，その治療は何を目的にしているのかをしっかり理解することは，治療効果を高めることにもなります．また，医療事故の防止にもつなが

ります．患者が自分に対する治療を理解していれば，患者自身がミスに気づくこともできるからです．

　「同意書にサインをもらえば，インフォームド・コンセントは終了」と考えたり，将来起こりうる訴訟対策として防衛的に位置づけるのではなく，インフォームド・コンセントを患者と医療専門職とのコミュニケーションのプロセスとして捉えることが重要です．

　理解能力が不十分な患者の場合には，家族など適切な代理人による同意が必要となります．

## 2　無危害の原則

　これは，他人に危害を加えてはならないという原則です．ヒポクラテスの誓い（p.21 **表1-8**）のなかにも，治療行為によって，病人に「危害を加えたり，不正をなしたり」しませんという文言があったように，医療において最も基本的なことです．

　「他人に害をなしてはならない」という禁止と，その人にとって「良い状態（wellbeing）」をめざす積極的な活動は，実は次のように連続しています．
① 「患者に危害を加えてはならない」という否定形で表現される禁止
② 患者への危害・危険をあらかじめ予見できたなら，それを予防する
③ 現にある危害・危険を取り除く
④ 危害・危険を取り除くだけではなく，より積極的に，その人にとって「良い状態（well-being）」をもたらし，幸福を促進する

　実際のケースについて考えるとき，無危害原則と次に取り上げる善行の原則とは重なり合います．それゆえ，ベルモントレポート（第1章4節）では，無危害原則が善行原則のなかに含まれていました．しかし，「患者の能力や機能を奪わない」「死に至る薬を与えない」など，患者に害になることをあえて行わないことを無危害原則として，患者に良いことを積極的に行うことから区別した方が，より明確になります．

## 3　善行の原則

　これは他人の益や幸福に貢献することを行うという原則です．Beneficenceの訳語として仁恵，恩恵，与益などがあります．ヒポクラテスの誓いにも，「私の能力および判断の及ぶかぎり，患者の利益になるように」養生治療を施しますとあったように，患者の健康を回復し幸福を促進することは，医療職の積極的な義務であり，使命です．

　医療専門職は患者に対して，一般人として向き合っているわけではありません．医療という枠組みのなかで専門職として向き合っています．法的，制度的には，患者との準

委任契約*のなかで，患者に対する善行義務を考えなければなりません．ある役割を負っているという文脈のなかでは，専門職が果たすべき善行は単なる博愛や慈愛ではなく，職業上の義務でもあります．

## 4 正義の原則

正義には，正しいことを行うという広い意味と，平等・公正（fairness）という狭い意味があります．正義の原則は，「等しい人たちは等しく扱わなければならない」という後者の意味です．次のように否定形で述べた方が，よりわかりやすいでしょう．「問題となっている取り扱いに関して，他者との相違があることが示されるまでは，誰も等しくないように扱われるべきではない」と．つまり，医療・ケアの分野では，患者や介護利用者を公正・平等に扱い，性別や人種，社会的地位や年齢などによって差別しないということです．

正義の原則は，個別の患者などへの対応について論じられるだけではありません．医療資源（医療スタッフや施設，医薬品，医療機器）や研究開発費などをどのように配分するのが正しいのか，また治療や介護など受けた便益やサービスの対価（健康保険料，診療費など）を誰がどう負担するのが正しいのかの問題でも論じられます．これは医療施設などの人員配置や社会全体のマクロな配分をめぐる議論になります．

## 5 医療職 – 患者関係での規則

ビーチャムらは前述の4原則から，医療専門職と患者との関係で重要な規則（rules）を導き出しました．患者に対してウソをつかず真実を語る，患者との約束を誠実に守り信頼を確保する，患者のプライバシーや秘密を守るなどです（**表1-21**）．

表1-21

| 生命・医療倫理学の原則・規則 | |
| --- | --- |
| 4原則（principles） | 医療専門職と患者との関係における規則（rules） |
| 1　自律尊重 | |
| 2　無危害 | ・誠実 |
| 3　善行 | ・プライバシーの保護 |
| 4　正義 | |

*準委任契約：委任とは，「当事者の一方が法律行為をすることを相手方に委託し，相手方がこれを承諾することによって，その効力を生ずる」（民法643条）ことです．委任についての契約を委任契約と言います．医師は法律行為ではなく医療行為の委託を受けて診療にあたります．このように法律行為でない事実行為も民法は，委任の節の規定（643-655条）を準用するとしています（656条）．それゆえ，こうした委託についての契約を準委任契約と言います．

# 6 モラルディレンマとその克服

　これまでに述べた原則や規則は，医療専門職がいずれも守っていかなければならない大事なことです．日々の医療行為はこれらのいずれにもかなっていることが求められます．ところが，それらの原則に基づく義務どうしが対立し，その両立が難しくみえることが臨床ではしばしば生じます．例えば，がんの痛みに苦しむ患者が「これ以上余計な治療はせずに，早く死なせてほしい」とくり返し医療者に訴えたとします．もしもこの言葉どおりが「患者自身の自律的な意思」だとした場合，次の2つの選択肢にぶつかります．

> A　　　患者は積極的な治療をもはや望んではいない．患者の意思を尊重して，希望をかなえてやるべきだ【自律尊重原則】
>
> B-1　医療者としては，死に至らしめるような投薬をするべきではない【無危害原則】
>
> B-2　医療者としては，抗がん薬治療や緩和ケアなどを施し，患者の生命の危機を回避する【善行原則】

　Aを選択すれば，医療者は患者の自律を尊重したことになるかもしれませんが，患者に危害を与えず病状の改善・緩和に心がけるという無危害・善行原則（医療専門職の使命）に反します．

　Bを選択すれば，無危害・善行原則（医療専門職の使命）にかなっているかもしれませんが，自律尊重原則に反します．

　Aを選択すれば，無危害・善行原則（医療者の使命）に反し，Bを選択すれば，自律尊重原則に反します．こちらを立てたら，あちらが立たない．これが倫理的葛藤またはモラルディレンマとよばれる事態です．不両立がディレンマのもともとの意味です．

　このようなモラルディレンマをどのように解決すればよいでしょうか．いずれか一方の原則を簡単に諦めて，もう一方の原則を選択するのではなく，いずれの原則も両立する道を模索することが大事です．ディレンマとして対立しているのはいずれも大切にすべきことです．両者が両立できる方法をぎりぎりまで模索することです．上記の例では，鎮痛やこころのケアを含む総合的な緩和ケアを行えば，治療を拒否して「死にたい」という患者の意思が変わる可能性があります．さまざまなレベルの苦痛の除去に努めて，患者が心身ともに楽になり，「もっと生きたい」と望むようになれば，最初にあったディレンマは消えます．臨床で出あうディレンマには，現状を固定して考えずに，事態を改善する方向で創意工夫しながら，適切な倫理的判断を磨くことが求められます．その際，倫理の基本原則に照らして問題点のありかを突き止め，そのケースに最適最善の解決策を見いだす努力が求められます．

　さらに言えば，モラルディレンマに追い込まれることは，すでに敗北への一歩です．

ディレンマに追い込まれると「苦渋の選択」を迫られます。そこで何かを決断しても，後味の悪さは残ります。最も大切なことは，モラルディレンマに追い込まれないように，日頃からあらかじめさまざまな対策やケアを行うことです。上記のケースでは，早くから患者の悩みに耳を傾け相談にのって，疼痛の緩和や心のケアなどに積極的に取り組んでいれば，「苦しいから死にたい」などと言われなくてもすむと考えられます。最悪の事態も想像しながら，そこへ行かないための前もっての手立てや工夫が最も大事なことです。

**Case Study ┤考えてみよう！1├**────────────────

　私は病院に勤める薬剤師です。ある日，がんの治療中の香さん（58歳）の持参薬を一包化してほしいと医師から依頼がきました。香さんが持参したもののなかには，海外から取り寄せているというサプリメントが8種類もあります。なかにはPTP（press through pack）包装シートが硬いものもあるためです。香さんは抗がん薬で片腕がパンパンに浮腫（むく）んでいたのです。硬いPTPだと両手で押し出す必要があるのに，それができない状況でした。抗がん薬の化学療法が順調ではなく，医師は香さんから「いままでも飲んでいたし，免疫を上げるためなので，入院中も飲みたい」とお願いされたそうです。しかし，サプリメントの内容がよくわかりません。香さんの気持ちも，患者さんの思いを尊重している医師の気持ちもよくわかりますが，相互作用がわからないサプリメントはやめるよう進言した方がよいのか，悩んでいます。

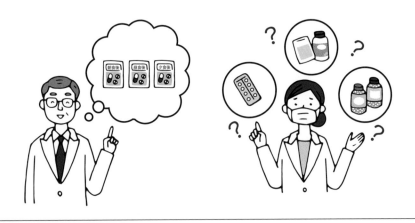

40　第1章　薬剤師・薬学研究者として身につけるべき生命・医療倫理

　私は乳腺外科チームに所属する病棟薬剤師です．チームで関わってきたミカさん(25歳，女性)はファッションモデルをしています．左胸に違和感があって受診をしたところ，左乳がんと診断されました．切除しなければなりませんが，本人は乳房温存術を希望しています．しかし，ミカさんの場合はがんが広範囲に広がっていて，乳房とその周辺のリンパ節も切除しないと再発する危険性がとても高い状況です．手術に関する同意を得られず，乳腺外科チームは困惑しています．ミカさんとどのような話し合いをすればよいでしょうか．

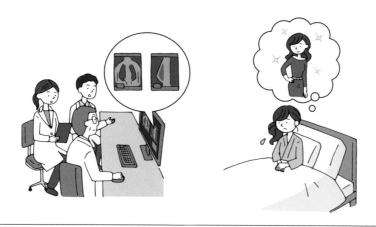

　私は病院に勤める薬剤師です．薬剤部では，輸血用血液の購入と病棟への払い出しも行っています．ある病棟の看護師さんが輸血用血液を取りに来た際に「いまね，がんの末期の方がいらしてね，最後の延命みたいな感じで輸血をどんどん入れているの．ご家族がとにかく延命してほしいって．お子さんのいないご夫婦で，奥さんは旦那さんが亡くなることを受け入れられないのよ．医療費も高くなっちゃうと思うんだけれど，これでいいのかしらね……？」と言っています．この病院は交通事故などの救急対応にもあたっていますし，輸血用血液はそれほどストックできるものでもありません．そもそも国民から善意で集めているものでもあります．薬局長に話して，輸血の使い方に注意を促してもらった方がよいのでしょうか？

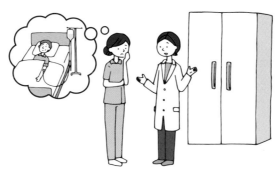

　私は調剤薬局に勤める薬剤師です．常連のマツコさん（72歳）は腰痛もちで，整形外科の処方箋をよく持ってきます．雑談をしていくこともあり，この薬局を気に入ってくれているようです．ある日のことです．

マツコさん：今日ねえ，整形の先生に，「足元がふらついた」と話したら，先生から新しいお薬が出たの．これ，内科でもらっている薬と一緒なんじゃないかと思って．でもね，整形の先生に「内科にはかかっていない」って言っちゃったから，そのままもらっていくわ！

　他の薬剤を飲んでいるとは初耳です．以前から何度か他科の受診歴を聞きましたが，毎回「他にはかかっていない」と言っていましたから．

　　私　　：先生にはこちらから問い合わせますよ．他のお薬を飲んでいるのなら，飲み合わせも調べますよ．

マツコさん：先生には言わないで！私が嘘つきになってしまうじゃない！いつものお薬だけ飲むから大丈夫．急いでいるから早く薬を出してちょうだい！

　独り暮らしのマツコさんは自分の薬剤を自分で管理していますし，今日処方されたお薬を渡しても，間違えて服用するリスクは低そうです．処方箋どおりに調剤してよいのでしょうか？

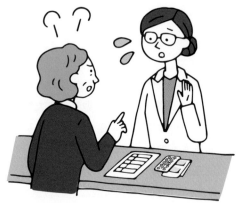

日本薬剤師会「薬剤師行動規範」の1〜15の項目に，生命倫理・医療倫理の4原則がどのように反映されているかを考えてみましょう．

## 薬剤師行動規範

薬剤師は，国民の信託により，憲法及び法令に基づき，医療の担い手として，人権の中で最も基本的な生命及び生存に関する権利を守る責務を担っている．この責務の根底には生命への畏敬に基づく倫理が存在し，さらに，医薬品の創製から供給，適正な使用及びその使用状況の経過観察に至るまでの業務に関わる，確固たる薬（やく）の倫理が求められる．

薬剤師が人々の信頼に応え，保健・医療の向上及び福祉の増進を通じて社会に対する責任を全うするために，薬剤師と国民，医療・介護関係者及び社会との関係を明示し，ここに薬剤師行動規範を制定する．

### 1．任務
薬剤師は，個人の生命，尊厳及び権利を尊重し，医薬品の供給その他薬事衛生業務を適切につかさどることによって，公衆衛生の向上及び増進に寄与し，もって人々の健康な生活を確保するものとする．

### 2．最善努力義務
薬剤師は，常に自らを律し，良心と他者及び社会への愛情をもって保健・医療の向上及び福祉の増進に努め，人々の利益のため職能の最善を尽くす．

### 3．法令等の遵守
薬剤師は，薬剤師法その他関連法令等を正しく理解するとともに，これらを遵守して職務を遂行する．

### 4．品位及び信用の維持と向上
薬剤師は，常に品位と信用を維持し，更に高めるように努め，その職務遂行にあたって，これを損なう行為及び信義にもとる行為をしない．

### 5．守秘義務
薬剤師は，職務上知り得た患者等の情報を適正に管理し，正当な理由なく漏洩し，又は利用してはならない．

### 6．患者の自己決定権の尊重
薬剤師は，患者の尊厳と自主性に敬意を払うことによって，その知る権利及び自己決定の権利を尊重して，これを支援する．

### 7．差別の排除
薬剤師は，人種，ジェンダー，職業，地位，思想・信条及び宗教等によって個人を差別せず，職能倫理と科学的根拠に基づき公正に対応する．

### 8．生涯研鑽
薬剤師は，生涯にわたり知識と技能の水準を維持及び向上するよう研鑽するとともに，先人の業績に敬意を払い，また後進の育成に努める．

### 9．学術発展への寄与
薬剤師は，研究や職能の実践を通じて，専門的知識，技術及び社会知の創生と進歩に尽くし，薬学の発展に寄与する．

### 10．職能の基準の継続的な実践と向上
薬剤師は，薬剤師が果たすべき業務の職能基準を科学的原則や社会制度に基づいて定め，実践，管理，教育及び研究等を通じてその向上を図る．

### 11．多職種間の連携と協働
薬剤師は，広範にわたる業務を担う薬剤師間の相互協調に努めるとともに，他の医療・介護関係者等と連携，協働して社会に貢献する．

### 12．医薬品の品質，有効性及び安全性等の確保
薬剤師は，医薬品の創製から，供給，適正な使用及びその使用状況の経過観察に至るまで常に医薬品の品質，有効性及び安全性の確保に努め，また医薬品が適正に使用されるよう，患者等に正確かつ十分な情報提供及び指導を行う．

### 13．医療及び介護提供体制への貢献
薬剤師は，予防，医療及び介護の各局面において，薬剤師の職能を十分に発揮し，地域や社会が求める医療及び介護提供体制の適正な推進に貢献する．

### 14．国民の主体的な健康管理への支援
薬剤師は，国民が自分自身の健康に責任を持ち，個人の意思又は判断のもとに健康を維持，管理するセルフケアを積極的に支援する．

### 15．医療資源の公正な配分
薬剤師は，利用可能な医療資源に限りがあることや公正性の原則を常に考慮し，個人及び社会に最良の医療を提供する．

---

## さらに学びを深めるために
・トム・L・ビーチャムほか 著，立木教夫ほか 訳，生命医学倫理，第5版，麗澤大学出版会，2009．

# 7 医療者の徳

　6節でみた医療倫理の4原則は近年，ケースカンファレンスや研修会などで用いられるようになってきました．行為の是非を原則に照らして判断するという立場は「規則主義」とよばれます．この規則主義に対して，行為者の心情や動機という内面はどうでもよいのかという問いが生じます．行為者の心情や動機という内面を重視する立場は「徳倫理学」とよばれます．

　1）まず，動機—行為そのもの—結果という行為の3局面の区別から，行為の評価の重点や，行為者の資質，倫理学のタイプを明らかにします．2）次に，行為中心の倫理原則論と，行為者中心の徳倫理学をめぐる議論を踏まえて，3）倫理原則と徳がともに重要であることを確認し，4）倫理原則と徳の教育をどのように展開できるかを検討します．5）最後に，両者を思慮（プロネーシス）のなかに統合していくことが教育目標となることを確認します．

## 1 動機—行為—結果

　倫理は人の行為の善悪や是非を問います．自分のなそうとする行為が「正しく，善い」行為なのかを自身に問いかけ，あるいは，他者の行為の善悪・是非を評価します．行為には3つの局面があり，そのどれに焦点をあてるかによって，行為に対する評価も異なります．動機—行為そのもの—結果という行為の3局面の関係をどう考えたらよいでしょうか．まず，医療者に向かって，こう問うてみます．

> みなさんは，次のどの立場に共鳴しますか？
> 医療者として患者さんに接するときに最も大切なもの，それは，
> 1　なんと言っても，患者さんへの**思いやり**です．
> 2　医療者の**行為**が倫理原則や倫理規定にかなっていて，ガイドラインや関連法規に反していないことです．
> 3　行為（治療等）の**結果**が，患者さんの治癒や状態改善につながり，患者さんに喜ばれることです．

　1は，行為する人の心のありよう，動機，心情，気持ちに注目し，内面的心情の「善さ」を重視しています．

　2は，行為そのものの「正しさ」を追求しています．

　3は，結果が良ければよい，患者が治ればよいという立場で，行為の結果・アウトカ

ムの「良さ」を評価のポイントと考えています.

　動機が善く，行為が正しく，結果も良ければ，文句はないでしょう．けれども，実際にそうなるとは限りません．例えば，患者への思いやりから発した行為が，倫理規定や法規に反したり，逆に患者を傷つける結果になったりすることもあります．あるいは，底意地の悪い動機から，患者にショックを与えたのに，結果的には，患者を奮起させ，患者の人生をまっとうさせ，相手から感謝されるかもしれません[1]．動機—行為—結果はつながっていますが，3つの局面は区別可能で，それぞれに評価の対象となります.

## 2　どこに評価の重点を置くかによって倫理学のタイプが異なる

　行為のどの局面に着目するかで，評価の重点が変わります．行為者の資質や倫理教育の目標，倫理学のタイプもそれぞれ異なり，**表1-22**のような対応関係になります.

**表1-22**

### 行為の局面による倫理学の分類

| | 行為の局面 | 重点 | 行為者の資質 | 倫理教育の目標 | 倫理学のタイプ |
|---|---|---|---|---|---|
| 1 | 動機 | ・思いやり，共感<br>・信頼 | 性格，徳 | 人間性と徳の涵養 | ・徳倫理学 |
| 2 | 行為 | ・倫理原則，規則<br>・法規 | 義務感 | 倫理原則，倫理綱領，関係法規を学ぶ | ・義務論<br>・規則主義 |
| 3 | 結果 | ・アウトカム | 知識，技能，判断力 | 専門的知識，技能に習熟する | ・目的論<br>・帰結主義 |

　1は，行為する人の心のありよう，内面的心情の「善さ」を重視する徳倫理学の立場です．医療職の徳として，思いやり（compassion）や慈愛（benevolence），ケアの態度（caring），信頼されること（trustworthiness），誠実（integrity），良心的であること（conscientiousness）などがあげられます．倫理教育の目標は，人との共感的態度を身につけ，信頼関係を醸成し，さらに生涯にわたってそれらを向上させる習慣を身につけることとなります．例えば，日本薬剤師会の「薬剤師行動規範」には，こううたわれています.

> ・薬剤師は，常に自らを律し，**良心と他者及び社会への愛情をもって保健・医療の向上及び福祉の増進に努め，人々の利益のため職能の最善を尽くす.
> ・薬剤師は，常に品位と信用を維持し，更に高める**ように努め，その職務遂行にあたって，これを損なう行為及び信義にもとる行為をしない.

　こうした心情の「善さ」を重視する立場に対して，「時に厳しい決断が求められる臨床現場で，このような"情操教育"で足りるのか？」といった疑問や批判が予想されます.

患者や患者家族への同情とか共感に流されるのではなく,「医療倫理の原則などに沿って行動すべし」という2の立場が強調されます. これは, 行為が規則や法規に沿っているかという視点から, 行為の「正しさ」を追求する規則主義の立場です. 6節でみた医療倫理の4原則(自律尊重, 無危害, 善行, 正義)やプライバシー保護などの諸規則や, 職種に関するガイドラインや法規の遵守などが重視されます.

3は, 結果が良ければよい, 患者が治ればよいと考え, 行為の結果を重視する帰結主義の立場です. 良い結果を出すには, 専門的知識や技能, 判断力などが重要と考えられます. そうした知識や技能を磨くことが目標となります.

1と2との関係をまず考察してみます. 規則や法律を忠実に守っていれば問題ないという「極端な規則主義」に対しては, 患者への「思いやり」とかは, どうでもよいのかという思いから, 心情重視派は納得いかないでしょう. 例えば, 薬剤師Aが「同僚Bさんの仕事は非の打ちどころがない. 倫理原則にもかない, 法規や規則を遵守している. でも, あの人, どこか気持ちが込もっていない感じがする」と思っているという光景を思い浮かべてみましょう. 病者は病苦を背負い, 大きな不安やさまざまな悩みを抱えています. 医療者には, これに寄り添うケアの精神が求められます. 病者はその「温かい心」に癒され, それによって心身状態が好転することもしばしばあり得ます. 医療職の性格の善さ, 人柄, 徳が重視されるゆえんです.

3は, 結果が良ければよいという立場です. 例えば,「結果が良ければよい. プロセスは問わない. 説明すると患者が嫌がるので, だまって, あるいは, だまして治療する. それでも, 患者の病気が治ればよいじゃないか」と考えている主治医を想定してみましょう. 患者は果たして結果だけを喜ぶのでしょうか? 病気が治ったことについては, 確かに主治医に感謝しているが, そのプロセスでちゃんとした説明がなされなかったことに不信感がめばえ, わだかまりをもったまま退院するということもあり得ます.

このように, 動機, 行為, 結果のどこに焦点を置くかで, 行為の選択や, 行為に対する評価は異なってきます. この点に無自覚な次のような光景を思いうかべてみましょう.

---

ある病院のケースカンファレンスで, 例えば次のようにやりとりがなされた.

主治医は「患者の状態が良くなったから, よかったじゃないか!」と, アウトカム重視で結果を評価する.

薬剤師は,「ちゃんと服薬指導もしないうちに薬を飲ませてしまい, 規則(医薬品, 医療機器等の品質, 有効性及び安全性の確保等に関する法律施行規則第15条13)に反することをしてしまった」と悔いている.

看護師は, 心の中で,「主治医は病状の好転という結果だけを, 薬剤師は規則のことだけを考えているようで, 患者自身への思いやりがまったく感じられない」と批判的につぶやいている.

---

医療チームのカンファレンスで検討しているとき，ある人は医療者の**心情や動機**（思いやりなど）を重視し，ある人は医療者として**原則**にかなった行為をとろうとします．また，ある人は**結果**の良さを追求し，患者に喜ばれることをしようとします．三者がそれぞれに，動機，行為，結果という異なる構成要素に着目して，自らの評価の論拠にしています．このことを自覚しないまま議論を続けると，話はかみ合いません．同じ事柄を議論していないのに，それに気づかないまま，全体の評価をめぐって争っているからです[2]．議論はすれ違い，対立が深まり，スタッフ間に亀裂が走ります．職場の雰囲気も悪くなりかねません．医療チームで検討するとき，自分たちの判断が3つの局面のどれに焦点をあてているのかを自覚した上で議論することが必要です．それぞれの医療職は，担当分野を異にすることから，評価の視点が異なることがあります．そのため，多職種の医療チームで協力し連携を促進する上でも，このことはとても重要です（ただし，上記のケースカンファレンスは想定であって，各職種の特徴というわけではありません）．

## 3 倫理原則と徳

1）では，動機—行為そのもの—結果という3局面の1局面のみをそれぞれ重視する立場をあげましたが，実は，いずれの局面も「善く，正しい」ことが求められます．規則を守っていれば心情や動機はどうでもよいという規則主義は，倫理や道徳を極めて法に近いものに貶め，「法律もどきのもの」にします．反対に，内面的な心情だけを頼りに行動した場合，時に視野が狭くなり，公平性に欠ける判断になりかねません．原則に基づく倫理に照らしてバランスをとる必要があります．原則の倫理学と徳の倫理学は相互補完的な関係にあります．倫理原則に沿った行動と「思いやり」という徳を兼ね備えた医療者像がめざされなければなりません．

## 4 倫理学習・教育の目標

病者は病苦を抱え，さまざまな不安や悩みを抱いています．医療者として，これに寄り添うケアの心が求められます．病める人を思いやり，その苦しみから目をそらさず，一人の人間としてその存在を理解し尊重しようとする態度は医療者には不可欠です．思いやりや共感的態度の形成は幼児期からの家庭教育の影響なども大きいと考えられます．その時期に重大な欠落があった場合には，成人後にその修正は困難を極めるかもしれません．しかし一定の素地を前提とした場合，専門職としての教育・研修・訓練のなかで，道徳的感受性を高める教育は可能なはずです．

医療分野での徳の涵養には次の3つのアプローチが考えられます．

## 1　範例（モデル）から学ぶ

これは立派な先輩を見倣うことであり，先輩から後進への指導です．「子は親の背中をみて育つ」と言われるように，「薬剤師は先輩薬剤師の背中をみて育つ」「薬学生は薬学教員の背中をみて育つ」ということが言えるでしょう．指導者自身がモデルになる必要があります．ある徳倫理学者はこう推奨しています[3]．「正しいことをしたいと思ってはいるが見通しがつかない場合には，自分が尊敬し賞賛する人たち，自分自身よりも親切で正直で正しく知恵があると私がみなす人たちのところへ行って，私の状況で彼らなら何をするだろうかと尋ねてみよ」と．

## 2　人間性について理解を深め道徳的感受性を高める学習

文学などを通して共感力を高めることは大事です．また，専門職として遭遇する事態を想定したロールプレーイングなども有効です．例えば，筆者は医療者を対象としたある研修会で，神経内科医が主治医役と患者役を割り振られ，ALS（amyotrophic lateral sclerosis筋萎縮性側索硬化症）患者に「ALSである」との診断結果を伝える場面に同席したことがあります．ロールプレーイング後に，患者役をやった医師に「どうでしたか？」とファシリテーターが尋ねたところ，その神経内科医は「これまで何回もALSの告知を行ってきたが，そのときの患者さんの気持ちが初めてはっきりわかった気がする」と答えていました．こうした学習と訓練は道徳的感受性を高める上で有効だと言えます．

## 3　臨床スーパービジョン（観察，指導，助言）を通して振り返り，ケアの態度を高める教育

看護実習などでは，実習であった実際のケースを，看護学生にプロセスレコードなどの用紙に記入させながら，振り返りを促す教育が行われています．教員が「あなたはあのとき患者さんにこういうことを言ったけれども，患者さんはそのときどう思ったでしょうね？」などと問いかけ，自分の行動と相手の反応を振り返らせるのです．こうした振り返りとスーパービジョン（教員や先輩の観察，指導，助言）によって，相手の心に敏感になり，患者に対する観察能力が向上します．

専門職に必要な「徳の涵養」は可能だという展望をもって，専門職の資質の向上に努めることが必要です．専門職の生涯研修には，単に専門的知識や技術の修得だけではなく，倫理的な対応力についての学習と訓練も含まれます．

# 5 思慮──実践知

　「有徳な人がなすであろうように，行為せよ」と言われても，どう行動してよいかわかりません．同様に，医療倫理の4原則や医療者の規則も，それだけでは何の指示も与えません．それは医療において配慮すべき観点です．これに照らして実際の事例を検討するなかで，適切な方向性を見いだしていくことが求められます．さまざまな具体的な事例のなかで経験を積みながら，識別力・判断力を鍛えていくしかないのです．その積み重ねが，周りから参照されるような「有徳な人」を形成していきます．アリストテレス（Aristotelēs，紀元前384-322）はそれを「思慮（プロネーシス）」の徳を身につけることと捉えました（**表1-23**）[4]．

---

表1-23

**アリストテレスの思慮（プロネーシス）**

・よく生きることに向けて，どのようなことがよいかを思案することができる．
　──これが思慮ある人の特徴である．
・思慮は個別的な事柄にも関わり，その個別的な事柄は経験によって知られることになる．
・われわれの人としての働きは，思慮と性格における徳とに基づいて成し遂げられる．なぜなら，徳が目標を正しいものにするのであり，思慮はその目標に至る事柄を正しいものにするからである．

アリストテレス 著, 神崎 繁 訳, ニコマコス倫理学, 第6巻 1140a, 1142a, 1144a, 岩波書店, 2014.
より一部変更

---

　「規則があれば，徳はいらない」とか，「徳があれば，規則はいらない」ということではありません．行為と行為者は不可分ですので，倫理原則も徳もともに必要です．**表1-22**の「行為者の資質」欄の，1，2，3をすべて包括したものが本来の「職能」と言えます．
　薬剤師の倫理学習・教育の目標を次のようにまとめることができます（**表1-24**）．

表1-24

**薬剤師の倫理学習・教育の目標**

1 医療倫理の原則と規則に照らした検討に習熟する．

多職種チームで検討し，熟慮判断力を鍛える．マニュアルではなく，倫理的思考力を鍛えることが肝要．

実臨床では多職種でのケースカンファレンス，研修では模擬事例を用いたグループディスカッションが有効．

2 専門職としての徳の形成に努める．

スーパービジョン（先輩の指導），ロールプレーイング，プロセスレコードを活用した振り返りなどで，道徳的感受性を高める．

3 具体的なケースで，徳にかない倫理原則にも適合した適切な対応を見いだすことのできる思慮（プロネーシス）を身につけること．

---

**Case Study ── 考えてみよう！**

　私は薬局の薬剤師です．患者のナオミさん(35歳，女性)が持ってきた処方箋は，発行日から5日経過しており，1日だけ期限が切れています．ナオミさんは3ヵ月前に初めて薬局に来た患者さんで，花粉症の薬剤(抗アレルギー薬)が処方されていました．ナオミさんに処方箋の期限が切れていることを伝えると，

ナオミさん：転職したばかりでとても忙しくて……．職場近くのクリニックでお昼休みに処方をしてもらったのですが，薬局に行く時間がなかったのです．今までずっと同じ薬を花粉症の季節になると処方してもらっていました．だから，薬局ではこのお薬を出していただければ，何も問題はないんですけど……．

今まで飲み忘れた時などに残っていた薬もなくなってしまいました．明日からの薬がないと，仕事になりません．なんとか薬を出してもらえませんか？

　ナオミさんの発言は筋が通っていますし，調剤してほしいという気持ちはよくわかります．また，3ヵ月前に処方された薬剤も同じなので，この薬剤を飲むこと自体は問題がなさそうです．

　私はどうしたらよいのでしょうか？　動機重視の行動，行為そのものを重視した行動，結果を重視した行動，それぞれについて考えてみましょう．

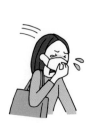
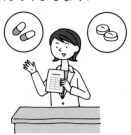

さらに学びを深めるために

・ミヒャエル・フックス 編著, 松田 純 監訳, 科学技術研究の倫理入門, 第2章, pp19-37, 知泉書館, 2013.

・松田 純: 医療倫理における倫理原則と徳. In: 座小田 豊ほか 編, 生の倫理と世界の論理, 東北大学出版会, 2015.

■文献

1) ミヒャエル・フックス 編著, 松田 純 監訳, 科学技術研究の倫理入門, pp22-23, 知泉書館, 2013.
2) ミヒャエル・フックス 編著, 松田 純 監訳, 科学技術研究の倫理入門, p32, 知泉書館, 2013.
3) R・ハーストハウス 著, 土橋茂樹 訳, 徳倫理学について, p52, 知泉書館, 2014.
4) アリストテレス 著, 神崎 繁 訳, ニコマコス倫理学, 第6巻第5-12章, 岩波書店, 2014.

# 第2章

# 医療人として身につけるべき薬学臨床の倫理

## 薬学教育モデル・コアカリキュラムとの対応

### A-（1）　薬剤師の使命

▶ GIO：医療と薬学の歴史を認識するとともに，国民の健康管理，医療安全，薬害防止における役割を理解し，薬剤師としての使命感を身につける．

①医療人として　➡1．人生の最終段階の医療とアドバンス・ケア・プランニング，2．安楽死・自死介助とその思想，4．認知症ケアの倫理
1．常に患者・生活者の視点に立ち，医療の担い手としてふさわしい態度で行動する．
4．患者・患者家族・生活者が求める医療人について，自らの考えを述べる．
5．生と死を通して，生きる意味や役割について，自らの考えを述べる．
6．一人の人間として，自分が生きている意味や役割を問い直し，自らの考えを述べる．
7．様々な死生観・価値観・信条等を受容することの重要性について，自らの言葉で説明する．
②薬剤師が果たすべき役割　➡1．人生の最終段階の医療とアドバンス・ケア・プランニング，4．認知症ケアの倫理
1．患者・生活者のために薬剤師が果たすべき役割を自覚する．

### A-（2）　薬剤師に求められる倫理観

▶ GIO：倫理的問題に配慮して主体的に行動するために，生命・医療に係る倫理観を身につけ，医療の担い手としての感性を養う．

①生命倫理　➡8．人間としての尊厳
1．生命の尊厳について，自らの言葉で説明できる．

### A-（4）　多職種連携協働とチーム医療

▶ GIO：医療・福祉・行政・教育機関及び関連職種の連携の必要性を理解し，チームの一員としての在り方を身につける．

1．保健，医療，福祉，介護における多職種連携協働及びチーム医療の意義について説明できる．➡7．病院中心の医療から地域包括ケアへ

### B-（4）　地域における薬局と薬剤師

▶ GIO：地域の保健，医療，福祉について，現状と課題を認識するとともに，その質を向上させるための薬局及び薬剤師の役割とその意義を理解する．

②地域における保健，医療，福祉の連携体制と薬剤師
➡7．病院中心の医療から地域包括ケアへ
1．地域包括ケアの理念について説明できる．

### D1-（1）　社会・集団と健康

▶ GIO：人々（集団）の健康と疾病の現状およびその影響要因を把握するために保健統計と疫学に関する基本的事項を修得する．

①健康と疾病の概念　➡6．病気，健康とは何か
健康と疾病の概念の変遷と，その理由を説明できる．

### F-（1）　薬学臨床の基礎

▶ GIO：医療の担い手として求められる活動を適切な態度で実践するために，薬剤師の活躍する臨床現場で必要な心構えと薬学的管理の基本的な流れを把握する．

②臨床における心構え　➡1．人生の最終段階の医療とアドバンス・ケア・プランニング，2．安楽死・自死介助とその思想，4．認知症ケアの倫理，5．QOLとは何か
1．医療の担い手が守るべき倫理規範や法令について討議する．
2．患者・生活者中心の医療の視点から患者・生活者の個人情報や自己決定権に配慮すべき個々の対応ができる．
3．患者・生活者の健康の回復と維持，生活の質の向上に薬剤師が積極的に貢献することの重要性を討議する．
4．医療の担い手が守るべき倫理規範を遵守し，ふさわしい態度で行動する．
5．患者・生活者の基本的権利，自己決定権について配慮する．
6．薬学的管理を実施する際に，インフォームド・コンセントを得ることができる．
③臨床実習の基礎　➡3．緩和ケア
11．終末期医療や緩和ケアにおける適切な薬学的管理について説明できる．

### F-（4）　チーム医療への参画

▶ GIO：医療機関や地域で，多職種が連携・協力する患者中心のチーム医療に積極的に参画するために，チーム医療における多職種の役割と意義を理解するとともに，情報を共有し，より良い医療の検討，提案と実施ができる．

①医療機関におけるチーム医療　➡3．緩和ケア
9．病院内の多様な医療チーム（ICT，NST，緩和ケアチーム，褥瘡チーム等）の活動に薬剤師の立場で参加できる．

# 1 人生の最終段階の医療と アドバンス・ケア・プランニング

　現在日本で亡くなる人の7割以上が，病院で人生の幕を閉じていますが，自宅や介護施設などで最期を迎える人も徐々に増えています．病院薬剤師も薬局薬剤師も，人生の最終段階(end of life)にある患者を担当し，その最期に関わることはごく普通のことになっています．

　一般に人は死から目を背け，なるべく考えないようにする傾向があります．特に若い人たちにとって，死の問題は実感しにくいものです．しかし，薬剤師という職業につく者は死の問題を避けて通ることはできません．痛みを和らげる疼痛緩和薬や鎮静薬，あるいは安楽死に用いられるバルビツール酸系などの医薬品について専門的な知識をもっているのも薬剤師です．この節では臨床薬学で避けて通ることのできない生死に関わる倫理的問題について考えてみます．

## 1 人生の最終段階の医療・ケア

　日本には人生の最終段階の医療に特化した法律はありませんが，厚生労働省の「人生の最終段階における医療・ケアの決定プロセスに関するガイドライン」があります．このガイドラインは，最初は2007年に「終末期医療の決定プロセスに関するガイドライン」として策定されました．その背景に次のような事情がありました．

　2004年から2006年にかけて，生命維持措置である人工呼吸器が取り外された患者が死亡し，それに関与した医師が殺人容疑で警察の取り調べを受ける事件が相次ぎました．そのため，治療中止について法で明確に規定してほしいという声が高まりました．しかし，人生の最終段階の態様や患者を取り巻く環境はさまざまであるため，最終段階の医療の内容を国が法で一律に定めることについては慎重であるべきとの意見もありました．そこで厚生労働省は，人生の最終段階の医療のあり方について患者および患者の家族と医療従事者が広く合意できる基本的な点について確認し，それをガイドラインとして示すことにしました．これはもともと厚生労働省が計画していたことですが，上述のような人工呼吸器外しが事件化するなかで，予定を早め，2007年にガイドラインの発表に至りました．

　このガイドラインの重要なポイントは下記の3点です．

> ① 医療ケアチームによる検討
> ② 徹底した合意主義：患者本人の意思の尊重を基本とした上で，患者の家族とも十分に話し合う
> ③ 緩和ケアを重視し充実させることが必要

①医療ケアチームによる検討：医療は医師1人が行うものではなく，薬剤師や看護師，リハビリテーション・スタッフ，管理栄養士，ソーシャルワーカーなど多様な職種がチームを組んで取り組みます．チーム医療は今日ではもはや当たり前になっていますが，特に人生の最終段階にある患者に対しては，チームで多角的なケアや支援を行うことが重要です（第2章3節）．呼吸器外しを行った医師が警察の取り調べを受けたケースでは，主治医が独断で決定し実行していました．治療の方針決定において，さまざまな専門職が多様な視点から検討することで，1人の医師の個人的価値観に基づく独断を避けることができます．

②徹底した合意主義：医療は患者本人の意思を尊重して行うのが基本です．その上で，患者の家族などとも十分な話し合いを重ねた上で，さまざまな専門職からなる医療チームで検討し方針を決定していきます．こうすることで事件化はほとんど防止できます．

③緩和ケアの重視：疾患によって異なりますが，人生の最終段階にはしばしば肉体的苦痛やさまざまな不安が伴います．病気の治癒をめざすだけではなく，病気に伴うさまざまな苦痛を取り除いたり和らげたりすることも医療の重要な使命です．苦痛や不安を放置しておくと，患者や家族から「苦しいから死なせてほしい」「これ以上苦しませたくない」といった希望が出されたりします．そこから安楽死事件に発展することもあります．緩和ケアは医療の本来の使命の一つですが（第2章3節），緩和ケアで患者の苦痛や不安を取り除くことで，今後の治療やケアの方針について患者や家族が冷静に考えることができます．それによって，人生の最終段階の医療で生じがちな事件を防止することにもなります．

現にこのガイドラインが示された以降，生命維持措置の中止などで医師が警察の取り調べを受けたケースは生じていません．

このガイドラインは2014年に「人生の最終段階における医療の決定プロセスに関するガイドライン」と名称のみが改訂されました．死にゆくことを臨終という終点としてではなく，最終段階の生（end of life）として継続的に捉え，「最期まで尊厳を尊重した人間の生き方に着目した医療を目指すことが重要」[1]との考え方からです．

2018年には，名称が「人生の最終段階における医療・ケアの決定プロセスに関するガイドライン」に改訂されました．それとともに，策定後10年経って初めて内容も改訂されました．名称の変更（「ケア」の追加）の背景には，在宅医療をいっそう充実しなければならない時代になったことがあります．病院で提供される医療だけではなく，病院と在宅医療との連携を強め，医療職と介護職がともにこのガイドラインを理解して，入院と

在宅療養との間で切れ目のない医療・ケアを実現していく必要があります（第2章7節）. そのために「人生の最終段階における医療・ケア」と改められました. この改訂以降, 介護分野でもこのガイドラインについて理解を深めていく取り組みがなされています.

## 2 アドバンス・ケア・プランニング（人生会議）の導入

内容の改訂で最も重要な変更は, アドバンス・ケア・プランニング（advance care planning；ACP）という考えを導入したことです. アドバンス・ケア・プランニングとは「人生の最終段階の医療・ケアについて, 本人が家族等や医療・ケアチームと事前にくり返し話し合うプロセス」のことです. 次のような理解が前提になっています.

> 〔患者〕本人の意思は変化しうるものであることを踏まえ, 本人が自らの意思をその都度示し, 伝えられるような支援が医療・ケアチームにより行われ, 本人との話し合いが繰り返し行われることが重要である.
> （厚生労働省「人生の最終段階における医療・ケアの決定プロセスに関するガイドライン」, 2018年）

病状は絶えず変化し, 仕事や家族との関係など社会的な環境も絶えず変化します. それにつれて, 患者の気持ちや意思は絶えず揺れ動きます. ある時点で医療者が患者および家族と話し合って到達した方針を, 最期まで変更することなく貫くのは現実的ではありません. 患者の意思が日々変化するのは当然と理解するところから出発するべきです. 2018年の最も重要な内容上の改訂は, この当たり前のことを確認したことにあります. 患者の思いに寄り添い, 家族も含めて医療・介護職が十分な話し合いをくり返し, 本人が最期まで尊厳のある生を送ることを支えるのが重要です. このプロセスを「アドバンス・ケア・プランニング」といい, これに「人生会議」という愛称がつけられました.

## 3 事前指示とアドバンス・ケア・プランニング

アドバンス・ケア・プランニングの意味をより深く理解するために, その歴史的背景をみてみます.

治療の差し控えまたは中止については, 患者本人の意識がはっきりしていて, 自分で判断でき, 自分の意思を伝えることができる場合は, 本人の意思を尊重することが基本です. これに対して, 患者の意識が明確でないか, あるいは判断力やコミュニケーション力に障害をかかえている場合に, 難しい問題が発生します. 例えば意識不明の状態で病床に横たわっている患者の意思が不明確な場合には, 家族や医療者はどのような治療を行い, あるいは行わないのかについて悩まなければなりません. そこで, 意識が明確なうちに患者自らが将来の医療についての希望を書いておき, 意思表示ができなくなっ

た時の医療の方針をこの希望に沿って決めてもらおうという考えが生まれました．このような考えを「事前指示（advance directive）」といいます．

　事前指示とは，本人が意思決定能力を失った場合の治療に関する希望を表明する口頭または書面による意思表示です．代理人指示と内容的指示の2つがあります．代理人指示とは，事前指示を行う者が意思を表示できなくなった場合に，医療に関する決定を自分に代わって行う代理人をあらかじめ指名しておくものです．内容的指示とは，そうなった場合の医療について，本人の希望，例えば，「心肺蘇生を望まない」「人工栄養は行わない」「疼痛緩和は積極的に行ってほしい」などを指示したものです．文書でまとめられたものをリビング・ウィル（living will）ともいいます．

　意識がなくなった時のために，その時どのような医療を望むか望まないかを紙に書いておき，自己決定を実現する道具とするという発想は，一見合理的にみえます．けれども実際は，うまく機能しないことも多いのが現状です．事前指示書に書かれている患者の希望が，担当する医療者や家族が「患者にとって最も良い」と考えることと，一致しない場合もあります．患者本人が自分の考えだけで事前指示書を書いた場合，その事前指示書を託された家族や代理人は，なぜ患者がそのように希望したのか，その理由や背景が理解できないこともあります．また，例えば「延命治療はお断りします」などの概括的な書き方であった場合，複雑に変化する臨床に対応できません．

　代理決定者になる人や担当する医療者と十分に話し合った上で文書をまとめておけば，そうした弊害をある程度防ぐことができるでしょう．しかしながら，事前指示書が必ずしも有効でない根本的な理由は，患者自身が将来重篤となった時に自分が実際にどのように思うかを正確に予想することが難しいことにあります．

　事前指示書に認めた内容は，厳密には，それを書いた時点の意思です．それを何ヵ月後，何年後かの時点で眼前にいる「患者の意思」とみなしているのです．実際に病気が進行し，状態が変化すれば，その人の関心や価値観は変化します．以前はごく普通の些細なことと思っていたこと，例えば，家族との語らいや，食事，入浴などふだんの生活のなかでは当たり前のことがとても重要な関心事や喜びになったりします．また，元気な時には「他人の世話になってまで生きたくない」などと忌み嫌っていた依存的な生活が，いざ必要となった時には，とてもありがたいと感じ，そうしたケアと援助を支えにして生活できていることを，とても大事なことと考えるかもしれません．

　病状の進行に沿って図式化すると，**図2-1**のようになります．これは単なる気変わりしたという程度の問題ではありません．ここには，もっと深い価値観の変容があります．医師から重い病気の告知を受けた時には，「そんな状態では生きていたくない」と思っても，その後，人生の意味づけが変わり，価値観が変容し，事態を前向きに捉え直すこともしばしばあります．病気になったり重篤となった時，自分がどういう思いになるかを，比較的元気な時あるいは軽症の時の自分が正確に予想することは困難です．それゆえ，判断能力が衰えた現在の患者を，あたかも判断能力がしっかりしている者のごとくに扱い，過去の事前指示書の記載に基づいて，いま「自己決定権を行使する」と考えるのは，

一種の「みなし」行為で，虚構とも言えます．

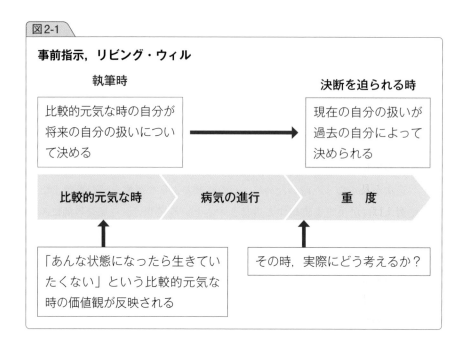

図2-1

**事前指示，リビング・ウィル**

執筆時

| 比較的元気な時の自分が将来の自分の扱いについて決める |

決断を迫られる時

| 現在の自分の扱いが過去の自分によって決められる |

比較的元気な時　病気の進行　重度

「あんな状態になったら生きていたくない」という比較的元気な時の価値観が反映される

その時，実際にどう考えるか？

　病状が進行し重篤化した時に，比較的元気な時の自分が考えているとおりに考えるかはわかりません．人間の価値観は大きく変化する可能性があります．このことを踏まえれば，「自己決定を実現する道具としての事前指示書」という発想の限界がみえてきます．

　比較的元気な時に抱きがちな「こんな状態では生きたくない，死んだ方がまし」という考えを固定するのではなく，「こんな状態」を可能な限り変えながら，その人らしく生きることを支援するという課題が浮かび上がってきます．

## 4　事前指示書（AD）からアドバンス・ケア・プランニング（ACP）へ

　家族や医療者と十分な話し合いができていないと事前指示書はうまく機能しないということを先に述べました．こうした問題点を克服することがアドバンス・ケア・プランニングです．事前指示書では，「心肺蘇生はしないでください」「人工呼吸器はつけないでください」「人工栄養は行わないでください」などの具体的な治療方針についての指示が一般的です．アドバンス・ケア・プランニングでは，このような具体的な方針に先だって，患者が最も大切にしたいと思うこと，その根底にある患者の価値観や考え方を明確にすることが重要になります．それによって医療・ケアの目標（完治をめざす，あるいは症状の改善を図りながら穏やかな日々を過ごすなど）が明確になります．心肺蘇生や人工呼吸器などについての希望は，病状がそれを必要とする時点でのことであり，点として問題を捉えています．しかしながら，「人生の最終段階」は点ではなく，疾患によって期間の長短はありますが，継続的に展開していく過程です．最後の生をどう生きるか，

そのなかで何を最も大切なものと考えるか，そこに患者の価値観が表れます．これを患者自らが自覚し，支援にあたる医療・介護職や家族がそれを共有すること（「共同意思決定」と言う[2]）がアドバンス・ケア・プランニングのめざすところです．

　患者の価値観は長い人生のなかですでにある程度形成されています．しかしながら，それを患者自身が明確に自覚しているとは限りません．また重篤な事態になった状況で何を大切にしたいのかを初めからはっきりと自覚しているとは限りません．病気の告知を受けたショックや将来へのさまざまな不安で自分の考えをまとめきれないことはごくふつうです．担当する医療者や家族と話し合うなかで，患者自らが本当に望んでいる自分の思いに気づくことがあります．このようにして医療・ケアの目標が明確になれば，そこから具体的な医療方針などが自ずと導かれます．

　例えば，がんの疼痛に怯え不安をもっている患者に対して，薬剤師が疼痛緩和薬の効果について丁寧に説明すれば，その不安を解消することができます．また患者の中に，医療・介護職が自分の思いを理解してくれているという信頼感が高まれば，自分の思いに沿って最期まで生きていけるという自己コントロール感が高まります．医療・介護職が患者と十分なコミュニケーションを重ね，患者の悩みや不安と価値観を理解する時，患者の満足感（第2章5節）も高まります．それが薬以上の効果をもたらす場合もあります．また，コミュニケーションが難しくなった時にも，周りの人たちが本人の意思を推定しやすくなります．

　アドバンス・ケア・プランニングは患者自身が自らを見つめ直し，自分の生き方を深めていくプロセスでもあります．患者自身が自らの価値観を問い直しながら，治療の目標を含む人生の目標を明確にし，方向性を見いだしていくプロセスです．医療・介護職はこうした患者自身の変容のプロセスに寄り添うことになります．

　私は病院で働く薬剤師です．昨日，がん末期の満さん(73歳)が入院してきました．服薬指導するため，カルテを読んでいたら，ご自身で尊厳死のことを考えていたようで，事前指示書が添えられていました．しかし，その内容がとても抽象的で，「一切の延命治療を行わない」としか書いてありません．「一切の延命治療を行わない」というのが，どこまでの治療を指すのかわからないまま，満さんが誤嚥性肺炎を起こしてしまいました．医師は，誤嚥性肺炎を治療すれば，まだ生きられると言います．満さんに肺炎の治療を行ってよいのでしょうか．このような状況に陥らないため，満さんにどのように対応していればよかったのでしょうか．

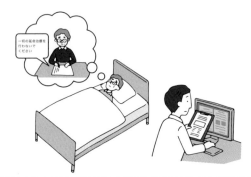

### さらに学びを深めるために

- 厚生労働省：人生の最終段階における医療・ケアの決定プロセスに関するガイドライン, 2018. Available at: https://www.mhlw.go.jp/file/04-Houdouhappyou-10802000-Iseikyoku-Shidouka/0000079906.pdf
- 厚生労働省：人生の最終段階における医療・ケアの決定プロセスに関するガイドライン　解説編, 2018. Available at: https://www.mhlw.go.jp/file/04-Houdou-happyou-10802000-Iseikyoku-Shidouka/0000079907.pdf
- 西川満則ほか 編, 本人の意思を尊重する意思決定支援—事例で学ぶアドバンス・ケア・プランニング, 南山堂, 2016.
- 会田薫子, 長寿時代の医療・ケア—エンドオブライフの論理と倫理, ちくま新書, 2019.
- 松田 純, 安楽死・尊厳死の現在—最終段階の医療と自己決定, 第3版, 第4章, 中央公論新書, 2021.

■文献

1) 厚生労働省：「"人生の最終段階における医療"の決定プロセスに関するガイドライン」をご存知ですか？, 2015. Available at: https://www.mhlw.go.jp/file/04-Houdouhappyou-10802000-Iseikyoku-Shidouka/0000079905.pdf
2) 会田薫子, 長寿時代の医療・ケア—エンドオブライフの論理と倫理, pp164-167, ちくま新書, 2019.

# 2 安楽死・自死介助とその思想

「人生の最終段階における医療・ケアの決定プロセスに関するガイドライン」（第2章1節）は「生命を短縮させる意図をもつ積極的安楽死」は対象としないとしていますが，世界では，患者の生命を終結させる安楽死が法律によって合法化されている国もあります．また，生命を積極的に終結させることは許されないが，患者が自死するための致死薬を医師が処方し薬剤師が調剤することが許されている国や州もあります．重大な疾患を抱えた患者が安楽死を希望することは決して珍しいことではありません．薬剤師や医療職には，そのような希望に直面した時の心構えも必要です．そこで次に，安楽死を合法化した国の事情を概観します．その前に，関連する用語を整理しておきましょう．

## 1 用語の問題

「積極的安楽死」と「消極的安楽死」という区分が広く普及しています．積極的安楽死は，患者に致死薬などを投与し死なせる行為であり，消極的安楽死は，治療を中止して患者が死ぬにまかせることと説明されます．これは刑法学の観点からドイツなどで使われ始めた区分です．この区分は広く普及していて，日本では安楽死事件の裁判の判決文でも用いられています．生命を終結させる過程で，積極的に介入するか，あるいは，治療をしないなどの消極的な態度をとるかによって両者が区別されています．

日本では，両者をともに「安楽死」とよぶことに反対し，消極的安楽死を「尊厳死」とよぶ立場もあり，この用法が広まっています．けれども，日本のこの用法は，世界的な用法とずれています．例えば米国オレゴン州では，一定の要件を満たした患者に医師が致死薬を処方することを認めた法律がありますが，その法律の名は「オレゴン州尊厳死法（The Oregon Death with Dignity Act）」です．また，医師が患者に致死薬を注射して生命を終結させることが一定の条件で認められているオランダなどでは，そのようにして患者の生命が終結することも「尊厳死」とよばれます．尊厳死とは「尊厳ある死」であり，「人間らしい死」と人々がイメージしているからです（**図2-2**）．

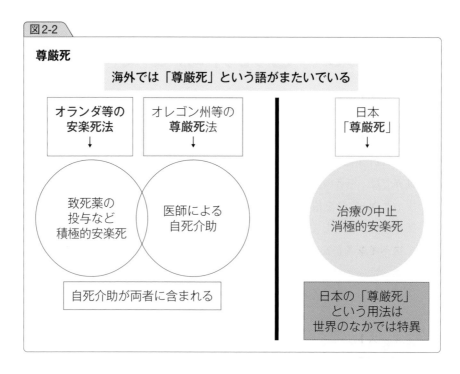

また安楽死は，英語でeuthanasiaと言いますが，古代ギリシャ語に由来し，良い死，苦痛のない死，安楽な死，平穏な死を意味します．これが最も広い意味での「安楽死」です．最も狭い意味での安楽死は，病気に苦しむものを致死薬の注射などで生命を終結させる行為です．この中間に，オレゴン州のような患者の自死を助ける自死介助（刑法では自殺幇助）があります．

このように「安楽死」には広狭の語義があり，概念の混乱がしばしばみられます．本書では，①最も狭い意味での安楽死，②医療的自死介助，③生命維持措置の不開始・中止の３つの区分を用います（**図2-3**）．③については，すでに前節で考察したように，最終段階にある患者の治療・ケアにどう臨むかという問題であり，医療者が臨床で日々直面する課題です．

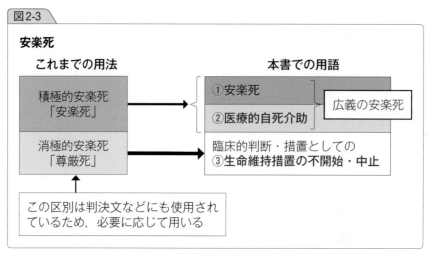

## 2 安楽死・自死介助の合法化―世界の状況

　安楽死を合法化した国は下記の7ヵ国です。さらに，国全体ではありませんが，オーストラリアのヴィクトリア州でも合法化されました。

---

オランダ：要請による生命終結と自死介助の際の審査法　2001年4月成立

ベルギー：安楽死法　2002年5月成立

ルクセンブルク：安楽死と自死介助法　2008年2月成立

コロンビア共和国：安楽死実施のための指針　2015年4月国会で承認

カナダ：臨死介助法　2016年6月成立

スペイン：安楽死法　2021年3月成立

ニュージーランド：国民投票で末期選択法への賛成が多数（2020年10月）。2021年11月施行

…………

オーストラリアのヴィクトリア州：自発的臨死介助法　2017年11月成立

---

　これら各国の安楽死法の構造や運用実態には，共通する面と互いに異なる面があります。これらの詳論[1]を控えて，安楽死合法化の歴史が最も長いオランダの例を取り上げます。

## 3 安楽死を最初に合法化したオランダ

　オランダの「要請による生命終結と自死介助の際の審査法」（2002年施行）は，患者の要請に基づいて患者の生命を終結させた医師が，**表2-1**の6つの「注意深さの要件」を遵守していれば，刑事責任が免除されるとしています。

　このなかで，特に重要な要件は，a，b，dです。

　上記のような要件を満たして安楽死または自死介助を実行した医師は，その結果を所定の書類を添えて自治体の検死官（公務員）に届け出ます。検死官は検死を行い，遺体に故殺などの不自然なところがないかを確認し，問題がなければ，遺体は埋葬または火葬されます。検死官は検死の報告書とともに，医師から提出された書類を地域安楽死審査委員会へ送ります。この委員会は実行された安楽死または自死介助が法に即して適切に行われたかを，提出された書類に基づいて審査し，法で定められた「注意深さの要件」を満たしているかを判定します。

　審査の結果，「注意深さの要件」を満たしていたと判定されれば，その判定結果を6週間以内に，実行した医師に通知して，その案件は終了します。

　「注意深さの要件」を満たしていないと裁定した場合は，裁定結果と書類のすべてを高等検察庁検事長会議および地域保健監督官に送ります。それを受けた検察官は独自に司

法調査を行い，医師を刑事訴追するか否かを決定します．地域保健監督官（保健福祉スポーツ省の一部で，保健医療に関する監督機関）は懲戒委員会に持ち込むこともあります．つまり，上記のa〜fの要件すべてを満たしていなければ，刑事裁判や行政処分の対象となる可能性が生じます．

---

**表2-1**

**注意深さの要件**

a．医師が，〔生命終結または自死介助への〕患者の要請が自発的で熟慮されたものであることを確信していること

b．医師が，患者の苦痛が永続的なものであり，かつ耐え難いものであることを確信していること

c．医師が，患者の病状および予後について，患者に情報提供をしていること

d．医師および患者が，患者の病状の合理的な解決策がほかにないことを確信していること

e．医師が，その患者を診断し，かつ上記aからdまでに規定された注意深さの要件について……少なくとも別の一人の独立した医師と相談していること

f．医師が，注意深く生命終結を行うか，または自死を介助すること

甲斐克則 訳：要請に基づく生命終結および自殺幇助（審査手続き）法．In: 盛永審一郎 監，安楽死法：ベネルクス3国の比較と資料，東信堂，2016．一部変更

---

## オランダ：安楽死の実態

2002年の法施行後，安楽死の報告件数は年々増加し，2017年には，6,585件となりました．オランダの人口は約1,700万人，年間死亡者数は約15万人（2017年）なので，全死亡者の4.4％が，安楽死法に基づいて自らの生命を終結させたことになります．死亡者のおよそ20人に1人という割合です．安楽死をする人の疾患は，がんが圧倒的に多く，約68％です．ほかに，神経難病，心血管障害，肺疾患などです．近年，認知症や精神疾患のケースも増えてきて，次に取り上げるような問題も起きています．

「注意深さの要件」を満たしていないと裁定される案件は極めて少なく，0.1〜0.2％ほどです．2015年まで，訴追された例は1件もなく，医師が注意を受ける程度で，寛大に処置されてきました．ところが2016年に，ある事件が起こり，社会に衝撃を与えました．この年4月，74歳の認知症の女性を医師が安楽死させました．認知症の女性は4年前に事前の安楽死宣言書を書いていましたが，「認知症」や「安楽死」の意味もわからなくなっていたため，医師は女性のコーヒーにこっそりと鎮静薬（ミダゾラム：ドルミカム®）をまぜ，彼女を眠らせてから致死薬を注射しようとしました．ところが，彼女が目を覚まし抵抗したため，医師は家族に彼女を押さえつけさせて，致死薬を注射して，彼女を死なせました．

医師は法で認められた安楽死として届け出ましたが，地域安楽死審査委員会は，「注

意深さの要件」のうち，「a. 患者の要請が自発的で熟慮されたものであること」の確認が十分でなかったこと，患者を押さえつけて強制するような様相を呈したことが「f. 注意深く生命終結を行う」という要件を満たしていないとして，検察に書類を送りました．検察は犯罪容疑での捜査を始め，その結果，2018年11月にこの医師を起訴しました．安楽死法制定後，初の刑事裁判が始まりました．2019年9月ハーグの裁判所は医師に対して無罪判決を出しました．検察は最高裁判所に上告しましたが，最高裁は2020年4月控訴を棄却し，無罪が確定しました[2)]．

### ▍「何が本人の意思か」

　この事件は，「何が本人の意思か」をめぐって深刻な問題を投げかけています．74歳の女性は死亡する4年前に事前の安楽死宣言書を書いていました．しかし，安楽死の実行時，認知症の進行もあって，そのことを忘れていました．女性は「安楽死」という言葉の意味も，致死薬の注射がどのような意味をもつのかさえ理解できなくなっていました．この状態で，「安楽死に対する患者の要請が自発的で熟考されたものである」という法の要件を満たしていると言えるでしょうか？

　オランダでは，安楽死制度は圧倒的に支持されていますが，この事件は衝撃を与えました．認知症や精神疾患の人への安楽死が拡大し，歯止めが利かなくなるのではないかという懸念が生じました．安楽死を実行した医師の無罪が最高裁で確定したことにより，今後の安楽死の動向が注目されましたが，一旦は減少した安楽死の件数は2020年には再び増加に転じ，過去最高となりました．

## 4）安楽死，その社会的影響

　安楽死を正当化する主張は，自らの身体・生命について自分で決定する権利があり，これに基づいて自身の死を選ぶ権利があることを根拠にしています．「死の自己決定権」は合理的に筋が通っていると賛同する人も多いでしょう．しかしながら，自己決定権とは，もともとは，自分の所有物を自由に処分してよいという権利でした．ところが「自分のもの」のなかに自分の身体や生命なども含むようになると，臓器提供・売買，代理懐胎，人工妊娠中絶，自死，安楽死などが自己決定権によって正当化されるようになりました．これは随意に処分してよいという権利の拡大解釈です．

　安楽死については，自己決定の理論的是非だけを議論しても不十分です．安楽死を合法化することによる社会的な影響を考えなければなりません．

　人間は基本的に死にたくないと思っています．しかし，さまざまな事情や病気などから死にたいと思っている人はたくさんいます．現に日本では毎年2万人以上の人が自死を選んでいます．さらに自殺未遂者は自殺者数の20倍近くにのぼると推定されています[3)]．また，4人に1人が「本気で自殺したいと考えたことがある」そうです[4)]．臨床に出れば患者から「死にたい」と訴えられることは決して珍しいことではありません．

「耐えがたい苦しみがあるなら死んだ方がまし」と考えるのは人情ですが，高層ビルから飛び降りたり，列車に飛び込んだりするのは躊躇されます．けれども，もしも苦痛もなく，遺体もいたまず，法的にも問題がないような「きれいな死に方」が用意されているとしたら，どうでしょう？

　オランダの安楽死法は，苦しみをなくしたり和らげたりするために八方手を尽くしても克服できない苦痛に対する最後の緊急避難として安楽死を認めるという立場を基本としてきました．「d. 患者の病状の合理的な解決策がほかにないこと」が「注意深さの要件」の一つです．しかしながら，患者には治療方針を選ぶ権利が認められているので，医療・介護者などが提案した解決策を患者が拒否することもあります．患者がそれを拒否した場合，「合理的な解決策がほかにない」という要件を満たすことになります．その結果，苦悩をもたらしている事態を医療やケアの面で，あるいは，心理的，社会的に改善しようとするさまざまな努力がとことん追求されることなく，死によって問題を解決することに道が大きく開かれることになります．苦しまずに合法的に死ねる選択肢が用意されていることで，「良き死(安楽な死)」への激しい希求が解錠され，そちらに引き込まれて行く可能性があります．苦悩する患者のケアを改善したり支援を強化する努力は無意味とみなされます．

---

### さらに学びを深めるために

・松田 純，安楽死・尊厳死の現在—最終段階の医療と自己決定，第 1 ～ 3 章，中央公論新書，2020.
・盛永審一郎，認知症患者安楽死裁判—事前意思表示書か「いま」の意思か，丸善出版，2020.

---

■**文 献**

1) オランダ以外の国の状況については松田 純，安楽死・尊厳死の現在—最終段階の医療と自己決定，第 2 章，中央公論新書，2021. 参照
2) この件の詳しい経緯については，盛永審一郎，認知症患者安楽死裁判—事前意思表示書か「いま」の意思か，丸善出版，2020. 参照
3) 日本財団：日本財団自殺意識調査 2016（結果概要），2017. Available at: https://www.nippon-foundation.or.jp/app/uploads/2018/12/wha_pro_sui_mea_05.pdf
4) 日本財団：日本財団いのち支える自殺対策プロジェクト『日本財団第 4 回自殺意識調査』報告書，2021. Available at: https://www.nippon-foundation.or.jp/app/uploads/2021/08/new_pr_20210831_05.pdf

# 3 緩和ケア

## 1 疼痛緩和の重要性

　病状が悪化した患者から「死なせてほしい，楽に死ねる薬がほしい」と懇願されることは，臨床では珍しいことではありません．「死なせてほしい」という患者の叫びは，「こんな状態では生きたくない」という訴えです．その根底には「状況が改善されるならば生きたい」という思いがあります．このような時，医療者が最も心を尽くすべきことは，「こんな状態」を改善することです．患者の苦痛を和らげる緩和医療が極めて重要です．肉体的な痛みがたえずあったら何事にも集中できず，生きる希望すら湧かないでしょう．身体的な苦痛を除去・緩和することは最初に取り組むべき課題です．がんの痛みに苦しんで「もう死なせてほしい」と叫んでいた患者が，痛みが消えたとたんに，もっと生きたいと望むことは臨床ではよくあることです．薬剤師は薬の専門家であり，疼痛緩和に積極的に貢献できます．緩和医療専門薬剤師という認定資格（日本緩和医療薬学会）もあります．

　がんの疼痛に対しては，「WHO（世界保健機関）方式がん疼痛治療法」が普及しています．これは，主に経口投与で，中等度から高度の痛みにはオピオイド鎮痛薬を使用し，痛みの強さの段階に応じて薬を選択し，痛みが消える量（至適量）まで増減調整していく方式です（**図2-4**）[1]．

---

**図2-4**

### WHO 方式の三段階除痛ラダー

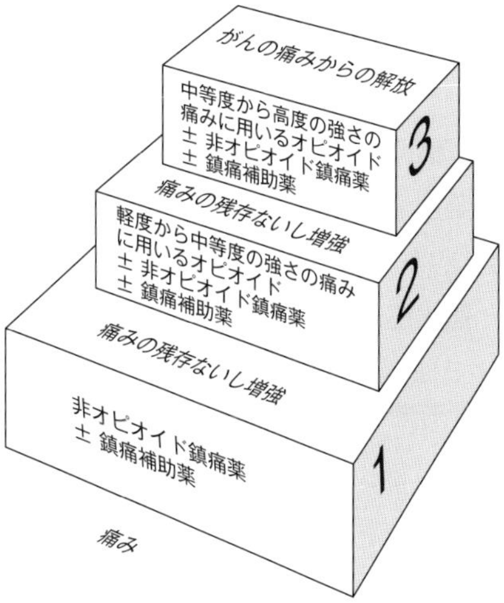

がんの痛みからの解放

3　中等度から高度の強さの
痛みに用いるオピオイド
± 非オピオイド鎮痛薬
± 鎮痛補助薬

痛みの残存ないし増強

2　軽度から中等度の強さの痛み
に用いるオピオイド
± 非オピオイド
± 鎮痛補助薬

痛みの残存ないし増強

1　非オピオイド鎮痛薬
± 鎮痛補助薬

痛み

WHO: WHO Guidelines for the pharmacological and radiotherapeutic management of cancer pain in adults and adolescents, 2019. Available at: https://apps.who.int/iris/rest/bitstreams/1173681/retrieve

---

それでも取り除けない苦痛がまれにありますが，その場合には，セデーション（鎮静）によって意識レベルを下げ苦痛を感じなくさせることができます．間欠的鎮静や浅い鎮静と，深い持続的鎮静に大きく分けられます．持続的鎮静には，苦痛緩和という好ましい効果，益がありますが，意識の低下によりコミュニケーションをはじめとする通常の人間的な生活ができなくなるという好ましくない効果，害もあります．日本緩和医療学会「苦痛緩和のための鎮静に関するガイドライン（2010年版）」を参考に，倫理的に配慮した上で行う必要があります．

　2006年に制定された「がん対策基本法」は16条で「疼痛等の緩和を目的とする医療が早期から適切に行われるようにする」とうたっています．緩和は日本の医療現場でもその重要性が認識され，とりわけ疼痛緩和の取り組みが広がってきました．

## 2 全人的な緩和ケア

　患者の痛みは総合的なものであり，緩和ケア（palliative care）は全人的苦痛（total pain トータルペイン）と向き合う全人的ケアです．WHOは緩和ケアを次のように定義しています（**表2-2**）[2]．

---

**表2-2**

### WHO 緩和ケアの定義

緩和ケアとは，生命を脅かす病に関連する問題に直面している患者とその家族のQOLを，痛みやその他の身体的・心理社会的・スピリチュアルな問題を早期に見出し的確に評価を行い対応することで，苦痛を予防し和らげることを通して向上させるアプローチである．

大坂 巌ほか：わが国における WHO 緩和ケア定義の定訳—デルファイ法を用いた緩和ケア関連18団体による共同作成．Palliative Care Research, 14: 61-66, 2019.

---

　身体的問題とは，例えば，がんによる疼痛や，吐き気，便秘，褥瘡（じょくそう）などの身体的なさまざまな症状から発生する苦痛です．

　心理社会的問題とは，将来への不安，希望の喪失，落胆，無力感，抑うつ，見放されることへの恐怖，孤立感，疎外感など，心の痛み全般を指します．それらは孤絶した心の中で生じるわけではなく，家族や親愛な人，職場の同僚などとのさまざまな人間関係と相互の影響関係の中にあります．病気によって休職や退職せざるをえなくなったり，経済的な困窮に陥ったりなど，さまざまな社会的な問題にも直面します．

　スピリチュアルな問題とは，なぜ，いま自分がこんな重い病気にかかったのかと，病気や苦しみの意味を自問したり，愛する人たちとの永遠の別れ，死への恐怖，人生に果たして意味があったのかなど，より深い次元からの問いかけや苦悶です．

　病気に伴う苦痛はこれら3つの次元の要素が複雑に絡み合った全体的なもの，全人的

苦痛（トータルペイン）です（**図2-5**）.

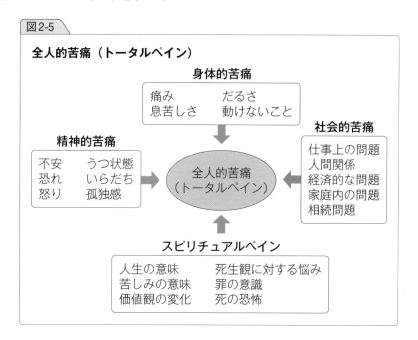

図2-5

**全人的苦痛（トータルペイン）**

**身体的苦痛**

| 痛み | だるさ |
| 息苦しさ | 動けないこと |

**精神的苦痛**

| 不安 | うつ状態 |
| 恐れ | いらだち |
| 怒り | 孤独感 |

全人的苦痛
（トータルペイン）

**社会的苦痛**

仕事上の問題
人間関係
経済的な問題
家庭内の問題
相続問題

**スピリチュアルペイン**

| 人生の意味 | 死生観に対する悩み |
| 苦しみの意味 | 罪の意識 |
| 価値観の変化 | 死の恐怖 |

WHOの緩和ケアの定義はさらに次のように続きます（**表2-3**）[2].

表2-3

**WHO 緩和ケアの定義（続）**

① 緩和ケアは，痛みやその他のつらい症状を和らげる.

② 緩和ケアは，生命を肯定し，死にゆくことを自然な過程と捉える.

③ 緩和ケアは，死を早めようとしたり遅らせようとしたりするものではない.

④ 緩和ケアは，心理的およびスピリチュアルなケアを含む.

⑤ 緩和ケアは，患者が最期までできる限り能動的に生きられるように支援する体制を提供する.

⑥ 緩和ケアは，患者の病の間も死別後も，家族が対処していけるように支援する体制を提供する.

⑦ 緩和ケアは，患者と家族のニーズに応えるためにチームアプローチを活用し，必要に応じて死別後のカウンセリングも行う.

⑧ 緩和ケアは，QOL を高める. さらに，病の経過にも良い影響を及ぼす可能性がある.

⑨ 緩和ケアは，病の早い時期から化学療法や放射線療法などの生存期間の延長を意図して行われる治療と組み合わせて適応でき，つらい合併症をよりよく理解し対処するための精査も含む.

大坂 巌ほか：わが国における WHO 緩和ケア定義の定訳―デルファイ法を用いた緩和ケア関連 18 団体による共同作成. Palliative Care Research, 14: 61-66, 2019.

緩和について，「助からなくなったら緩和」「緩和は死へのソフトランディング」などのイメージが一般に広がっていて，安楽死と類縁関係のなかで理解されることもあります．ですが，「緩和ケアは，生命を肯定し，死にゆくことを自然な過程と捉え」（②），「死を早めようとしたり遅らせようとしたりするものでは」ありません（③）．

　緩和ケアは患者に人生を諦めさせるためのケアではなく，「患者が最期までできる限り能動的に生きられるように支援する」（⑤）もの，「QOLを高め，さらに，病の経過にも良い影響を及ぼす」（⑧）ものです．それゆえ，「緩和ケアは，病の早い時期から」行います（⑨）（**図2-6**）．

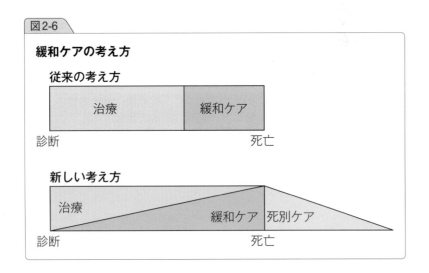

図2-6

**緩和ケアの考え方**

**従来の考え方**

| 治療 | 緩和ケア |

診断　　　　　　　　　　　　　死亡

**新しい考え方**

治療　　緩和ケア　死別ケア

診断　　　　　　　　　　　　　死亡

## 家族へのケア

　患者は家族やさまざまな人とのつながりのなかで生きています．とりわけ家族は，最愛の人が病気で苦しんでいる姿を目の当たりにし，あるいは最愛の人との永遠の別れに恐れおののいています．家族もともに苦しみを味わっています．その苦しみは患者の苦しみにも影響を及ぼします．緩和ケアは，患者の家族への援助，さらには，死別後の家族へのケアも含みます（**表2-3**⑥，⑦）．

## 多職種による全人的ケア

　トータルペイン（全人的苦痛）は多様な要素をはらんでいるため，これに対しては全人的ケアが求められ，さまざまな専門職が協働して対処します．**多職種によるケア**（multidisciplinary care）です．通常，緩和ケアチームは，緩和医療を専門とする医師，緩和医療を専門とする薬剤師や看護師，管理栄養士，リハビリテーションのスタッフなどが中心となり，社会的問題にはソーシャルワーカーが関わり，スピリチュアルな苦痛には，心療内科医師，臨床心理士，公認心理師，精神看護専門看護師，臨床宗教師，チャプレン（牧師，司祭）など，各専門家が連携して取り組みます（**図2-7**）．

図 2-7

「緩和ケアチーム」の主な構成

**看護師**
担当看護師(日常のケアをする看護師)のほかに, 緩和ケア認定看護師(緩和ケアに関する専門的知識や技術をもった看護師)など.

**医師**
主治医(治療医)のほかに, 緩和ケア専門医(がんに伴うさまざまな症状をコントロールする医師).

**薬剤師**
痛みをはじめとした, さまざまな症状をコントロールするための薬について, 提案や説明をします.

**ソーシャルワーカー**
患者さんとご家族の生活全般(経済面, 福祉制度, 在宅療養のための転院先, 訪問看護などの調整)をサポートします.

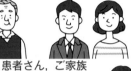

患者さん, ご家族

**心理職**
がんに伴う心の問題に対して, 心理学的立場から, 専門的にサポートをします.

**管理栄養士**
がんの治療に伴う副作用(食欲低下, 口内炎)のために食事が進まない時, どのような食事をとったらよいのかアドバイスします.

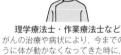

**理学療法士・作業療法士など**
がんの治療や病状により, 今までのように体が動かなくなってきた時に, 残された機能を最大限に活用して生活をするためのリハビリをします.

日本緩和医療学会,「緩和ケアチーム」の主な構成より作成.

# 3 「治せないなら緩和」という誤解

　緩和について,「助からなくなったら緩和」, 治療から緩和への「転換」＝緩和病棟へ移る＝治療を断念し死を待つなど, さまざまな誤解があります. WHOのかつての緩和ケアの定義(1990年),「緩和ケアとは, 治癒をめざした治療が有効でなくなった患者に対する積極的な全人的ケアである」が影響しています. しかし, WHOの定義は先にみたような形に改められており, こうした誤解は徐々に少なくなってきています.

　けれどもわが国では, 診療報酬制度のなかで, 緩和ケア診療加算は「悪性腫瘍又は後天性免疫不全症候群」に限定されていました. 2018年度改定で「末期心不全」が追加されましたが, 圧倒的に末期がんの患者が対象とされています. そのため,「抗がん治療が効かなくなったら緩和病棟へ移る＝治療を断念し死を待つ」という理解が一般に広まっています.「積極的な抗がん治療」をできる限り行って, そのかいがなくなった後の, いわば「敗戦処理」のように「緩和」を受け止めている傾向があります.

　緩和palliationは「和らげること」です. 病苦を和らげること(relief of suffering)はすべて緩和です. それは, がんだけではなく, どんな疾患でも, いつの時期でも必要なことです[3].「医療は病気を治すもの」という観念は依然として強く残っています. しかし, こうした一面的な捉え方では, 病苦を和らげるケアは正当に評価されません. 医療は病気を治し健康を回復することをめざしますが, たとえ治癒しなくても, 可能な限り病苦

を和らげることは医療の重要な使命です．ドイツ医師会の「ドイツ医師のための職業規則（雛型）」(2021年)[4] は，「医師の使命は，生命を維持し，健康を守り回復させ，**苦痛を和らげ**，死にゆく人を支え，人類の健康に対する重要性という観点から自然の生命基盤の保持に貢献することにある」と定め，緩和を医師の使命に位置づけています．イタリア医師会の「医師職業義務規程」[5] も，日本看護協会の「看護職の倫理綱領」(2021年)も同様です．「健康」を苦境に対する「適応力」として捉え返すことで(第2章6節)，**苦痛を和らげる緩和ケア**の意義がより鮮明になります．

# 4 レジリエンスとナラティヴ

　人は人生のなかでさまざまなものを獲得します．学歴，職業，キャリア，地位，財産，伴侶，家族など．同時に，人は人生のなかでさまざまなものを失う可能性があります．健康，活動能力，職業，地位，経済的基盤，親愛なる人々，自分の命……．人生は喪失のプロセスそのものとも言えます．私たちはこうした喪失を回避しようと，多大なエネルギーと時間を傾注しています．けれども，不本意にも大事なものを失わざるをえないのが人生です．私たちはこうした喪失とどう折り合っていけるのでしょうか？　挫折から復元する力＝レジリエンス・対処能力(第2章6節)はどこから来るのでしょうか？

　それは「物語ること（ナラティヴ）」から来ます．例えば，重大な病気が判明した時には，誰もが動揺します．病気や加齢によって心身が衰え，これまでどおりの生活ができなくなったりした場合，今後の人生について，さらには，自分の人生全体を振り返り，その意味と目標についても深く考えるようになります．人は自らのライフストーリーの筆者であり，人生での重要な出来事について意味のある説明を行おうと一生懸命になっています．このような説明ができる前提が，思いがけない出来事や不条理な出来事（例えば，災害や事故，重篤な病気など）によって疑問視される事態も生じます．その時には，自分のライフストーリーを改訂し，編集し直し，あるいはさらに大幅に書き直したりします．それは，物語りによって自分の人生の意味を見つけ直そうとする試みです．人間は物語りのなかに住み，意味を再構成する存在です[6,7]．

　物語りの書き換えには，支援者が必要です．家族，医療者，対人援助職，臨床宗教師などによって，これまでとは異なる視点から自分を見つめ直し，これまでさほど注目してこなかった経験に新たな光があてられ，これまでと異なるストーリー（オルタナティブ・ストーリー）を構成できるようになります．意味の再構成を支援するケアも緩和ケアの重要な役割です．患者自身が自らを見つめ直し，自分の生き方を深め，変容していく，そのプロセスに医療職や介護職は寄り添います．医療・介護職は患者が紡ぐ人生の物語に立ち会い，その解釈が正しいことを認め，その価値を支援します．

**Case Study** | 考えてみよう！

　私は調剤薬局勤務で在宅医療に携わっています．在宅療養を続けている末期がんの患者義夫さん(84歳)は明るく気さくにお話をされる方で，同居の家族からも大切にされています．医療用麻薬を使用していますが，最近がん性疼痛が抑えられなくなってきました．家族の話では，薬剤が効かなくなるとずっと苦しそうにうなっていて，見ていてもつらい状況だといいます．ある日，「本人が楽にしてほしいと言っています，ほかに治療方法はないのですか」と家族から質問がありました．あなたは医療チームに連絡をとり，急遽話し合いがもたれました．医学的には看取りが近い状況です．医師から，義夫さんの意識レベルを落として，痛みや倦怠感を感じなくする苦痛緩和のための鎮静の提案がありました．意識レベルを落とすため，会話をしたり，食事を楽しんだりすることはできなくなります．この提案に対して，どのように返答しますか？

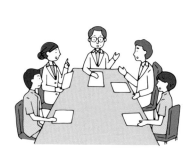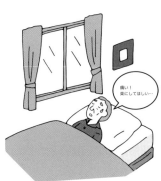

さらに学びを深めるために

・中島 孝ほか：緩和ケアとは本来何なのか？─生きるためのケアに向けて．In: 中島 孝 監，月刊『難病と在宅ケア』編集部 編，ALSマニュアル決定版！，Part 1，pp326-330，日本プランニングセンター，2009.

■ 文 献

1) WHO: WHO Guidelines for the pharmacological and radiotherapeutic management of cancer pain in adults and adolescents, 2019. Available at. https://apps.who.int/iris/rest/bitstreams/1173681/retrieve

2) 大坂 巌ほか：わが国における WHO 緩和ケア定義の定訳─デルファイ法を用いた緩和ケア関連 18 団体による共同作成．Palliative Care Research, 14: 61-66, 2019.

3) がん以外の，とりわけ神経・筋難病の緩和ケアについては D. オリバーほか 編，中島 孝 監訳，非悪性腫瘍の緩和ケアハンドブック，西村書店，2017. 参照

4) Bundesärztekammer: (Muster-)Berufsordnung für die in Deutschland tätigen Ärztinnen und Ärzte. Deutsches Ärzteblatt, 118: A1-A9, 2021.

5) 秋葉悦子：イタリア医師会全国連盟（FNOMCeO）「医師職業義務規程」(2014) 解説および翻訳．富大経済論集，62: pp427-470, 2016.

6) アーサー・クラインマン 著，江口重幸ほか 訳，病の語り─慢性の病いをめぐる臨床人類学，誠信書房，1996.

7) ロバート・A・ニーマイアー 編，富田拓郎ほか 監訳，喪失と悲嘆の心理療法─構成主義からみた意味の探究，金剛出版，2011.

# 4 認知症ケアの倫理

## 1 認知症とは

　認知症とは単一の疾患名ではなく，さまざまな疾患からなる疾患群を表す名称です．WHOの「ICD10 国際疾病分類第10版 2013年版」は認知症を，「通常，慢性あるいは進行性の脳疾患によって生じ，記憶，思考，見当識，理解，計算，学習，言語，判断など多数の高次脳機能障害からなる疾患群」と定義しています．約70種類の疾患があります．アルツハイマー病，レビー小体型認知症，血管性認知症，前頭側頭型変性症などが比較的多くみられる疾患です．

　**図2-8**の円グラフは認知症の原因疾患別内訳を示しています．認知症の人がすべて正確な医学的診断を受けているわけではないので，これは疫学調査に基づいた推計です．

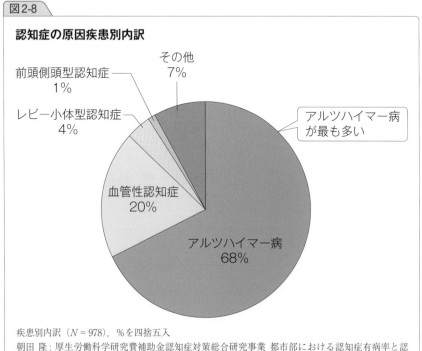

図2-8

**認知症の原因疾患別内訳**

その他 7%
前頭側頭型認知症 1%
レビー小体型認知症 4%
アルツハイマー病が最も多い
血管性認知症 20%
アルツハイマー病 68%

疾患別内訳（*N* = 978），％を四捨五入
朝田 隆：厚生労働科学研究費補助金認知症対策総合研究事業 都市部における認知症有病率と認知症の生活機能障害への対応，平成23年度〜平成24年度総合研究報告書，2013.
Available at: http://www.tsukuba-psychiatry.com/wp-content/uploads/2013/06/H24Report_Part3.pdf

　認知症のなかでも，アルツハイマー病が約7割と最も割合が多いので，次に，アルツハイマー病を中心に，認知症ケアのポイントと倫理的問題を考えてみます．

# 2 ) 中核症状と行動・心理症状

　一般に認知症の症状は，中核症状(認知機能障害)と行動・心理症状(behavioral and psychological symptoms of dementia；BPSD)に分けられます(**図2-9**)．

図2-9

**アルツハイマー病の中核症状と行動・心理症状**

認知症の症状は，大きく2つに分けられる
中核症状と**行動・心理症状（BPSD）**

中核症状

認知症の方に多くみら
れる症状
・記憶の障害
・見当識の障害　　　　　　→
・実行機能の障害
・判断力の障害
・視空間認知障害

・昔のことや，直近にあった事
　柄が，記憶からすっぽりと抜
　け落ちてしまう障害
・短期記憶障害（記銘力障害：
　新しく覚えたものを覚えてお
　くことができなくなる）と長
　期記憶障害の2種類

行動・心理症状（周辺症状 BPSD）

・道がわからなくなる
・帰宅願望
・失禁
・弄便（ろうべん）
・不眠・睡眠障害・昼夜逆転
・暴力・暴言・介護拒否

・物盗られ妄想
・認知症によるせん妄
・幻覚と錯覚
・抑うつ
・食べない
・異食　　　　　　　　など

　アルツハイマー病では，記憶の障害が初期段階から生じる中核症状としてあげられます．病態が進行するにつれ，見当識の障害や，物事を判断・決断・実行する機能に障害が現れます．記憶の障害はあまりないけれども視空間認知の障害が強く現れる人もいます．その場合には，着替えや，箸と茶碗をもって食事をするなどの基本動作に困難が生じます．アルツハイマー病では，全体として，生活や仕事の面で段取りを立てて遂行していく機能が徐々に衰えていきます．

　これに対して，興奮，暴力・暴言，介護拒否，妄想，抑うつ，食べない，食べ物ではないものを口にする異食などは，行動・心理症状(BPSD)とよばれます．記憶の障害などの中核症状に日々悩んで不安になっているなかで，家族や介護者の不適切な対応に対する本人なりの心理的な反応と考えられています．

## 3 ) 認知症ケアのポイント

　近年認知症の特効薬の開発が進められていますが，ある程度進行した認知症を元の状態に回復させるような薬はまだ開発されていません．アルツハイマー病などでは，中核症状を治すのは困難です．それゆえ，例えば物忘れに対して，「ちゃんと覚えておいてよ！」「忘れないでね！」と非難することは，本人がすでに記憶障害に不安を感じている状態なのに，それに輪をかけるように，不安に追い込むことになります．また，忘れたことをきつく叱ったりすると，本人は人格を否定されたように感じ，ますます防衛的に，さらには攻撃的になります．中核症状を治そうとすることは行動・心理症状を一層悪化させる結果となり，ケアをより困難にします．

　記憶の障害など中核症状は治らないものと理解し，周りが温かく見守りサポートすることにより本人の不安は和らぎ，行動・心理症状の発生や悪化を抑えることができます．これが認知症ケアの最大のポイントです[1]．

　認知症の当事者もそのようなケアを強く望んでいます．京都式オレンジプラン（京都認知症総合対策推進計画）は，認知症本人の思いをこう表現しています．

> 私〔認知症本人〕は，周囲のすべての人が，認知症について正しく理解してくれているので，人権や個性に十分な配慮がなされ，**できることは見守られ，できないことは支えられて，活動的にすごしている**．
> 〔京都式オレンジプラン（京都認知症総合対策推進計画2013年，新版2018年）〕

　「認知症になったら人間失格」というのは誤解です．認知症に対するこのような偏見が，残念ながらまだ多く存在します．けれども，認知症になったら何もできなくなるわけではありません．物忘れが少し多くなったという段階もあります．その状況は病気の進行やその日の体調によってさまざまです．火を消し忘れて火事になったら大変だという不安から，認知症と診断された途端に，認知症の人から炊事の仕事を取り上げたりすることは適切ではありません．まだまだやれることはたくさんあるはずです．「まだやれること」を安心して遂行できるよう，温かく見守ることが大事です．本人がスムーズにできないことがあったら，ちょっと手を貸してあげる，そうした配慮が大切です．「**できることは見守られ，できないことは支えられて，活動的にすごせる**」状況をできるだけ保つことが重要です．

　自分のやれる役割をもって，社会から孤立せず，社会参加の機会をもち，社会とつながっていることは認知症の進行の抑制にも効果があります．家族だけではなく家族以外のコミュニティの人々との対話や共同の活動は，人生にハリをもたらし，脳を活性化させ認知症の進行の抑制に効果があることが科学的にも示されています．認知症になっても，住み慣れた地域で社会とのつながりのなかで，これまでの日常生活をできるだけ長く続けられることが，私たちのこれからの社会のビジョンです．

不適切な対応によって行動・心理症状が手がつけられないほど悪化すると，大きな困難に発展し，「モラルディレンマ」(p.39)になりかねません．適切なケアによって，倫理問題のそもそもの発生を防ぐことができます．

## 4 その人の意味の世界に寄り添う

認知症の人が言うことを「間違っている」と否定したり，理屈で説き伏せたりすることは逆効果です．本人は自尊心をいたく傷つけられ，人格を全否定されたように受け止めます．

症状が進むと，例えばすでに何年も前に亡くなっている連れ合いがまだ存命であると思い込んでいることもあります．そのような時に，葬儀の写真などを見せて事実を突きつけることは意味のあることではありません．たとえその時，事実を認めたとしても，翌日にはそのことを忘れている可能性もあります．本人は最愛の連れ合いとともに暮らしていた時間の世界を生きています．それがその人の意味の世界です．その意味の世界に寄り添うことが，認知症の人に寄り添ったケアとなります[2]．

## 5 認知症の人の自律を尊重するとは？

認知症の症状が進むと，たったいま話したことをすぐに忘れるという現象は珍しくはありません．そのような状況になった時，医療倫理の自律尊重の原則を貫いて，認知症の本人の意思を尊重することができるでしょうか？　これは認知症ケアの倫理で大きな問題です．

認知症と診断されたら，本人の希望など聞く必要はなく，家族などが，「本人にとって一番良い」と考えることをしてあげればよいと考えがちです．「認知症＝判断力・自己決定能力なし」と決めつけて，例えば介護施設への入所を家族によって一方的に決められたり，思うように食事をとれなくなったら，家族や施設の意向で胃ろうが造設されたりします．

こうした扱いに疑問を抱いた大井玄医師(老年医学，公衆衛生学)は，認知症の高齢者本人に胃ろう造設について尋ねる調査を行いました．その結果，胃ろう造設の提案に対して，約8割の人が即座に「イヤだ」という意思表示をしました．認知能力が中等度または重度に低下し，周りからは「理性的な思考ができない」と思われている認知症の高齢者でも，自分の身体，特に生存に直接関わる事柄について，「好き」「嫌い」を表明する力は，その人固有の能力として最後まで保持されます．それゆえ，「好き」「嫌い」という意思表明は倫理的な拘束力をもつ，と大井医師は受け止めています[3,4]．

しっかりした認知能力があり理性的によく考えた上での判断，これのみをその人の意思と捉える見方は，人間を理性と自己決定能力だけでみる狭い見方です．生命倫理学の自律尊重原則はそのような場面のみを前提としてきました．けれども，認知症ケアの分

野では，判断力が徐々に衰えていく過程が，悩ましい問題をさまざまに提起します．合理的な一貫性を欠く素朴な意思をどう扱うかは，慢性疾患や高齢者医療などで直面する大きなテーマです．明瞭な自己意識をもった人格と，意識がはっきりした生の終わりとの間には，認知・判断能力が徐々に衰えていく「たそがれゾーン（twilight zone）」があります．この曖昧な領域においても，その人らしさは現れます[5]．「好き」「嫌い」という「情動（emotion）」レベルの意向も本人の意思の表れとして，しっかり受け止めていく必要があります．

　本人にたとえ意識障害があっても，本人の思いに寄り添い，自律的な意思決定を支援するという忍耐強い努力が求められます．厚生労働省の「認知症の人の日常生活・社会生活における意思決定支援ガイドライン」（2018年）もこうした考え方に立って，「認知症の人が，一見すると意思決定が困難と思われる場合であっても」，「認知症の人の身振り手振り，表情の変化も意思表示として読み取る努力を最大限に行うこと」を求めています．

　ただし，表情や身振りで何かを訴えている場合，それが何を意味しているかを周りの文脈のなかで慎重に判断しなければならないことは言うまでもありません．

## 6 ) 自立・自律と依存

　現代社会では「依存」は忌み嫌われる言葉です．小中学校では，教育基本法に基づいて，自立的な人間に成長し，国家・社会に役立つ人間になることが教育の目標とされています．しかし，自立の価値だけを強調することは一面的です．誰にとっても自立的でありえない状態がありうるからです．

　人は無力な赤子として産み落とされ，100％依存的な存在として人生を始めます．その後の人生は人それぞれです．「強く自由に生きる」人もいれば，他人の助力に依存せざるをえない人もいます．けれども，ほとんどの人は最期に100％依存的な存在として生を閉じて逝きます．それが人生の実相（**図2-10**）だとすれば，人間は「自由にして依存的な存在」です[6]．

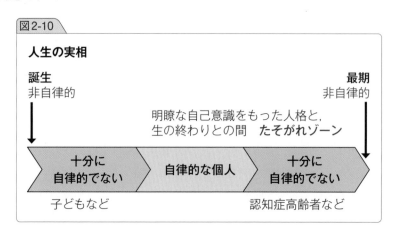

図2-10

人生の実相

誕生
非自律的

最期
非自律的

明瞭な自己意識をもった人格と，
生の終わりとの間　**たそがれゾーン**

十分に
自律的でない　　自律的な個人　　十分に
自律的でない

子どもなど　　　　　　　　　認知症高齢者など

「依存」は忌み嫌われるかもしれませんが，依存という面があったからこそ，今日に至るまでの人類文化の発展がありました．人間はほかの哺乳類などに比べて，圧倒的に長い養育期間を必要とします．子どもの特に母への依存は文化の継承の基盤です．病気やけがなどで他者に依存しなければならない人は，周りの人々に支えられながら，苦難を乗り越えていきます．また，そのような相互支援が社会保障や医療保険，介護保険などの制度として発展してきました．これが人類文化の歴史なのです．支え合い，人と人との絆という文化や制度を築くことができたのは，人間が「依存的存在」であったからです．

**Case Study** ┤ 考えてみよう！ ├

マコさんは80歳頃から，家の鍵や通帳をなくしたり，ガスレンジの火を消し忘れたりすることが重なったため，家族に勧められて，物忘れ外来を受診したところ，アルツハイマー病の初期段階との診断を受けました．彼女は自分の母親が認知症になって「悲惨な最期」を迎えたことを思い起こし，「自分は母のようにはなりたくない」と考え，事前指示書を認め，「認知症が進行して，何もわからなくなったら，延命治療をしないでほしい．肺炎になっても抗生剤を処方せず，死なせてほしい．たとえ，その時の私が"死にたくない"と叫んだにしても」と記しました．

それから2年が経ち，マコさんの認知症はかなり進行しました．今では，家族の顔もわからなくなりました．それでも，必要な介護を受けながら，毎日おいしく食事をとり，眺めの良いリヴィングでくつろぎ，読書も楽しんでいます．よく見ると，本のページは適当にめくられています．

こんな穏やかでしあわせそうにみえる時間が流れていましたが，ある時マコさんは肺炎になって高熱を発しました．抗生剤で比較的簡単に治る見込みのある肺炎でした．この時，「肺炎になっても抗生剤を処方せず，死なせてほしい」というマコさんの事前指示に従うべきでしょうか．次のA，Bのどちらが適切でしょうか※．

A　判断力があった時に書いた事前指示書の内容に従い，抗生剤の処方をせず，死を待つ．
B　現在，穏やかでしあわせそうに暮らしているのだから，肺炎を治療し，いつもの穏やかな日々を取り戻してあげる．

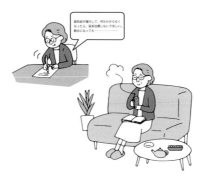

※ロナルド・ドウォーキン 著，水谷英夫ほか 訳，ライフズ・ドミニオン―中絶と尊厳死そして個人の自由，信山社，1998. をもとに脚色

■文献

1) 中島 孝: 認知症の医学. In: 松田 純ほか 編, ケースで学ぶ　認知症ケアの倫理と法, pp5-8, 南山堂, 2017.
2) 大井 玄, 老年という海をゆく―看取り医の回想とこれから, pp175-187, みすず書房, 2018.
3) 新里和弘・大井 玄: 認知能力の衰えた人の「胃ろう」造設に対する反応. Dement Jpn, 27: 70-80, 2013.
4) 大井 玄, 呆けたカントに「理性」はあるか, 新潮新書, 2015.
5) Sturma D: Person und Werte. Über Würde, Autonomie und das vergehende menschliche Leben. 2010 年 9 月 11 日南山大学講演資料, 2010.
6) ドイツ連邦議会審議会 著, 松田 純 監訳, 人間の尊厳と遺伝子情報―現代医療の法と倫理（上）, p46, 知泉書館, 2004.

# 5 QOLとは何か

QOL（quality of life；生活の質）は，広辞苑などによると，人々の生活を物質的な面から量的にのみ捉えるのではなく，個人の生きがいや精神的な豊かさを重視して，満足度も含めて質的に捉えようとする考え方のことです．近年，医療や福祉の分野でよく使われますが，もともとは経済学や社会政策分野の用語です．

## 1 QOLの発端─本当の豊かさとは何か

QOLという語は1960年代の米国で広く使われるようになりました．ジョンソン大統領（在任：1963-1969）が，1964年の就任演説「偉大な社会（Great Society）」や翌年の一般教書のなかで，QOL（生活の質）という言葉を用いて，貧困の追放，福祉社会の実現，大気汚染の防止などを公約しました．

QOLという考え方が世界中に広がるきっかけは，地球環境の危機を初めて本格的に警告したローマ・クラブの報告書『成長の限界』（1972年）です．この報告書は，人口や資源や環境が将来どのように変化するかをシミュレーションし，人口の急増と経済の急激な成長が地球の限界にぶつかることを指摘しました．その予測結果を踏まえ，人口増と資本の量的成長を抑制して均衡状態へと切り換え，持続可能な社会のなかで**生活の質の向上**をめざすことを提言しました[1]．

先進国では，戦後の高度経済成長が続くなかで，物質面や所得面で人々の暮らしは豊かになりましたが，急激な都市化や産業化によって，メンタルヘルスや自然環境と生活環境の悪化など，さまざまな弊害が1970年代に噴出しました．健康面や精神面，環境面も含めて考えると，人々は本当に豊かで幸せになったのだろうかという疑問がわくようになりました[2]．国内総生産（GDP）の数値の増減では示せない「生活の質」が問われるようになり，個人や社会全体がより満足感・充足感をもって暮せる生活を重視しようという考え方が広がりました．

## 2 医療におけるQOL

個人や国民の幸福度を測るQOLという概念は，1970年代半ばから医療分野にも導入されるようになりました．おりしも患者中心の医療へと転換するなかで，QOL概念も普及し，この概念の導入によって，治療方法の選択のなかで患者の側からの評価が重視されるようになりました．医療の成果（アウトカム）を治癒率や生存年数，生存率だけで評価するのではなく，患者の満足度や主観的な評価も重視されるようになりました[3]．

QOL概念の導入は，薬の副作用をもっと真剣に受け止める一歩ともなりました．QOLを重視することで，服薬の効果や副作用を患者自身が評価し，治療や生活の仕方について自己決定し，医師や医療者が患者の状態について一方的に評価する傾向を克服することが期待されました[3]．

　近年では，病気の性格が変わってきたことにより，医療や介護のなかで「生活の質(QOL)」がますます重視されるようになってきました．医療のなかで，完全には治癒せずゆっくり進行する慢性疾患や加齢に伴う機能低下や障害への医療・ケアが大きなウェイトを占めるようになりました．狭い意味での治療という視点から病気が治るか治らないかだけではなく，たとえ治癒はできなくても，生活の質を全体として維持・向上させることが重視されるようになってきました(第2章7節)．

## 3) QOL 評価法

　QOLを治療の方針や医療経済・政策に生かすために，QOLを数値化するための評価ツール，健康関連QOL (health related quality of life)の開発が世界的になされてきました．例えば，ヨーロッパで開発され国際的に広く普及しているEuroQol(ユーロコル)は，日本語版EQ-5D-5Lなどとして，日本の病院などでも広く利用されています．これは健康状態を①〜⑤の5項目で，それぞれについて患者が5段階で評価するものです．

---

① 移動の程度

② 身の回りの管理

③ ふだんの活動

④ 痛みや不快感

⑤ 不安やふさぎ込み

---

　例えば，移動の程度については，次の5段階で評価します．

1．歩き回るのに問題はない

2．歩き回るのに少し問題がある

3．歩き回るのに中程度の問題がある

4．歩き回るのにかなり問題がある

5．歩き回ることができない

　それらの数値を基にスコア換算表で患者のQOLが数値で表示されます．5項目のうち，①移動の程度，②身の回りの管理，③ふだんの活動は本人からの報告に基づかなくても，他者がよく観察すれば評価できる内容です．似たものとして，日常生活動作(activities of daily living；ADL)という評価法があります．こちらは起居動作・移乗・移動・食事・更衣・排泄・入浴・整容(身だしなみを整えること)について，高齢者や障害のある方の身体能力や日常生活レベルを測るための指標です．要介護認定やリハビリ

テーションの必要性の判断の際などに用いられています．QOLは患者が今の自分の状態や生活についてどの程度満足しているかを表すものであって，日常生活動作がどの程度できるかとは別ものですが，EuroQolのようなQOL測定ツールはADLと発想があまり変わりません．

　こうしたQOL測定ツールは医療現場に混乱をもたらします．実際，医療職や介護職が，患者の病状が進行し，独力で歩けなくなった，あるいはベッドから起きられなくなった，声をかけても応答しなくなったといった現象を見て，「患者のQOLが落ちてきた」と表現することがあります．しかし，QOLとは，患者自身の生への満足度であって，心身の機能を客観的に評価してレベルづけすることではありません．医療者という他者が外から患者のQOLを測定しようとして，主に患者の心身機能の面から判定すれば，患者の「生命の質」を判断し，命の価値づけを行ってしまうことになります．現在のように医療費財源の逼迫が大きな問題となっている時代にあっては，こうした発想は医療資源の配分問題に容易に結びつき，どの患者が医療ケアを受けるに値するか，さらには，誰が「生きるに値するか」という判断に変質しかねません．現に，英国で開発された質調整生存年（quality adjusted life years；QALY）という評価スケールは，費用対効果の観点から，医療保険制度での優先順位を決定するためのツールとして利用されています．

　しかし，こうした発想では，本来，計量経済学的な思考に対立する形で形成されてきたはずのQOLという考えが，再び量的な経済学的思考のなかに回収されてしまいます．こうした動向は，ナチズム時代に多くの障害者が「生きるに値しない生命」と医師たちによって判定され「安楽死」（毒殺）させられた歴史を思い起こさせます．現在の医療界には，QOLに関して，こうした危険な発想につながる誤解があります．こうした誤解は医療者のバーンアウト（燃え尽き症候群）にもつながります[4]．どんなに一所懸命にケアしても症状が改善しない患者は「QOLが下がる一方で，ケアのしがいがない」と考えてしまい，自分が何のために医療・介護職をしているのかわからなくなるからです．

　また，尊い命（生命の神聖性sanctity of life；SOL）を守るために何が何でも救命し延命しようとする立場に対して，「そのようにして生き長らえた命の質（quality of life；QOL）を問い，生きるに値しなければ尊厳死や安楽死を選択すべきだ」という生命倫理学者の論もあります．

　患者のQOLとは他者が客観的に捉えるものではなく，患者が今の自分の状態や生活についてどの程度満足しているかを表すものです．身体的な苦痛や快適さ，心理的な安定感や不安・いら立ち，人生の充実度などさまざまな次元の要素が混じり合って，その人の心の中で構成されたもの（構成概念）です．それゆえ，患者のQOLは原則として，患者本人の自己報告に基づくもの（患者報告アウトカムpatient reported outcome；PRO）です．

# 4 ) 本人が自ら評価する QOL

　患者報告アウトカム（PRO）に基づくQOL評価尺度も開発されています．「個人の生活の質評価法（the schedule for the evaluation of individual QoL；SEIQoL）」とよばれる評価尺度で，WHOの評価尺度の一つにも採用されています．EuroQolなどの評価尺度は，身の回りの管理，ふだんの活動など分野を固定して，それらがうまくいっているか，満足しているかの評価から構成されます．それに対して，SEIQoLは分野をあらかじめ固定せずに，その人が重要だと思う生活領域を自由にあげてもらい，次の手順で行います[5]．

①その人が重要だと思う生活領域を5つあげてもらいます．例えば，仕事，健康，経済，家族，趣味などです．それらがどの程度うまく行っているか，満足しているかを，100の満足度に対してどの程度かを，その人自身に評価してもらいます．

②5つの領域が自分の生活にとってどのくらい重要かという重みづけを示してもらいます．例えば，仕事20%，家族30%……などです．

③この重みづけと，満足度レベルを掛け合わせて合計を算出します．

　この数値がその人のその時点でのQOLを示す指標スコアです．これを例えば入院時と治療後に2度行って比較すれば，本人評価に基づいて入院・治療の成果を評価できます（**図2-11**）．

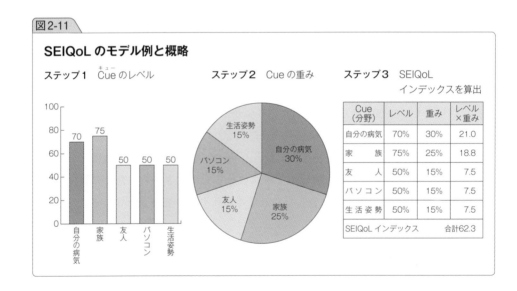

**図2-11**

**SEIQoL のモデル例と概略**

ステップ1　Cue のレベル

ステップ2　Cue の重み

ステップ3　SEIQoL インデックスを算出

| Cue（分野） | レベル | 重み | レベル×重み |
|---|---|---|---|
| 自分の病気 | 70% | 30% | 21.0 |
| 家　族 | 75% | 25% | 18.8 |
| 友　人 | 50% | 15% | 7.5 |
| パソコン | 50% | 15% | 7.5 |
| 生活姿勢 | 50% | 15% | 7.5 |
| SEIQoL インデックス | | 合計62.3 | |

　仮に症状が進行して，身体機能などが低下しても，患者の生活の重みづけが変化し（例えば，仕事や経済の重視から，家族との交流や趣味や自然の観察などへ），新しい生きがいを見いだしたりした場合には，生の満足度が上がる場合もあります．病気が進行するなかでも人間は柔軟に生の意味づけを変えることができます．SEIQoLは人間の柔軟性と自己変容を前提にして，患者のQOL（生への満足度）の自己評価に立脚することに徹した評価法です．

　私は薬局に勤めている薬剤師です．糖尿病を抱える三郎さん（68歳，独り暮らし）は薬局の常連です．ある日，三郎さんがこう話しました．

三郎さん：実は，足が水虫になっちゃってね．そしたら，糖尿病のせいだって言われて．
　　　　　今日は，糖尿病が悪化したら足を切断することにもなるって，お医者さんに注意されちゃったよ．糖尿病で食事療法をするように言われているけれど，お弁当を購入することもあるし，甘いものが大好きだから，ついお菓子を食べちゃうんだよ．低カロリーのお菓子にすればいいのかな？

　薬局には，0カロリーではありませんが，通常の菓子よりはカロリーを抑えた飴を置いています．私は薬剤師としてカロリーを抑えた飴を勧めてもよいでしょうか？

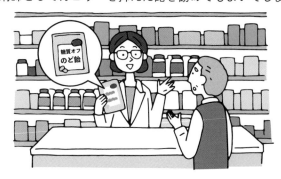

さらに学びを深めるために

・日本語版 SEIQoL-DW：Webpage URL：http://seiqol.jp/
・中島 孝：基調講演　非がん患者さんの緩和ケアと QOL を求めて．In: 30年後の医療の姿を考える会 編，メディカルタウンの"看取りのルネサンス"―喪失から再生への地域ケア共同体へ，30年後の医療の姿を考える会，2013.

■文 献

1) デニス・メドウズほか 著，大来佐武郎 監訳，成長の限界―ローマ・クラブ「人類の危機」レポート，ダイヤモンド社，1972.
2) 暉峻淑子，豊かさとは何か，岩波新書，1989.
3) Dirk Lanzerath: Lebensqualität(QOL). In: *Lexikon der Bioethik*, Band 2, pp563-569, Gütersloher Verlagshaus, 1998.
4) 中島 孝ほか：QOL と緩和ケアの奪還 -- 医療カタストロフィ下の知的戦略．現代思想，36: 148-173, 2008.
5) 日本語版 SEIQoL-DW: SEIQoL-DW 日本語版（初版），2007. Available at: http://seiqol.jp/wp-content/uploads/2014/08/SEIQoL_DW.pdf

# 6 | 病気，健康とは何か

## 1 ) 病気とは何か

　私たちは具合が悪くなると病院でさまざまな検査を受けます．その検査結果に基づいて，医師から病名と病状について知らされます．健康診断の検査結果から病気であることを初めて知らされることもあります．そうした経験の積み重ねから，病気とは身体の〈正常な状態からの逸脱〉という理解を多くの人がもっています．科学的な現代医学では，病気とは，さまざまな検査などで客観的に判定される客観的な事態と認識されています．これは病気の自然科学的な理解です．

　しかし，このような客観的な性格だけで病気を捉えることはできません．病気には，事実を表す記述的な意味のほかに，何らかの行動(治療など)を促す規範的・慣習的な意味もあります．例えば，病気になった人は，通常の社会的役割を遂行する責務を免除され(例えば，病気休暇)，本来の社会生活へ復帰すべく，病気の回復に努めなければなりません(療養義務)．診療にあたる医療者には，その人の健康を回復するために努める責務が生じます．医療者と患者との関係のなかで，病気という概念には，「病人」として果たす役割と，それをケアする側の責務が含まれています(社会学者パーソンズの「病人役割」[1])．病気にどう対応し，病人としての役割をどう果たすかは，文化的，社会的に規定されています．病気は自然現象ですが，同時に，社会や文化によって構築される概念，「構成概念」です．

　例として不妊症を考えてみましょう．人間という種に典型的な状態を「正常」とすると，例えば卵管閉塞は卵管の「異常」であり，疾患です．子どもを欲しい女性であれば，卵管閉塞という「異常」な状態を治療して「正常」に子どもを産みたいと望み，不妊治療を受けるでしょう．反対に，子どもを欲しくない女性にとっては，卵管閉塞はむしろ好都合ですから，治療を受けず，「患者」，「病人」にはなりません．「子どもを産んで育てるのが女性としての当然の義務」という社会では，卵管に異常のある女性は，妊娠して女性としての役割を果たせるよう治療を受けることが義務になるでしょう(「病人役割」)．しかし，リプロダクティブ・ヘルス／ライツ(性と生殖に関する健康と権利)が尊重される社会では，そのような義務と「病人役割」を押しつけることはできません．

　この例が示しているように，病気は自然科学的・客観的に定義できるものではなく，社会的に行動を左右する意味をもっています．そこに，個別的で社会的・文化的な多様な要素が入り込んできます．自然科学的に記述できる側面を疾患(disease)，病気の社会的・文化的・規範的な側面を病(illness)と，分けて捉える見方もあります(**図2-12**)．病気概念はこの両面をもちますが，この曖昧さをどちらかに絞り込む必要はないでしょ

う．むしろ，両面を見すえて，病気の総体を理解しようと努めるべきです．

**図2-12**

**病気の概念**

疾患（disease）：自然科学的に記述できる側面 ┐

病（illness）　：社会的・文化的・規範的な側面 ┘ → 両面を総合的に理解

## 2 健康とは何か

　次に健康について考えてみましょう．病気とは健康でないこと，健康とは病気でないことと常識的には理解されます．世界保健機関（WHO）は，健康を次のように定義しています（**表2-4**）．

**表2-4**

**WHO 憲章前文：1946年国連で採択**

健康の定義：健康とは，単に疾患がないとか虚弱でない状態ではなく，身体的，精神的，社会的にも**完全に良好であること**（a state of **complete** physical, mental and social **well-being** and **not merely** the absence of disease or infirmity）

　この定義は，WHOを設立する際に，1946年に国連が採択したWHO憲章（1948年発効）の冒頭にあります．この定義からは，病気→治療→完治という医療の基本モデルが出てきます．近代的な医学・薬学が感染症に対して勝利をおさめつつあった時代には，これでよかったかもしれません．しかし，いまや医療の主要な対象は，進行したがん，生活習慣病などの慢性疾患，加齢に伴うさまざまな機能低下，難病など「治らない病気」です．治療医学の発展によって人は簡単に死ななくなり，一度かかると完全には治癒しない慢性疾患や加齢に伴う障害を抱えながら長生きすることが一般化しました．このように病気の性格が変化した現在，WHOの健康定義からはさまざまな弊害が生じてきます．

　例えばリハビリテーション医学では，疾患や事故による障害を完全に克服して元に戻ることを望めない場合も多くあります．完全復帰は難しいが，日常生活を何とかやりくりしてやっていける状態や，限定した動作や作業ができる状態など，それぞれの事情に応じた状態が，リハビリテーションによる改善の目標となります．根治が不可能な障害をもつ人に対して，「完全に良い状態」を目標に掲げて，無理なリハビリテーション医療を施すことはできません．

　近年，オランダの医師マフトルド・ヒューバー（Machteld Huber）らの国際的な研究グループは，WHOの「完全に良い状態」という健康定義は望ましくない結果をもたらす

として，新たな健康概念を提起しました．それは次のような健康概念です（**表2-5**）[2]．

| 表2-5 | |
| --- | --- |

**ヒューバーらの健康についての新しい捉え方**
「健康とは，社会的，身体的，感情的な問題に直面した際に**適応し自らを管理する能力**（the ability to adapt and self manage やりくりする力）」

Huber M, et al: How should we define health? BMJ, 343: d4163, 2011.

　疾患があっても，さまざまな薬や補装具や機器，さらに医療や介護などを支えにして，症状を和らげ（緩和），気落ちすることなく人生を前向きに歩いていける，そうした「適応力」や「復元力（レジリエンス）」を「健康」として動的に捉えたのです[2]．

　医療によって病気が完治する場合ももちろんあります．しかし，病気は治らないことも多いです．そもそも人間は致死率100%の病気で命を落とします[3]．また現代医療では，疾患そのものを治すことはできないが，症状をコントロールして，生活に支障のない状態やなんとかやっていける状態を保つことも行われています．医薬品にも，疾患そのものを治すことはできないけれども症状をコントロールし，進行を抑制し，リスクを未然に防ぐ働きをする薬が多数あります．健康を「完全に良い状態」と捉え，その状態に戻すのが医療の役割と捉えると，このように現在臨床で行われている営みの意味づけができなくなります．「健康は問題に直面した時に，状況に適応しやりくりする力」と捉え直せば，そうした前向きの状態へと改善することも医療の重要な使命と意味づけることができます．ヒューバーらの新しい健康概念は，狭い意味での「治す医療」ではなく，「治し支える医療」という新しい医療観を基礎づけるものです．

# 3）健康と病気との連続性—ヘルスプロモーション

　「完全に良い状態」を健康と捉えるWHOの健康定義は，健康と病気を明確に分ける西洋近代医学の枠組みを前提にしています．しかし「完全な」健康状態というのは考えられません．

　私たちは「完全な健康」と病気との間にいます．イスラエルの医療社会学者アーロン・アントノフスキー（Aaron Antonovsky, 1923-1994）は健康と病気とを峻別するのではなく，人は「健康と健康破綻を両極とする連続体（health ease / dis-ease continuum）」の上にいると捉えます．現代の医学は疾病に研究の主眼を置き，なぜ人は病気になるのかを説明する病因論を理論的基礎としています．これに対してアントノフスキーは，健康と健康破綻の連続線上で，健康という望ましい極へと移動させるものは何かを探究すべきだとしました（健康生成論salutogenesis）．健康診断の正常値の枠内にあれば健康，逸脱していれば病気という単純な捉え方ではなく，「健康と健康破綻を両極とする連続

体」上で健康を動的に捉えていくことが重要です[4].

　アントノフスキーの健康生成論はその後の健康増進論の理論的基礎となりました. WHOの第1回ヘルスプロモーション国際会議(1986年)で,「健康促進(ヘルスプロモーション)に関するオタワ憲章」が採択されました. このなかにも健康生成論が流れ込んでいます. さらに, 2005年の「国際化社会におけるヘルスプロモーションのためのバンコク憲章」は, 次のように捉えました.

> ヘルスプロモーションとは, 人々が自らの健康とその健康決定要因をコントロールする能力を高め, それによって自らの健康を改善できるようになる過程(the process of enabling people to increase control over their health and its determinants, and thereby improve their health)である.
>
> (ヘルスプロモーション国際会議「国際化社会におけるヘルスプロモーションのためのバンコク憲章」, 2005年)

　ヒューバーらの新しい定式化はこの流れを引き継いでいます. ヘルスプロモーションという語は「健康増進」とも訳され(「健康増進法」2003年施行), 健康を動的に捉えている点で, WHO憲章の「完全に良い状態」という定義の事実上の修正とみることができます[5].

> **さらに学びを深めるために**
> ・松田 純: 終章　健康とはなにか. In: 松田 純, 安楽死・尊厳死の現在—最終段階の医療と自己決定, 中央公論新社, 2021.
> ・シャボネットあかね, オランダ発ポジティヴヘルス—地域包括ケアの未来を拓く, 日本評論社, 2018.

### ■文 献

1) タルコット・パーソンズ 著, 佐藤 勉 訳, 社会体系論, 青木書店, 1974.
2) Huber M, et al: How should we define health? BMJ, 343: d4163, 2011. 和訳は次の文献に掲載. ヒューバーほか 著, 松田 純 訳, われわれはどのように健康を定義すべきか?, 厚生労働科学研究費補助金 難治性疾患克服研究事業「希少性難治性疾患−神経・筋難病疾患の進行抑制治療効果を得るための新たな医療機器, 生体電位等で随意コントロールされた下肢装着型補助ロボット(HAL-HN01)に関する医師主導治験の実施研究」, 研究代表者中島 孝, 平成25年度総括・分担研究報告書, 2014.
3) 中島 孝: 尊厳死論を超える:緩和ケア, 難病ケアの視座. 現代思想, 40: 116-125, 2012.
4) アーロン・アントノフスキー 著, 山崎喜比古ほか 監訳, 健康の謎を解く—ストレス対処と健康保持のメカニズム, 有信堂, 2008.
5) 森下直貴, 健康への欲望と〈安らぎ〉—ウェルビカミングの哲学, 青木書店, 2003.

# 7 病院中心の医療から地域包括ケアへ
## —チーム医療・地域保健医療と薬剤師

　病院中心の医療から地域包括ケアシステムへと日本の医療はいま大きく転換しています．地域包括ケアシステムとは，「重度な要介護状態となっても住み慣れた地域で自分らしい暮らしを人生の最後まで続けることができるよう，住まい・医療・介護・予防・生活支援が一体的に提供される」システムのことです[1]．このシステムの構築が2011（平成23）年の介護保険法改正で，超高齢社会を迎えた日本の保健医療福祉政策の目標に掲げられました．国は高齢者の増加などによる医療費増大に危機感を抱き，それを抑制するために地域包括ケアシステムへの転換を強力に推し進めていると理解している人もいます．しかし，「高齢者が増えて医療費が増えたから，それを抑制するために地域包括ケアシステムだ」という理解は一面的です．地域包括ケアの理念が打ち出された背景には，もっと深い歴史的な構造的変化があります．

　「病気になったら病院に行き，医者に治してもらう」というのが，これまでの人々の一般的考えでした．その結果，日本では，死亡者の約8割が病院死という状況になりました．これは医療や病院の体制整備を推進してきた施策によるだけではなく，患者や市民の側が，病気になったら医者や病院が治してくれるという認識をもつようになったことにもよります．病院への期待の高まりを，医学と病院の歴史の展開のなかで振り返り，次に，治療医学の限界がもたらす医療の構造的転換について考えてみます．

## 1 西洋の病院の歴史

　ヨーロッパの病院の歴史は非常に古く，古代ギリシャのコス島には，医神アスクレピオスをまつった神域アスクレピエイオンの遺跡の中に，紀元前600年頃からピタゴラス学派が医療活動を行った病院の跡が発掘されています．

　キリスト教の時代になると，病や貧困に苦しむ者をケアする慈善（ラテン語：charitas<sub>カリタス</sub>，英：charity）がキリスト者の重要な務めとなりました．中世ヨーロッパでは，キリスト教の慈愛に基づいて，巡礼者や旅人を宿泊させ，極貧者や孤児，高齢者（特に寡婦），障害や慢性疾患を抱えた人々などに治療を施す施設（ラテン語：hospitium 客室，宿，hospitālis もてなしのよい）が，教会や修道院に付置されました．修道士や修道女が貧しい病者に安心して休める場所を提供し，薬効も期待できる食事を与えて疲れと飢えを癒し，体力を回復させました．修道院医学のなかで薬草についての豊富な知識が蓄積され，それは今日の薬学の基礎となりました．修道女たちは今日の薬剤師の役割も果たしていました．しかし，修道院医学は近代以降の医学と比べて，疾病を治療する機能はまだ小さく，心身のケアをして，体力を回復させ，自然治癒力に期待しました[2~8]．

19世紀の初め頃から，近代科学の発展を基盤にして，西洋医学は治療力を発揮し始めます．病院は困窮し病める者を保護しケアする施設から，病人を収容して治療を集中的に行う施設へと変化します．同時に病院は，医学薬学を実地で学ぶ臨床研修の場としての役割も果たすようになります．19世紀初頭の医学は「病院の医学 hospital medicine」とよばれ，現代の病院医療へと発展していきます[9〜12]．

## 2 日本：西洋医学薬学への転換と近代病院の創設

　西洋に成立した近代の病院医学は，江戸時代の末期に日本に初めて導入されました．オランダの軍医，ポンペ・ファン・メールデルフォールト（Johannes Lijdius Catharinus Pompe van Meerdervoort，1829-1908）が1861年に長崎の小島に開院した小島養生所が，純西洋式の近代病院の始まりです（**図2-13**）．

図2-13

### 日本における西洋医学と近代病院

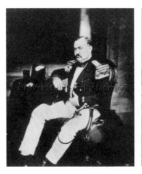

19世紀に成立した西洋近代医学教育と病院を日本に初めて導入した**ポンペ・ファン・メールデルフォールト**．
日本滞在1857-1862年）

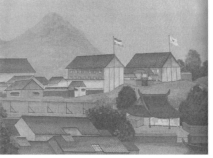

長崎の小島養生所
1861年開院

長崎大学より許可を得て掲載

　その後，江戸・東京や横浜，大阪，静岡など，全国各地に次々と西洋式の近代病院が設立され，明治末に病院数は2,500以上になりました[13]．20世紀は高度な設備を整えた大規模な病院が続々と建設され，現在（2018年），病院数は15,000以上にのぼります．20世紀は「病院の世紀」であり，医療サービスを受ける側にも，病院に行けば病気を治してもらえるという「病院信仰」が強まりました．

# 3 治療医学の限界がもたらす医療の構造的転換

　ところが，21世紀の今，医療が病院だけで完結する時代が終わり，地域包括ケアの時代だといわれています．このことはしかし，病院医療の終わりを意味するのではありません．むしろ病院は地域包括ケアシステムの一環として位置づけ直され，力を発揮することが期待されています．この構造的転換を以下の3つの関係に沿って捉えてみます[14]．

> ① 医療の目標が変わる：医療観の変化
> ② 医療者と患者の関係が変わる：患者側（本人および家族）の心構えも変化
> ③ 地域包括ケアシステムのなかで，担い手のあり方が変わる：多職種連携への転換

## ■ 医療の目標が変わる：医療観の変化

　現代医療のなかで，疾病構造が感染症から生活習慣病へと転換したと一般に捉えられています．しかしこの捉え方は必ずしも正確ではありません．公衆衛生の発展と医学薬学の進歩によって，かつて大量死をもたらしたさまざまな疫病に近現代医療が打ち勝ってきたのは確かです．ですが，感染症を完全に克服したとは言い切れません．2020年から世界を震撼させた新型コロナウイルス・パンデミック（第5章1節）がそのことを如実に示しています．むしろ次のように捉えるべきでしょう．

　医療薬学が未発達の時代では，いったん発症すると，簡単に命を落とさざるをえませんでした．医療薬学の発展，特に効果の高い治療薬や高度な外科手術などによって病気を食い止めることができるようになり，助からない命が助かるようになりました．しかし，医療の力で病状の悪化を抑え，いったんは落ち着いた場合でも，問題が全面的に解決するとは限りません．その後も病気がゆっくり進行するケースも多いです．仮にその疾患は克服できても，また別の疾患に見舞われることもあり，そのような経過をたどりながら，人は最期へと近づいていきます．最後は，すべての人が致死率100％の病気か老衰によって命を落とします[15]．つまり，治療医学の発展によって人は簡単に死ななくなり，一度かかると完全には治癒しない慢性疾患や加齢に伴う障害を抱えながら長生きすることが一般化しました[14]．

　疾患やそれに伴う障害を抱えながら最期へ向かっていくプロセスでは，医師による治療には限界があります．「病院の世紀」では，治療に対する大きな社会的期待に応える形で医療供給システムが編成されてきました．それゆえ，治療に対する社会的評価が他の手段に比べて低下していけば，患者を効果的に治療することをめざす治療型の病院医療システムは変わることになります[14]．

　治療医学では，病気を治せるか治せないかが患者のその後の人生を決めます．治療の有用性が他の一切の価値に優先します．これに対して，完全には治癒せずゆっくり進行する慢性疾患や老化に伴う機能低下や障害を抱えながら長生きするという状況では，治療以外のアプローチが相対的に重要となります．治療以外のアプローチとは，治癒はで

きなくても，高齢者の生活を支え，生活の質（QOL）を維持・向上させることです．生活の質の向上と治療という2つがともに慢性疾患の患者や高齢者の生活を支えます[14]．治癒を目標とする「治す医療」から「治し支える医療」へと医療の目標が転換します．

第2章6節でみた新しい健康概念を理解し，たとえ疾患があっても，さまざまな薬や補装具や機器，医療や介護の力などを支えにして，症状を和らげ（緩和），生活の質（QOL）を維持・向上させて前向きに生きる力．それを支えるのが医療・ケアの役割となります．

### ▌医療者と患者の関係が変化する：患者側（本人および家族）の心構えも変化

病気を治すという狭い意味での治療であれば，医師が医学的適応を判断し，具体的には関連学会の治療ガイドラインなどに基づいて，治療方針が自ずと導かれます．しかし生活の質の向上や充実というケアの目標が掲げられると，それへの対応は人それぞれ異なります．本人らしい生き方を支える個別化されたケアという視点が重要になります[14]．

「自分らしい生き方」と言っても，それをすべての人が明確に自覚しているとは限りません．具体的な治療，例えば疾患を根本的に克服する見通しのある薬の処方についてのインフォームド・コンセントでは，さほど悩む必要もなく医師の提案に同意できるでしょう．これに対して，慢性疾患や高齢者や人生の最終段階に対する医療では，問題をスッキリ解決できない場合も多く，治療そのものが生活全般にさまざまな支障をもたらすこともしばしばあります．そのような難しい状況に直面した時，具体的な臨床的措置に同意するかしないかの判断は，今後の人生をどのように過ごしたいかによって左右されます．場合によっては長期に及ぶ療養生活の時間的継続のなかで，「自分にとって何が大切なのか」を根本から問うことにもなります．アドバンス・ケア・プランニングで患者の価値観について話し合いましょうと言われるのは，そのような理由があるからです（第2章1節）．

患者自らが「どのような生き方をしたいのか」を自分自身に問いかけ，医療者・介護者，家族などとの話し合いのなかで，医療ケアの方針を見いだしていくことになります．

「病気になったら病院へ行って治してもらう」という単純な発想をやめることが患者側にも求められます．病気は治らないことも多く，病気を抱えながら今後どうやって生きていくかを考えなければなりません．どのような生活を望むのか？　良い生活の質とは何か？　最後の生をどう生きるのか？　第2章6節でみた健康についての新しい理解に立って，患者自らが問い，相談することが必要です．ケアする者には，患者本人に寄り添って，本人の思いを聴く姿勢が求められます．

### ▌地域包括ケアシステムのなかで，担い手のあり方が変わる：多職種連携への転換

治療以外のアプローチの相対的な重要性が高まると，医師と他の医療者や介護者との関係の構造が変化します．医師の権威が患者に対して相対化するだけではなく，他の多様な職種に対しても相対化します[14]．一例をあげてみましょう．大井玄医師（公衆衛生学，老年医学）は次のような体験を語っています[16]．

往診のとき，病人〔認知症の女性〕はかならず「だるい」と訴えた．そういうときに訪問マッサージ師がやって来ると，いかにも気持ちよさそうに揉まれている．私はマッサージの鮮やかな手つきを見て，医者の無力を感じるのだった．

（大井 玄『病から詩がうまれる―看取り医がみた幸せと悲哀』，2014年）

「だるい」と訴える認知症の高齢者に効く特効薬はないでしょう．医師がやれることは限られています．ここではマッサージが状況の改善に役立ちましたが，それ以外にも，リハビリテーションや音楽療法や傾聴などさまざまな対応が「だるい」という状況や本人の気持ちを改善する可能性があります．医療・介護のさまざまな職種はそのために働いています．

医療自体がすでにかなり前から多様な専門職によって分業化されていますが，日本の法律では，医師以外の医療職が「医師の指示のもとに」活動するよう義務づけられ，医師を頂点とする階層構造が成立してきました．狭い意味での治療では，医師が大きな責任を負わなければなりませんが，包括ケアにおいては，介護職も含めてさまざまな専門職による「多職種連携（multidisciplinary collaboration）」や地域住民のネットワークが重要です．こうして医師を頂点とする医療職・介護職の階層構造は多職種連携に取って代わられます[14]．

薬の専門家である薬剤師は，例えば複数の疾患を抱え，薬剤を服用している患者の服薬を一元的に管理し，多剤服用による副作用（ポリファーマシー）を避け医薬品の効果を高めるために専門的技能を生かすことが期待されています．それだけではなく，リハビリテーションや生活支援，心のケアなど多職種が行うさまざまなアプローチが全体として患者の生活の質を高めます．薬物療法はそれらの多様な複合療法の一環のなかにあるという視点が大切です．他の職種の仕事の内容を理解し，相互に連携していくことが一層求められています（**図2-14**）．

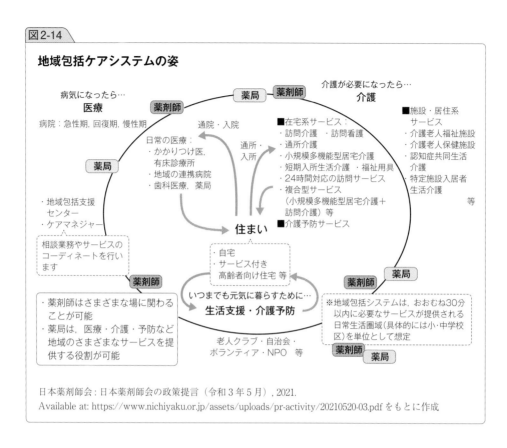

図2-14

## 地域包括ケアシステムの姿

病気になったら…
**医療**
病院：急性期，回復期，慢性期

介護が必要になったら…
**介護**

薬局　薬剤師

薬剤師

通院・入院

日常の医療：
・かかりつけ医，
有床診療所
・地域の連携病院
・歯科医療，薬局

薬局

通所・入所

■在宅系サービス：
・訪問介護　・訪問看護
・通所介護
・小規模多機能型居宅介護
・短期入所生活介護　・福祉用具
・24時間対応の訪問サービス
・複合型サービス
（小規模多機能型居宅介護＋
訪問介護）等
■介護予防サービス

■施設・居住系
サービス
・介護老人福祉施設
・介護老人保健施設
・認知症共同生活
介護
・特定施設入居者
生活介護
　　　　等

・地域包括支援
センター
・ケアマネジャー

相談業務やサービスの
コーディネートを行い
ます

**住まい**

・自宅
・サービス付き
高齢者向け住宅 等

薬剤師　薬局

薬剤師

・薬剤師はさまざまな場に関わる
ことが可能
・薬局は，医療・介護・予防など
地域のさまざまなサービスを提
供する役割が可能

いつまでも元気に暮らすために…
**生活支援・介護予防**

※地域包括システムは，おおむね30分
以内に必要なサービスが提供される
日常生活圏域（具体的には小・中学校
区）を単位として想定

老人クラブ・自治会・
ボランティア・NPO　等

薬剤師　薬局

日本薬剤師会：日本薬剤師会の政策提言（令和3年5月），2021.
Available at: https://www.nichiyaku.or.jp/assets/uploads/pr-activity/20210520-03.pdf をもとに作成

これまで述べた構造的な転換をまとめると**表2-6**のようになります．

表2-6

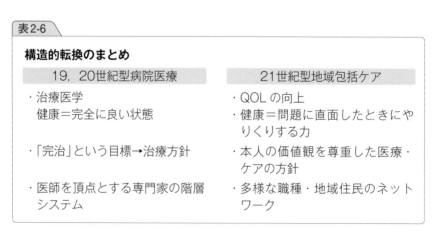

## 構造的転換のまとめ

| 19，20世紀型病院医療 | 21世紀型地域包括ケア |
| --- | --- |
| ・治療医学<br>健康＝完全に良い状態 | ・QOLの向上<br>・健康＝問題に直面したときにやりくりする力 |
| ・「完治」という目標→治療方針 | ・本人の価値観を尊重した医療・ケアの方針 |
| ・医師を頂点とする専門家の階層システム | ・多様な職種・地域住民のネットワーク |

### さらに学びを深めるために

・松田 純：なぜいま地域包括ケアか――病院医療の歴史的転換．In: 生命倫理・生命法研究資料集，V巻，pp81-94，芝浦工業大学，2020. Available at: http://life-care.hss.shizuoka.ac.jp/

## ■文献

1) 厚生労働省：地域包括ケアシステム，Webpage URL: https://www.mhlw.go.jp/stf/seisakunitsuite/bunya/hukushi_kaigo/kaigo_koureisha/chiiki-houkatsu/

2) 奥田 潤：修道院の薬局とバグダッドの世界最初の薬局 5〜12世紀／754年頃. In: 湯之上 隆ほか 編，くすりの小箱―薬と医療の文化史，p13, 南山堂，2011.

3) ジュヌヴィエーヴ・グザイエ 著，久木田直江 監，柴田里芽 訳，ひみつの薬箱―中世装飾写本で巡る薬草の旅，グラフィック社，2019.

4) 佐々木 巌，サレルノ養生訓―地中海式ダイエットの法則，柴田書店，2001.

5) ペーター・ゼーヴァルト 編，ルーツィア・グラーン 著，島田道子 訳，修道院の医術―心身ともに健やかに生きるための12章，創元社，2011.

6) マイヤー・シュタイネックほか 著，小川鼎三 監訳，図説 医学史，p104, 186, 朝倉書店，2001.

7) 児玉善仁，「病気」の誕生，平凡社，1998.

8) Rosen G: The Hospital: Historical Sociology of a Community Institution. In: Freidson E, ed, *Hospital in Modern Society*, p31, Free Press, 1963.

9) アーウィン・H・アッカークネヒト 著，舘野之男 訳，パリ，病院医学の誕生―革命暦第三年から二月革命へ，p12, 35, みすず書房，2012.

10) グンター・B・リサ 著，板井孝壱郎 訳，病院の歴史（近代）. In: 生命倫理百科事典翻訳刊行委員会 編，生命倫理百科事典，pp2550-2555, 丸善出版，2007.

11) ヴォルフガング・エッカルト 著，今井道夫ほか 監訳，医学の歴史，p217, 東信堂，2014.

12) ウィリアム・バイナム 著，鈴木晃仁ほか 訳，医学の歴史，pp25-87, 丸善出版，2015.

13) 福永 肇，日本病院史，ピラールプレス，2014.

14) 猪飼周平，病院の世紀の理論，有斐閣，2010. 参照

15) 中島 孝：尊厳死論を超える：緩和ケア，難病ケアの視座. 現代思想. 40: 116-125, 2012.

16) 大井 玄，病から詩がうまれる―看取り医がみた幸せと悲哀，朝日新聞出版，2014.

# 8 人間としての尊厳

## 1) 医療のなかで重視される「人間の尊厳」とその背景

現行の薬学教育モデル・コアカリキュラム(2013年)には「生命の尊厳」という言葉はありますが,「患者の尊厳」や「人間の尊厳」という言葉はありません. これに対して,日本薬剤師会の薬剤師行動規範(2018年)には,「人間としての尊厳」「個人の尊重」「個人の生命, 尊厳及び権利」「患者の尊厳と自主性」などの表現が多く用いられています. 薬剤師行動規範の解説では, こう述べられています.

> **薬剤師行動規範・解説**
> 薬剤師は, 薬剤師法の定めにより国から付託される資格であり, 高い職能に支えられた医療実践を通じて, **人間としての尊厳**の維持と健康で幸福な生活の享受を希求する人々の願いの実現に貢献することを使命としている.

人間としての尊厳を守ることが薬剤師の使命であることを明確にうたっています. こうした表現は他の専門職の倫理綱領(例えば, 日本看護協会「看護職の倫理綱領」2021年)や, 行政指針(例えば, 文部科学省・厚生労働省・経済産業省「人を対象とする生命科学・医学系研究に関する倫理指針」2021年)などにもみられます. これらは日本国憲法や医療法などにみられる次の表現を踏まえていると思われます.

> **日本国憲法**
> 第13条 すべて国民は, **個人として尊重される**. 生命, 自由及び幸福追求に対する国民の権利については, 公共の福祉に反しない限り, 立法その他の国政の上で, 最大の尊重を必要とする.
>
> **医療法**
> 第1条の二 医療は, **生命の尊重と個人の尊厳の保持**を旨とし, 医師, 歯科医師, **薬剤師**, 看護師その他の医療の担い手と医療を受ける者との信頼関係に基づき, 及び医療を受ける者の心身の状況に応じて行われる……

医薬品に関わる薬剤師や研究者にとって, 医療のなかで「個人の尊厳」を保持するとはどういう意味かを理解することが必要です. そのためには, 国際連合憲章(1945年)でうたわれた「人間の尊厳」という考え方を理解することが前提となります. 日本が「人間

の尊厳」という概念を公式に受け入れたのは，国際連合への加盟（1956年）と関係します．国際連合憲章の前文は次の言葉で始まります．

---

**国際連合憲章**

われら連合国の人民は，われらの一生のうちに二度まで言語に絶する悲哀を人類に与えた戦争の惨害から将来の世代を救い，基本的人権と**人間の尊厳及び価値**と男女及び大小各国の同権とに関する信念をあらためて確認し，……

---

20世紀は「戦争の世紀」といわれます．二度の世界大戦は戦闘によるおびただしい数の犠牲者を生んだだけではありません．戦闘以外のさまざまな場面でも，人間性を奪う差別や数々の蛮行が行われました．人類は悲惨な大戦の教訓から学び，すべての人間が人間としての尊厳と価値を等しくもつことを再確認しました．

1948年に国連総会で採択された「世界人権宣言」は前文と第一条でこううたっています．

---

**世界人権宣言**

人類社会のすべての構成員の固有の**尊厳**と**平等**で**譲ることのできない権利**とを承認することは，世界における自由，正義および平和の基礎であるので……国際連合の諸国民は，国際連合憲章において，**基本的人権**，**人間の尊厳および価値**ならびに**男女の同権**についての信念を再確認し，かつ，一層大きな自由のうちで社会的進歩と生活水準の向上とを促進することを決意した……

第一条　すべての人間は，生れながらにして自由であり，かつ，**尊厳**と権利とについて平等である．……

---

日本はサンフランシスコ講和条約（1952年発効）で国際連合への加盟を申請し，世界人権宣言の原則を遵守していくことを世界に約束しました．

日本国憲法にも「すべて国民は，個人として尊重される」（第13条），「個人の尊厳」（第24条）などの表現がみられます（「個人として尊重」と「個人の尊厳」はほぼ同じ意味合いで解釈されています）．そのため日本の法令のなかにも「尊厳」という語が多く用いられています．尊厳という語が入った法令は2022年現在43件あります．各法律のテーマに合わせて，「個人としてその尊厳」「高齢者の尊厳」「児童等の尊厳」「障害者の尊厳」「がん患者が尊厳を保持し」「難病の患者が……尊厳を保持し」などの表現が多く用いられています．

# 2 人間としての尊厳の意味内容

　医療に関わる法令や医療職の倫理綱領などでも，患者の「尊厳」を守ることの重要性が強調されています．そのため臨床の場で患者の尊厳について言及されることもあります．しかしそのような場合でも，「尊厳」がいったい何を意味しているのか必ずしも明確でないまま，なんとなく使っている場合もあります．辞書的な「尊厳」は「尊く厳かなこと，またはそのさま」とされています．「尊厳」という言葉には重々しい響きがあるため，この言葉を使うと，異論を差し挟む余地がなくなり，議論がそこでストップすることもしばしばあります．現在使われている尊厳の意味内容を明らかにすることが必要です．

　「人間の尊厳」を肯定的に定義するのは意外と難しく，むしろ尊厳が侵害された状態はどういう状態かを考える方がわかりやすいので，人間の尊厳が侵害されている状況から考えてみましょう．それは次のような状況です[1]．

---

1　他者からひどく貶められたり物笑いの種にされる状況
2　他者から，意思を無視され，行為の自由や決定の自由を奪われる状況
3　いわれのない苦境に置かれているのに，他者に援助を求めても拒絶される状況
4　身体的および精神的苦痛の状態にわざと長くさらされる状況
5　本人の承諾もなしに，本人とは無関係な目的のために完全な道具として扱われ傷つけられる状況

---

　こうした状況が「尊厳が傷つけられた状況」と言えます．それゆえ，その人が人間らしく扱われるためには，次のようなさまざまな権利が保障される必要があります[2]．

---

1　軽蔑や侮蔑によって尊厳（自尊心や名誉）が毀損されないという権利
2　自ら決定し行為できる自由の権利
3　自分に落ち度がないのに困窮した場合に周りから支援を受ける権利
4　苦痛から解放され，生活の質が最低限保障される権利
5　同意もないまま深刻な形で他者の目的のための手段として利用されない権利　など

---

　1は自尊心や名誉をいたく傷つけられる状況を想像すれば，「尊厳」という言葉が最も浮かびやすい場合です．これにはプライバシーが守られる権利も関係します．自分が秘密にしておきたいことを大衆の前に突然さらけ出された場合にも，尊厳がいたく傷つけられることになります．例えば，介護施設の個室に入る前にノックし，身体ケアや着替えの際にプライバシーに配慮し，尊厳を傷つけることがないようにしなければなりません．

　2の自由への権利にはさまざまな内容が含まれ，その範囲もさまざまです．これらの権利が少しでも実現していなければ人間の尊厳が侵害されるというものではありません．尊厳に関わる自由としては，例えば，最小限度の行為の自由の剥奪（必要がない場

合の身体拘束など)や，本人にとって重大な事柄(施設入所や胃ろうの造設など)を本人の意思を全く無視して一方的に決定することなどが考えられます．

　3の「支援を受ける権利」は人間らしい生活を保障するための社会権(生存権，教育を受ける権利，勤労の権利，労働基本権など)の保障を意味します．本格的には，20世紀に福祉国家の理想に基づいて特に社会・経済的な弱い立場の人たちを保護し，実質的平等を実現するために保障されるに至った基本的人権の内容です[3]．これには社会に参加する権利も含まれます．どの程度の暮らしぶりが人間の尊厳にふさわしい生活であるかは社会的状況にもよります．

　4の苦痛から解放される権利は医療において特に重要です．患者を苦痛の中にいつまでも放置することは，尊厳を尊重した対応とはいえません．疼痛緩和さらに全人的苦痛を和らげることは医療職にとって重要な任務です(第2章3節)．

　5について，他人をある目的のための手段として用いることがすべて人間の尊厳に反するわけではありません．私たちは相互依存の社会関係のなかに生きていて，他者の支援を手段として利用することがあります．カントは「人格のうちにある人間性を，常に同時に目的として取り扱い，けっして**単に手段としてのみ**取り扱わないように行為せよ」と述べました．このように人格への尊重を欠いて他人を**もっぱら**自己利益のために欺いて利用した場合などが，深刻な形で他者を道具として利用して尊厳を毀損した行為として非難されます．

　「人間の尊厳を守る」とは，「その人を人間として尊重すること」を意味します．専門職が実際にケアを担当する人を人間として尊重するとはどういうことかを常に考えて行動するようにしましょう．

　次に，こうした考え方の背景にあるヨーロッパの「人間の尊厳」という考えをみてみます．

# 3 ヨーロッパの「人間の尊厳」という言葉の歴史

　「人間の尊厳(human dignity)」はヨーロッパに起源がある言葉で，ヨーロッパの人間観の根底にある概念です．そこには次の2つの流れがあります．

---

① 古代ギリシャ・ローマの伝統に由来する「人間の尊厳(dignitas hominis)」
　ヘレニズム起源
② 旧約聖書の「神の像(imago Dei)」
　ヘブライズム起源

---

　①は理性の働きとそれに基づく道徳的な気高さに人間の価値と尊厳を求める**知性的**な伝統です．②は人間は神に似せて造られ「神の像」を宿しているがゆえに尊いとする**宗教的**伝統です．両者はもともとは本質的に異質な概念でした．しかし中世以降，この2つの概念は複雑な歴史を経て，現代の尊厳概念へとつながっています[4]．現在の「人間

の尊厳」概念に直接影響を与えているのは，ルネサンスのヒューマニズム（人間性の肯定）とカントの道徳哲学です．

　ルネサンス期に「人間の尊厳」は次第に現代の意味合いに近づいてきます．中世のキリスト教文化が人間の罪深さと悲惨さを強調したのに対して，ルネサンスのヒューマニズム（人文主義）は，人間の身体と精神を肯定的に捉え直し，人間の優越性，尊厳，自由を強調するようになりました[6]．

　「人間の尊厳」論は長くキリスト教の神学論争の枠内にありましたが，カントの哲学によって宗教的な枠組みを脱して世俗化され，現代的な意味をもつようになりました．カントは，人格としてみた人間，すなわち道徳の**主体である人間**は，何かの目的のための手段として評価されてはならず，「**目的そのものとして尊重されなければならない**」と述べました[7]．人間は物のように「価格」をもつのではなく，「価値，**尊厳**」をもつという考えです．

　カントが人間の尊厳をこのように捉え直したことによって，人間の尊厳は宗教的な枠組みを脱して，一般社会が受け入れ可能な世俗的なものとなりました．今日，国際連合憲章や世界人権宣言，各国の憲法などでうたわれている「人間の尊厳」は，カント的に世俗化された意味で用いられています．

　このような長い歴史を経て，現在，「人間の尊厳」は次のように理解されるに至っています[8]．

人間は
　①知性（理性）をもち
　②自己をたえず変革し向上していく創造性をもち
　③道徳的な自律的な主体であるがゆえに，
　尊厳に値する．それゆえ
人間を物のように手段化してのみ扱ってはならない．
すべての人間を自律的な人格主体として尊重しなければならない．

　人間の尊厳は人間である限り誰もが等しく有しているものという大前提があります．ここから，人間として誰もが差別されることがないこと（平等主義，反差別，公正などの原則）が導かれます．

# 4 「生命の尊厳」という言葉

　「生命の尊厳」という語は多くの場合，人間の生命の尊厳の意味で使われています．その人を単なるモノとしてではなく主体的な人格として尊重することのなかには，その人の意思を無視して命を奪ってはならないことが含まれます．それゆえ，人間の身体や生命を尊重することは，人間の尊厳の意味内容に含まれると考えてよいでしょう．

他方，「生命の尊厳」にはこれとは別の次の2つの意味合いもあります.

①　人間の生命の尊さを意味する場合でも，宗教的なものを背景にしている場合

②　人間の生命に限定せず，生きとし生けるあらゆるものを尊いとする考え

　①宗教的な背景としては，例えばローマカトリックの教義があります. 人間は神によって創造されたものであるから，人間の生命は神聖で不可侵である. それゆえ，人間の命を勝手に毀損することは神自身の神聖性を侵すことであるという考えです. こうした生命観から，自殺，安楽死，中絶などは神が有する絶対的主権を侵すものであるとして非難されます[9]. この宗教的立場での「生命の尊厳」の原語はdignity of life（生命の尊厳）ではなく，sanctity of life（生命の神聖性）です.

　②キリスト教の教えによれば，人間は神の姿に似せて作られた特別なものであり，人間以外の被造物（動植物など）に対して卓越したものであり，圧倒的に偉大なものです. このような人間と他の生き物とを隔絶する自然観・生命観に対して，「生きとし生けるものの尊厳」という考えは，その対極に立つものです. 「生命の尊厳」の「いのち」は，人間の命だけではなく，生きとし生けるすべてのものを包含します. 東アジアや日本古来の自然観・生命観はこちらの方が優勢と言えます. それゆえ，日本人には「人間の尊厳」という言葉よりも，「いのちの尊厳」の方が感覚的にしっくりくるという面もあります. ただし，西洋にもそれに近い考えがあり，例えばアルベルト・シュヴァイツァー（Albert Schweitzer, 1875-1965）の「生命への畏敬」という考えがあげられます[10]. この考えを推し進めると，小動物や微生物も含めて生きとし生けるありとあらゆる命を奪ってはならないという極端な考えになります. これでは病原菌を克服する感染症治療や動物実験などが一切できなくなり，現実の人間生活は成り立ちません.

　「生命の尊厳」という言葉にはこうした面も含まれます. 医薬品に関わる専門職としては，日本国憲法，医療法，薬剤師行動規範などでうたわれている「人間の尊厳」という概念の意味をよく理解することが重要です.

---

**さらに学びを深めるために**

・金子晴勇，ヨーロッパの人間像—「神の像」と「人間の尊厳」の思想史的研究，知泉書館，2002.

・スウェーデン社会庁 原著，二文字理明 訳，人間としての尊厳—ノーマライゼーションの原点・知的障害者とどうつきあうか，第2版，現代書館，2020.

・ディーター・ビルンバッハー：生命倫理における人間の尊厳. In：加藤泰史 編，尊厳概念のダイナミズム—哲学・応用倫理学論集，法政大学出版局，2017.

## ■文 献

1) Birnbacher D: Menschenwürde-abwägbar oder unabwägbar? In: Kettner M, ed, *Biomedizin und Menschenwürde*, pp249-271, Frankfurt a. M., 2004. ディーター・ビルンバッハー：生命倫理における人間の尊厳. In: 加藤泰史 編, 尊厳概念のダイナミズム—哲学・応用倫理学論集, pp190-196, 法政大学出版局, 2017. の解説部分もこれを参照した.

2) Birnbacher D, *Bioethik zwischen Natur und Interesse*, Frankfurt a. M., 2006. ディーター・ビルンバッハー：人造人間は人間の尊厳への脅威となるか？. In: ディーター・ビルンバッハー 著, 加藤泰史ほか 監訳, 生命倫理学—自然と利害関心の間, 法政大学出版局, 2018.

3) 芦部信喜 著, 高橋和之 補訂, 憲法 第6版, 岩波書店, 2018.

4) 金子晴勇, ヨーロッパの人間像—「神の像」と「人間の尊厳」の思想史的研究, 知泉書館, 2002.

5) ジャンノッツォ・マネッティ（1396-1459）人間の尊厳と優越について, In: 佐藤三夫, イタリア・ルネサンスにおける人間の尊厳, pp180-201, 有信堂高文社, 1981.

6) 近藤恒一：近代ヒューマニズムの人間観. In: 金子晴勇 編, 人間学—その歴史と射程, 創文社, 1995.

7) イマニュエル・カント：人倫の形而上学. In: 野田又夫 訳, 世界の名著39 カント, 中央公論社, p595, 1972.

8) クルツ・バイエルツ：人間の尊厳という理念. In: ルートヴィヒ・ジープほか 編, ドイツ応用倫理学の現在, ナカニシヤ出版, 2002.

9) 教皇ヨハネ・パウロ二世, 回勅 いのちの福音, p121, カトリック中央協議会, 2008.

10) アルベルト・シュヴァイツァー, シュヴァイツァー著作集, 第7巻, 文化と倫理, pp309-337, 白水社, 1957.

# 第3章

# 医療の進歩に伴う倫理的問題

## 薬学教育モデル・コアカリキュラムとの対応

### A-(2) 薬剤師に求められる倫理観

▶ GIO：倫理的問題に配慮して主体的に行動するために，生命・医療に係る倫理観を身につけ，医療の担い手としての感性を養う．

①生命倫理 ➡第3章-1. 生殖補助医療の倫理的・法的問題
 3. 生と死に関わる倫理的問題について討議し，自らの考えを述べる．
 4. 科学技術の進歩，社会情勢の変化に伴う生命観の変遷について概説できる．
②医療倫理 ➡第3章-1. 生殖補助医療の倫理的・法的問題，第3章-2. 生命科学・技術と情報工学の倫理問題
 3. 医療の進歩に伴う倫理的問題について説明できる．
③患者の権利 ➡第3章-2. 生命科学・技術と情報工学の倫理問題
 4. 知り得た情報の守秘義務と患者等への情報提供の重要性を理解し，適切な取扱いができる．

### A-(5) 自己研鑽と次世代を担う人材の育成

▶ GIO：生涯にわたって自ら学ぶことの必要性・重要性を理解し，修得した知識・技能・態度を確実に次世代へ継承する意欲と行動力を身につける．

①学習の在り方 ➡第3章-2. 生命科学・技術と情報工学の倫理問題
 5. インターネット上の情報が持つ意味・特徴を知り，情報倫理，情報セキュリティに配慮して活用できる．

### E2-(8) バイオ・細胞医薬品とゲノム情報

▶ GIO：医薬品としてのタンパク質，遺伝子，細胞を適正に利用するために，それらを用いる治療に関する基本的知識を修得し，倫理的態度を身につける．併せて，ゲノム情報の利用に関する基本的事項を修得する．

②遺伝子治療 ➡第3章-2. 生命科学・技術と情報工学の倫理問題
 1. 遺伝子治療の原理，方法と手順，現状，および倫理的問題点を概説できる．
③細胞，組織を利用した移植医療 ➡第3章-2. 生命科学・技術と情報工学の倫理問題
 1. 移植医療の原理，方法と手順，現状およびゲノム情報の取り扱いに関する倫理的問題点を概説できる．

### E3-(2) 患者情報

▶ GIO：患者からの情報の収集，評価に必要な基本的事項を修得する．

②収集・評価・管理 ➡第3章-2. 生命科学・技術と情報工学の倫理問題
 4. 患者情報の取扱いにおける守秘義務と管理の重要性を説明できる．

### E3-(3) 個別化医療

▶ GIO：薬物治療の個別化に関する基本的事項を修得する．

⑤個別化医療の計画・立案 ➡第3章-2. 生命科学・技術と情報工学の倫理問題
 1. 個別の患者情報（遺伝的素因，年齢的要因，臓器機能など）と医薬品情報をもとに，薬物治療を計画・立案できる．
 2. コンパニオン診断にもとづく薬物治療について，例を挙げて説明できる．

### F-(5) 地域の保健・医療・福祉への参画

▶ GIO：地域での保健・医療・福祉に積極的に貢献できるようになるために，在宅医療，地域保健，福祉，プライマリケア，セルフメディケーションの仕組みと意義を理解するとともに，これらの活動に参加することで，地域住民の健康の回復，維持，向上に関わることができる．

②地域保健（公衆衛生，学校薬剤師，啓発活動）への参画 ➡第3章-2. 生命科学・技術と情報工学の倫理問題
 1. 地域保健における薬剤師の役割と代表的な活動（薬物乱用防止，自殺防止，感染予防，アンチドーピング活動等）について説明できる．

### G-(2) 研究に必要な法規範と倫理

▶ GIO：自らが実施する研究に係る法令，指針を理解し，それらを遵守して研究に取り組む．

 2. 研究の実施，患者情報の取扱い等において配慮すべき事項について説明できる． ➡第3章-2. 生命科学・技術と情報工学の倫理問題

# 1 | 薬剤師と生殖補助医療

## 1 | 薬剤師との関わり

　次世代薬剤師指導者研修会で「性と避妊」が必須項目となっているように，これからの薬剤師には，性と妊娠・避妊，生殖補助医療などに関する見識は必須のものとなります．妊娠中禁忌の薬を飲んでしまった妊婦へのケア，小児やAYA世代（adolescent and young adult思春期・若年成人）のがん患者の妊孕性（生殖機能）温存（p.118），不妊治療で使われる黄体ホルモン製剤（プロゲステロン製剤）とその副作用の問題などはすでに現実の問題です．緊急避妊薬がオンライン診療で処方された場合や，今後，緊急避妊薬を薬局で購入できるようになった場合などには，性と避妊に関する十分な知識をもった薬剤師が，対面で患者に対応することが必要になります．薬の正しい使い方を理解し服薬指導することはもちろんですが，患者の心理的状況に寄り添った対応も求められます．同時に，性と生殖についての倫理的・法的・社会的問題についても理解していることが必要です．

　第3章-1では生殖補助医療と出生前検査の倫理的・法的問題を取り上げます．生殖補助医療技術（assisted reproductive technology；ART）は，妊娠を成立させるために卵子と精子や胚を体外で取り扱うことを含むすべての治療技術や方法を指します．将来，結婚や出産を希望している若い人たちにとっては，職業人としてだけではなく，自分自身の選択の問題でもあります．

### 増加を続ける「不妊」

　晩婚化・晩産化の影響もあって，日本人の夫婦やカップル（以下，カップルに統一）の約15％が不妊に悩んでいるといわれています．不妊治療を受けるカップルは増え続け，生殖補助技術で生まれる子どもは増えています．世界保健機関（WHO）の定義によれば，「不妊」とは，妊娠を試みても一年間妊娠できない場合のことをいいます．

　WHOによれば，男性にのみ不妊原因があるカップルが24％，女性にのみ不妊原因があるカップルが41％，男女ともに原因があるカップルが24％，原因不明が11％です．

### 負担の多い不妊治療，やめるにやめられない不妊治療

　不妊治療には一般に，身体的，時間的，精神的，経済的に大きな負担が伴います．特に女性に大きな負担になります．女性の生理周期に合わせて治療を行うため，タイミングが重要で，時間的な制約もあり，仕事との両立が困難になり，離職せざるを得ない人もいます．職場や社会で，不妊治療をする人への配慮も一部で始まっていますが，まだ

十分ではありません.

これまでは,不妊治療に公的医療保険が適用される場合は限られていたため,国と自治体による特定不妊治療費助成などの事業がなされてきましたが,2022年度から体外受精や顕微授精などにも公的医療保険が適用になりました.不妊治療には多額の費用がかかりますが,治療の成功率(子の誕生をもって初めて成功したと言える)は決して高くはありません.

身体的・精神的・経済的に大きな負担が伴う不妊治療ですが,開始する年齢が遅くなる傾向があり,何度も失敗をくり返し,高額の治療費を費やしながら,やめるにやめられない人もいます.こうした事態を,女性の生き方やカップルの選択として適切なのかを問うてみる必要もあります.

## 2 主な生殖補助医療技術

多数のARTが次々と登場してきています.すべてを網羅することはできませんが,主に次のようなARTがあります(**表3-1**).

---

**表3-1**

**主な ART**

**1 人工授精**
    提供精子による人工授精(donor insemination;DI)
    夫婦間人工授精(artificial insemination by husband;AIH)

**2 体外受精(*in vitro* fertilization;IVF)**
    顕微授精
    卵子提供
    精子・卵子・胚の凍結保存
    ミトコンドリア置換

**3 代理懐胎(出産)**
    人工授精型の代理懐胎
    体外受精型の代理懐胎

**4 子宮移植**

---

これらがもたらすさまざまな法的トラブルや倫理問題をみていくことにします.

# 2 人工授精の倫理的・法的問題

　人工授精とは，精子を女性の子宮に人工的な方法で送り込む方法で，次の2つに区別されます（**表3-2**）．

| 表3-2 |
| --- |
| **人工授精の種類**<br>① **提供精子による人工授精**（donor insemination；DI）：夫が無精子症などの場合に，夫以外の男性の精子を妻の子宮に送り込んで妊娠をめざす方法．<br>② **夫婦間人工授精**（artificial insemination by husband；AIH）：夫の精子を妻の子宮に送り込んで妊娠をめざす方法． |

　DIは，かつてAID（artificial insemination by donor非配偶者間人工授精）と呼ばれていましたが，AIDS（エイズ；acquired immunodeficiency syndrome後天性免疫不全症候群）とまぎらわしいため，近年DIと呼ばれるようになりました．
　DIには次のような倫理的・法的問題があります（**表3-3**）．

| 表3-3 |
| --- |
| **DIの倫理的・法的問題**<br>・精子提供者が子の生物学的な父で，育ての父と子は遺伝的なつながりがないため，子のアイデンティティに重大な影響を与えることがある．<br>・子が生物学的な父（精子を提供した男性）が誰かを知る権利（出自を知る権利）をめぐる問題を生じる．<br>・子を望むカップルの権利（幸福追求権）と生まれてくる子の幸せ，どちらを優先すべきか． |

## 1 DIと出自を知る権利

　DIの歴史は古く，18世紀にさかのぼりますが，盛んに行われるようになったのは第二次世界大戦直後からです．日本では慶應義塾大学医学部で1948年にDIが開始され，翌49年に最初のDI児が生まれました．それからすでに70年以上が経過し，これまでに1万人以上がDIによって誕生したと推計されています．1992年に男性不妊の治療に顕微授精（p.114）が導入されるようになって，DIの選択者は減少していますが，日本産科婦人科学会への登録では今も毎年100人前後のDI児が誕生しています．近年は，ドナー

不足もあってDIは減少しています. 2018年, 慶應義塾大学病院はドナーの確保が困難になったとして, 新規患者の受け付けを停止しました.

　精子が匿名で提供されてきたため, DIで生まれた子は遺伝上の父親を知ることができません. しかもDIで子をもうけた親のほとんどは, 子にDIで生まれたことを教えていません. しかし, 父親の病気や死, 離婚などをきっかけに, 子がその事実を知ることがあります. それが明らかになったとき, 子どもは大きなショックを受けます. これまで自分の父親だと信じてきた人が, ある日突然, 実は血がつながっていなかったという事実を突きつけられるからです. 「本当の父」という前提で長年暮らしてきたのに, それが「ウソ」だったことを知り, 両親に「だまされていた」と怒りの感情を抱く人もいます. これまでの何十年間の人生は何だったのかと思い, 「ウソの上に成り立っている人生」に呆然とします. 突然, 遺伝上の父親が不明になって, 自分のルーツの片方が一瞬で全部空白になり, 「宙に放り出されたような気分」, 「自分の人生が土台から崩れていくように感じた」とショックを語っている人もいます[1].

　また, 自分が人と人との関係の中で生まれてきたのではなく, 人(母)とモノ(ドナーから提供された精子)から作られた人造物, ロボットのような感じがすると心情を吐露している人もいます. 人工授精の技術は畜産の中で広く用いられてきました. これが人でも用いられるようになったのです. 家畜やペットのようにして生まれたという思いに悩み続け, DIは「人の尊厳を大切にしない技術」だと考えている人もいます[2].

　近年, DIで生まれた当事者が声を上げ始めたことにより, DIがもつ深刻な倫理問題が浮かび上がりました. これまで不妊治療は, 子が欲しいというカップルの強い願望と, それに応えようとする医学者・医師の研究と努力によって発展してきました. カップルが子をつくり家庭を築き幸福を追求する権利, 生殖の自己決定権(reproductive rights リプロダクティブ・ライツ:産む自由・産まない自由を自己選択できる権利)が国際的に重視されてきました. しかし同時に, 生まれてくる子の幸せという視点を忘れてはなりません. DIによって生まれた当事者が自己のアイデンティティの危機と苦悩を訴え始めたことにより, DIのあり方が見直されるようになりました. 倫理的な配慮の重心が, カップルの自己決定権・幸福追求権から, 生まれてくる子の幸せへと移動しました. 生まれてくる子はカップルの所有物ではなく, 独立した人格へと成長していく存在です. その人がある日突然, アイデンティティ(人格的同一性)の危機にさらされてはなりません. 子が自分の親が誰であるかを知る「出自を知る権利」は, 日本も批准している「児童の権利に関する条約(子どもの権利条約)」でこう定められています.

第7条　児童は, できる限り, その父母を知りかつその父母によって養育される権利を有する.

　こうした問題に早くから取り組んできた国もあります. スウェーデンは1984年に, DI児が生物学的な父を知る権利(出自を知る権利)を認めた人工授精法を世界で初めて

制定しました．DIで生まれた子が十分に成長した段階で，精子の提供者に関する情報を知る権利を保障しています．そのために，DIを行う病院は提供者に関する情報を特別な記録簿に記載して70年以上保存しなければなりません[3]．その後，ノルウェー，フィンランド，オーストリア，スイス，英国，オーストラリアのニューサウスウェールズ州，ヴィクトリア州，ウェスタンオーストラリア州，ニュージーランド[4]，ドイツなどでも類似する法律が制定されています．

　日本では，厚生科学審議会生殖補助医療部会が，提供精子により生まれた子が15歳以上になったら，精子の提供者に関する情報（氏名，住所など提供者を特定できる内容）を得られるようにし，そのための制度整備，特に法律の制定が必要であるとの提言を2003年にまとめました[5]．

　しかし，このための法整備はなかなか進まず，ようやく2020年12月に，「生殖補助医療の提供等及びこれにより出生した子の親子関係に関する民法の特例に関する法律」（生殖補助医療法）が成立しました．この法によって次の2点が確認されたにとどまりました．すなわち，①他人の卵子を用いて妊娠，出産した場合，出産した女性を母とすること，②妻が夫の同意を得て，他人の精子を用いて子どもを懐胎した場合，夫はその子が嫡出であることを否認できないこと，の2点です．①は卵子提供によって生まれた子を，遺伝的つながりがなくとも，生んだ女性の子とするものです．②はDI児が夫の嫡出子であることを法的に明確にしました．しかし，出自を知る子の権利など生殖補助医療技術がもたらすその他の重要な法的問題はすべて，おおむね2年を目処に検討するとして，「宿題」として残されました．

　日本産科婦人科学会は生殖補助医療法の制定によって，「精子・卵子・胚の提供等による生殖補助医療制度の運用は十分実現可能」となったとして，実際に運用するために必要な体制整備について，2021年6月に提案を行いました[6]．この提案も踏まえて，2022年3月，超党派の議員連盟が，精子・卵子の提供者情報を公的機関で100年間保存し，DIなどで生まれた子供の「出自を知る権利」を保障するための体制を整備する新たな法律の骨子案をまとめ，立法化を目指しています[7]．

## 2）死後生殖

　AIH（夫婦間人工授精）の場合は，カップルの精子・卵子を用いるため，実際の父親が遺伝的な父親でもあるので，DIのような出自をめぐる問題は生じません．しかし近年，夫の死後に，未亡人が夫の冷凍精子を用いて妊娠・出産したことが問題となりました．「死後生殖」といわれる問題です．2003年，松山地裁で審理された次のような案件があります．その概要はこうです[8,9]．

### 2003年松山地裁で審理された「死後生殖」

　40歳代の女性が医療機関に凍結保存していた夫の精子で体外受精し妊娠, 2001年5月に出産しました. 夫は1999年9月に病死しているので, 出産は夫の死後およそ1年9ヵ月になります. 体外受精を実施した医療施設には, 夫の死亡は告げられていませんでした.

　夫は, 1998年, 骨髄性白血病の治療で放射線照射を受ける前に自分の精子を冷凍保存しました. 夫は妻に対して, 自分が死亡するようなことがあっても, 妻が再婚しないのであれば, 自分の子を生んでほしいと話し, 自分の両親に対して, 自分に何かあった場合には, 保存精子を用いて妻が子を授かり, その子に家を継いでもらいたいとの意向を伝えていたそうです. 妻は夫の死亡後, 夫の遺志に従い, 夫の両親とも相談の上, 保存精子を用いた体外受精を行い, 妊娠・出産しました.

　妻は亡夫を父とする出生届を提出しましたが, 不受理となったため, 父親空欄のまま出生届を提出しました.

　その子どもが, 父親の死後認知を求めて地裁に提訴しました. 松山地裁で訴えが却下されたため, 控訴されました. 高松高裁は認知請求を認めましたが, 検察官がこの判決を不服として上告し, 最高裁判所の最終的な判断に委ねられました. 2006年9月最高裁判所は, 亡くなった夫の子であることを認めず, 子は非嫡出子となりました.

（保存された男性の精子を用いて当該男性の死亡後に行われた人工生殖により女性が懐胎し出産した子と当該男性との間における法律上の親子関係の形成の可否. 判例時報, 1952: 36-43, 2007. などから要約）

　夫の死亡後に夫の子を懐胎するということは自然の妊娠では起こり得ないことです. 精子の冷凍保存と人工授精の技術が, このことを可能にしました. 明治時代につくられたわが国の民法には, そのような事態は想定されていません. 最高裁判所は「子の福祉」も含めて多角的に検討した結果, 親子関係を認めるには, 新たな立法が必要であり, そのような立法がない以上, 死後懐胎子と死亡した父との間に法律上の親子関係は認められないと判示しました.

　精子を用いた死後生殖について, 世界的にみると, 生前の夫の同意がなくても亡夫の子と認める国, 生前の同意を条件に認める国, 一切認めず禁止する国があり, 対応は分かれます[4].

　そもそも死後生殖は倫理的に許されないのでしょうか? 元配偶者の同意がない場合は, 本人の意思を尊重するという自律尊重の原則に反するため許されないでしょう. この裁判例のように同意があった場合にはどうでしょうか. これを容認する根拠は, 夫の子を残したいという未亡人や夫の両親の願望であり, 最終的には女性の生殖に関する自己決定権, リプロダクティブ・ライツとなるでしょう.

けれども，生殖行動を行う側（親）の権利だけではなく，生まれてくる子の幸せや権利にも配慮しなければなりません．生まれてくる子に誕生の意思を聞くことはできません．しかし，生まれてくる子は果たしてこのような形での誕生を望んでいるかということが重要になるでしょう．自然の生殖ではあり得ない形での出産を選択するだけに，より一層大きな責任が問われるでしょう．この問題については第3章-1-5節（p.128）で再び考えてみます．

---

**Case Study** ┤ **考えてみよう！** ├

　DIは長年行われてきましたが，日本では2020年にこれを正式に認める法律が制定されました．もしあなたが，DIなら子を授かるかもしれないと言われたら，あなたはそれを選択しますか？　理由を含めて考えてみましょう．

　また，生まれてくる「子の福祉（幸せ）」のためにどのようなことが必要でしょうか？考えてみましょう．

---

### さらに学びを深めるために

・非配偶者間人工授精で生まれた人の自助グループほか 編著，AIDで生まれるということ，萬書房，2014.
・長沖暁子: 第4章 出自を知る権利. In: シリーズ生命倫理学編集委員会 編，生殖医療，第6巻，丸善出版，2012.

---

**■文献**

1) 非配偶者間人工授精で生まれた人の自助グループほか 編著，AIDで生まれるということ，p42，萬書房，2014.
2) 非配偶者間人工授精で生まれた人の自助グループほか 編著，AIDで生まれるということ，p81, 85，萬書房，2014.
3) 井上悠輔: 6 スウェーデン. In: 神里彩子ほか 編，生殖補助医療　生命倫理と法—基本資料集3, pp216-217, 信山社，2008.
4) 林 かおり: 海外における生殖補助医療法の現状—死後生殖，代理懐胎，子どもの出自を知る権利をめぐって. 外国の立法, 243: 99-136, 2010.
5) 厚生科学審議会生殖補助医療部会: 精子・卵子・胚の提供等による生殖補助医療制度の整備に関する報告書, 2003. Available at: https://www.mhlw.go.jp/shingi/2003/04/s0428-5a.html
6) 日本産科婦人科学会: 提供配偶子を用いる生殖医療に関する検討委員会，精子・卵子・胚の提供等による生殖補助医療制度の整備に関する提案書, 2021. Available at: https://www.jsog.or.jp/news/pdf/20210608_shuuchiirai.pdf
7) 毎日新聞: 提供者情報の100年保存が柱　生殖補助医療，新法たたき台が判明. 2022年3月6日.
8) 日本受精着床学会・倫理委員会: 凍結精子を用いた死後生殖についての見解, 2004. Available at: http://www.jsfi.jp/about/pdf/ethics20041101_01.pdf 参照
9) 保存された男性の精子を用いて当該男性の死亡後に行われた人工生殖により女性が懐胎し出産した子と当該男性との間における法律上の親子関係の形成の可否. 判例時報, 1952: 36-43, 2007.

# 3 体外受精，卵子提供の倫理的・法的問題

## 1 体外受精

　体外受精は，体内から取り出した卵子を体外で精子と受精させ，その受精卵を子宮に戻して着床を促す治療です（**図3-1左**）．1978年，英国で世界初の体外受精児，ルイーズ・ブラウンさん（Louise J Brown）が誕生しました．「試験管ベビー」とよばれ，世界に大きな衝撃を与えましたが，その後この技術は定着し，体外受精児は世界で800万人をはるかに上回るといわれています．2010年には，体外受精技術を開発したロバート・エドワーズ博士（Robert Geoffrey Edwards, 1925-2013）がノーベル生理学・医学賞を受賞しました．日本では，1983年に東北大学医学部附属病院（現東北大学病院）で国内初の体外受精児が誕生しました．体外受精は不妊治療の定番として普及し，2018年には，体外受精により過去最多の5万6,979人が誕生しました．同年に誕生した子の16人に1人の割合になります．

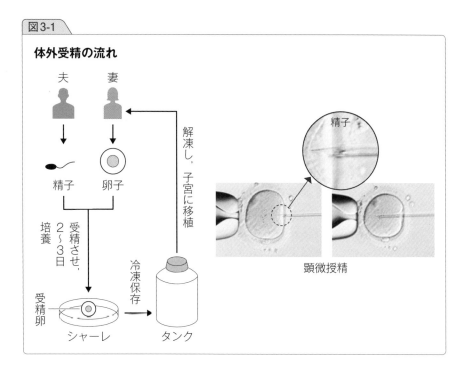

図3-1

**体外受精の流れ**

夫　　妻

解凍し，子宮に移植

精子　卵子

精子

培養

受精させ，2〜3日

冷凍保存

顕微授精

受精卵

シャーレ　　タンク

## 2 顕微授精

　顕微授精は，顕微鏡で拡大視しながら，1つの精子を細いガラス針の中に取り込み，これを卵子に注入して受精を促す方法です（**図3-1右**）．精子の数が少なかったり運動性に問題があって，通常の体外受精では受精が成立しにくい場合などに用いられます．顕微授精では，理論的には，精子が1つあれば，受精卵が得られる可能性があります．これにより，提供精子による人工授精（DI）の必要が減り，先にみたDIの倫理問題の回避につながります．

## 3 卵子提供

　体外受精では夫以外の第三者の精子を用いることだけではなく，妻以外の女性の卵子を用いることも技術的には可能です．晩産化で妊娠しづらくなった女性が，自分より若い女性から卵子を譲り受け，それを夫の精子で受精し，その受精卵を子宮に移植し妊娠するという方法も海外では広く行われています．

　日本産科婦人科学会は，体外受精を受ける者を法律上の夫婦に限定し，第三者からの精子や卵子の提供を認めていませんでした．* 学会のこの方針により国内での卵子提供の実施は困難であるため，米国やロシアなど海外に出向いて行う「卵子提供医療ツーリズム」が盛んに行われています．

　これに対して，日本生殖医学会は「法律やガイドラインで禁止しても，海外渡航して治療を受けることを規制することは困難」で，「規制の実効性」がないとして，「管理された形」で第三者の配偶子を用いる不妊治療を国内で整備することを提言しています[1]．日本生殖補助医療標準化機関（Japanese Institution for Standardizing Assisted Reproductive Technology；JISART）がそのための詳細なガイドライン（**表3-4**）[2]を策定して，実施しています．

　現在，SNSなどを通じて個人的に精子のやり取りが行われています．これには感染症や遺伝性疾患などのリスクが伴います．これに対して，安全性をチェックした上（⑤）での精子・卵子の提供の体制を整えようとするためのガイドラインです．生殖補助医療に関する法整備が十分になされていない状況のなかで，精子・卵子の提供を受けなければ妊娠できない夫婦（①）のために，出自を知る権利（⑧）などにも配慮したものとなっています．

---

*日本産科婦人科学会「体外受精・胚移植に関する見解」（1983年）．これに対し，日本不妊学会（現日本生殖医学会）は事実婚の不妊カップルに対する本人同士の生殖細胞を用いた治療を可能とするべきとの見解を表明しています（日本不妊学会：事実婚における本人同士の生殖細胞を用いた体外受精実施に関する日本不妊学会の見解，2006. Available at: http://www.jsrm.or.jp/guideline-statem/guideline_2006_01.html）．その後，日本産科婦人科学会は2020年12月，「生殖補助医療法」（p.110）の成立を受けて，第三者からの卵子提供を受ける生殖補助医療の実施に向けた検討を始めました．

表3-4

**精子・卵子の提供による非配偶者間体外受精に関する JISART ガイドライン 2020改訂版のポイント**

① 精子や卵子の提供を受ける体外受精は，そうしなければ妊娠できない法律上の夫婦に限る.

② 精子の提供者は20～54歳. 卵子の提供者は20～34歳.

③ 精子・卵子の提供が匿名で行われる場合：子の出自を知る権利に配慮する（⑧参照）.

④ 〔近親婚を避けるため〕同一の人から提供された精子・卵子による生殖補助医療を受けた人が出産した子の数は4人以内とする.

⑤ 提供される精子・卵子は，血清反応，各種の感染症の検査，2親等以内の家族および自分自身に重篤な遺伝性疾患などがないことを確認する.

⑥ 提供された精子・卵子およびそれから得られた胚の保存期間は最長5年とする. 保存期間を経過したもの，および，それ以前においても，提供者やその配偶者，被提供者から廃棄を希望する旨の書面による申し出があった場合，提供された精子，卵子，胚を廃棄する.

⑦ 精子または卵子の提供にかかる一切の金銭等の供与および受領は禁止される. ただし，提供に伴う実費相当分や医療費，提供のための休業による収入減に対する補償はこの限りではない.

⑧ 生まれた子が出自を知る権利について：

・15歳以上の者は，精子または卵子の提供者に関する情報について，氏名，住所等提供者を特定できる内容を含めて，その開示を実施医療施設に対して請求することができる. 子から開示請求があった場合には，実施医療施設は子に対してこれを開示する.

・実施医療施設は，妊娠が成立した場合には，提供者に関する情報等を原則として子の出生より80年間保存する.

・その子が非配偶者間体外受精により生まれた子であることを，親が子に対して，幼少時（2～4歳頃）より告知することが，生まれた子が出自を知る権利を行使するための前提となる.

・非配偶者間体外受精により生まれた子で，15歳以上の者は，自己が結婚を希望する人と結婚した場合に近親婚とならないことの確認を実施医療施設に求めることができる.

JISART: 精子・卵子の提供による非配偶者間体外受精に関する JISART ガイドライン, 2020. Available at: https://jisart.jp/jisart/wp-content/uploads/2020/12/20201128JISART_guideline.pdf より要点のみ抜粋. 番号はガイドラインのものと異なる.

## ▌卵子提供に伴う倫理問題

一般に，卵子提供に伴う倫理問題には以下のような点があります.

---

① 卵子提供による妊娠の安全性
② 卵子を提供する側の負担・リスクと商業化
③ 卵子ドナーの情報の開示，子の出自を知る権利

---

### ①卵子提供による妊娠の安全性

胎児は両親から遺伝子を半分ずつ受け継ぎます. 胎児は母体にとって半分が「非自己」です. 卵子提供を受けて妊娠した場合，胎児は100%「非自己」です. そのぶん母体による拒絶反応が起こりやすいと考えられ，卵子提供による妊娠・出産は他に比べて，妊娠高血圧症候群や異常出血，胎盤構築の異常の発生率が高いことが明らかになっています. そのようなリスクがあるにもかかわらず，あえて卵子提供妊娠を行うのかが問われます[3]. 現在，不妊治療を受ける女性は高年齢化が進んでいるため，卵子の加齢による妊孕性の低下があると考えられます. これが不妊傾向の大きな要因であることは確かですが，個々の女性の不妊の要因を正確に突き止めることは必ずしも容易ではありません. 卵子の提供がなくても妊娠可能である女性も含めて，卵子提供による体外受精の対象が広めに設定されている可能性があります[4].

### ②卵子を提供する側の負担・リスクと商業化

卵子を提供する側に注目すれば，まず卵子の提供に身体的・精神的リスクが伴います. 卵巣刺激を行う薬剤の影響や，採卵手術に伴うリスクもあります. 精子提供と違ってこのように負担もリスクもある卵子提供を行う際，ボランティアもあり得ますが，それなりの対価を求めたくなることもあります. 外国では卵子バンクでIQの高い女性やファッションモデルなどの卵子が商品として高値で販売されています. こうした商業化につながる可能性があります.

### ③卵子ドナーの情報の開示，子の出自を知る権利

第三者の卵子の提供を受けて妊娠出産した場合，母親は生物学的な母ではありませんが，「産みの親」です. その点で，DIの場合の法律上の父親とは異なります. しかし，子にとって「本当の母は誰か」という自己のルーツへの問いが，DIの場合と同様にあります. 卵子提供者を匿名にせず，卵子を提供した女性の情報に子が将来アクセスできるような手立てが必要となります(**表3-4**JISARTガイドラインの⑧参照).

## 4 ミトコンドリア置換

　細胞質の中には，エネルギーのもとになる物質を作るミトコンドリアがあります．母親のミトコンドリアに異常があると，子がミトコンドリア病（ミトコンドリアは全身の細胞の中にあって，エネルギーを産生する働きをもっています．その働きが低下すると，細胞の活動が低下し，さまざまな症状が現れます．それらの病気の総称）を発症する可能性があります．これを避けるために第三者の女性から卵子を提供してもらい，その卵子の核を取り除き，母親になる予定の女性の卵子の核と置き換えることにより，健康なミトコンドリアをもった卵子に変換できます．これを体外受精し子宮に戻せば，母親の核DNAを受け継ぎながら，ミトコンドリア病を発症しない子が生まれることが期待されます．米国の不妊治療チームがこの方法を用いて，2016年にメキシコで男の子が生まれました（**図3-2**）[5]．英国議会は2015年に，この技術の臨床試験の実施を認めました．日本は2021年，ミトコンドリア病研究を目的としたこの技術の基礎研究を認めましたが，核移植した受精卵を母胎に戻すことを禁止しています（内閣府第126回生命倫理専門調査会，2021年4月15日）．

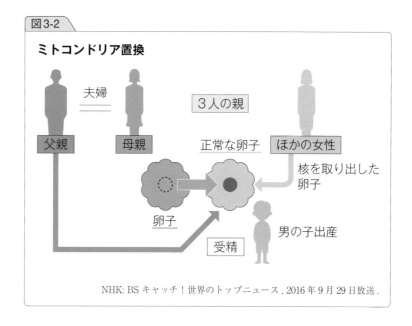

**図3-2**

**ミトコンドリア置換**

夫婦

3人の親

父親　母親　正常な卵子　ほかの女性

核を取り出した卵子

卵子

受精

男の子出産

NHK：BSキャッチ！世界のトップニュース，2016年9月29日放送．

　母親のミトコンドリアに異常がある場合，流産のリスクは非常に高くなります．子が生まれた場合には，ミトコンドリア病を発症し，神経，筋，心臓などの臓器に重い症状が現れる可能性があります．ミトコンドリア置換はこれを回避できる画期的な技術です．ミトコンドリアはエネルギーの産生にのみ関わり，その他の表現型に対する影響はないとみられていますので，外見や素質などの遺伝的特徴は細胞核内のDNAによってほとんど決まります．それが，この技術を肯定する理由ともなります．

　ミトコンドリア置換はミトコンドリア病を避けるだけではなく，卵子の若返り技術と

しても用いられる可能性があります．高齢となり自身の卵子で妊娠が難しくなった女性が若い女性から卵子の提供を受け，それをそのまま使うのではなく，提供された卵子の核を自身の卵子の核と入れ替えて，夫の精子と体外受精すれば，カップル自身の核DNAの遺伝子情報を受け継いだ子を授かる可能性が高まります．

しかし，細胞質のミトコンドリアにもDNA（mtDNA）が含まれており，母以外の卵子の細胞質のミトコンドリアDNAが子に伝わることも確認されています．ミトコンドリアDNAは母系遺伝が自然界の法則ですが，ミトコンドリア置換によって，第三者のミトコンドリアDNAが次世代に伝わることになります．これの影響やリスクは未知です．この技術がどこまで安全であるかは，今後の検証に委ねられています．ミトコンドリア置換の臨床応用には慎重な対応が求められます．

生まれてきた子は，母親の卵子の核DNA，父親の精子のDNA，そして，卵子を提供した女性の卵細胞のミトコンドリアDNAという3人の遺伝子を受け継いでいます．この技術は「3人の親をもつ子」をもたらすとして世界的な議論になりました．家族関係を複雑化する要素は確かにあります．しかし，DIや卵子提供によって生まれた子のアイデンティティの危機とは比較になりません．

この問題の最も重要な点は，母親のもつ遺伝病を子に引き継がせないために受精卵に操作を加えるということです．核のDNAを操作しているわけではありませんが，ゲノム編集による受精卵操作で望みどおりの子を生む技術がもたらす問題を先取り的に示しています（第3章-2-2節参照）．

# 5）精子・卵子・胚の凍結保存

精子の凍結保存は1940年代よりすでに行われてきました．胚については，1983年に，いったん凍結し，後に融解した胚からの出産に成功しています．最も困難であった未受精卵の凍結保存も近年技術的に可能となりました．凍結精子・卵子・胚は半永久的に保存でき，これらを融解して行う妊娠も理論的には半永久的に可能です．凍結保存および融解技術の発達によって，希望する時期に受精や子宮への移植が可能となり，生殖補助医療の可能性が広がりました．日本産科婦人科学会は，ヒト胚および卵子の凍結保存と移植は，「体外受精・胚移植や顕微授精の一環として行われる医療行為」として位置づけています[6]．それゆえ「胚の凍結保存期間は，被実施者が夫婦として継続している期間であってかつ卵子を採取した女性の生殖年齢を超えないこと」としています．死後生殖（p.110）など，自然生殖からの逸脱を最小限に抑えるためです．

精子・卵子などの凍結保存はもともとは，がんなどの患者が治療後も妊娠の能力を保つために行うものでした．抗がん治療などによって精子や卵子がダメージを受け，がんを克服した後に不妊症となることがあります．近年がんサバイバーが増加しているため，精子や卵子・卵巣組織の凍結保存を希望している人が増えています．卵子・卵巣組織の凍結保存には数十万円を要し，保険は適用されません．近年，費用の一部を助成する自

治体も出てきています．厚生労働省も2022年度から新たな助成制度の案をまとめました[7]．また，がん治療と生殖医療の専門医同士が連携する動きも出てきています．

---

**未受精卵子あるいは卵巣組織の凍結・保存**

① 医学的適応のあるもの：例えば，抗がん治療前

② 医学的適応のないもの：例えば，キャリア形成

---

## 医学的適応のない卵子凍結

　がん治療を受ける人のための配偶子凍結保存（①）以外に，「医学的適応のない卵子凍結」も広がってきています．これは働く女性がキャリアを追求するために，妊娠をしばらく控えて，将来妊娠するために若い時期の卵子を凍結保存することです．身体的苦痛を伴う採卵と高額の採卵・保存費用がかかります（総額で数十万円）．その費用の一部を助成する企業や自治体の支援も出始めています．企業はこれによって，女性社員が戦力として切れ目なく会社に貢献してくれると期待しています．

　医学的適応のない卵子凍結にはメリットとデメリットがあり，賛否が分かれます．卵子自体の加齢に伴う影響を回避できる点はメリットです．しかし，妊娠・出産を後ろに引き延ばすことにより，妊娠率の低下，流産のリスクの増大，子が障害をもつ可能性の増大，妊娠の高年齢化による妊娠・出産に伴うリスクの増大などがあります．

　妊娠・出産を焦らず仕事に集中することができたという体験者の肯定的な評価がある一方で，妊娠・出産をギリギリまで先延ばしすることで，かえって妊娠・出産の可能性が低下するという指摘もあります．最終目標は子をもつことです．卵子の凍結はその第一歩にすぎません．若いうちに卵子を凍結保存したことで安心しすぎて，妊娠の機会を先延ばしにすると，そのぶんだけ妊娠の確率は低下します．女性がキャリア形成と子をもつことを両立するために行う卵子凍結は少子化対策に貢献するともみられていますが，果たしてそのとおりになるでしょうか．かえって高年齢妊娠が増える可能性もあり，少子化対策に逆効果になるという指摘もあります．

　日本生殖医学会は2013年に，卵子の採取時の年齢は40歳未満，凍結保存した卵子の使用時の年齢は45歳未満を推奨するとしました[8]．日本産科婦人科学会は2015年に，将来の妊娠や出産に備えて健康な女性が卵子を凍結保存することを基本的に推奨しないと表明し，医学的適応のない卵子凍結を認めていません[9]．

　大切なことは，若いうちに妊娠・出産してもキャリア形成に不利にならないような支援や環境整備です．そのための努力が職場や家庭に求められています．また，不妊治療を受けないで済む社会，女性が加齢のために不妊治療を受けざるを得なくなる事態を招かない社会をつくることが第一です[10]．

　胚の凍結保存は，がん治療後やキャリア形成後の妊娠を期待して行うことが主ではありません．その多くは，胚の移植を複数回試みるために行われます．体外受精の成功率が高くなく，採卵に苦痛とリスクが伴うため，1回になるべく多くの卵を採集し，でき

るだけ多くの胚を作成します．子宮に胚を移植しても妊娠に至らなかった場合，冷凍保存してある胚を融解し，次回以降の周期に移植します．そのため不妊クリニックなどには受精胚が冷凍保存されていて，その総数はかなりの数になります．これらの胚の扱いが，後で取り上げるように問題となります(p.122)．

# 6　精子提供，卵子提供のビジネス化

　精子・卵子の凍結保存の技術が確立したことにより，現在，精子や卵子がインターネットを介して国際的に売買されています．こうしたバンクは主に不妊のカップルに利用されていますが，近年は，シングルの女性やレズビアンのカップルからの需要が高まっています(p.129参照)．

　精子や卵子は人体の一部で，しかも命のもとですが，体外に取り出し可能です．それらが商品として値段がつけられネット販売されています．こうした売買をどう考えたらよいでしょうか．人間の身体の一部をモノとして売買の対象にしてはならないという倫理的規範が伝統的にあります．

| 精子や卵子の商品化　　↔　　人体は不可侵．その構成要素もモノではない |
| --- |

　フランスは1994年に「人体尊重法」を制定し，民法典の中にこの規範を明文化しました．「何人も自己の人体を尊重される権利を有する．人体は不可侵である．人体とその構成要素およびその産物は財産権の対象としてはならない」(第16条の1)，「代理出産契約は無効」(第16条の7)などの規定です．

　精子や卵子の商品化は，人体は不可侵とする伝統的な規範をどう考えるかという問いを投げかけています．

Case Study ┤ 考えてみよう！ ├

　私は調剤薬局に勤務する薬剤師です．私は子育てをしながらパートタイマーとして働いています．同僚の薬剤師のマキさん（39歳）もパートタイマーで，正社員にはならず，働きながら不妊治療の専門クリニックに通っています．私も不妊治療で子どもを授かっており，マキさんもそのことを知っているせいか，不妊治療のことは私と勤務シフトを管理する薬局長にだけ話をしてきます．体外受精をすでに2回行いましたが，うまくいかなかったそうです．マキさんは性格の穏やかな方で，ストレスを同僚に向けることはありませんが，治療がうまくいっていないせいか，最近は仕事に来るのもとてもつらそうです．

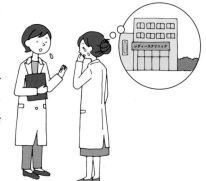

　不妊治療は2022年度から保険が適用になったとはいえ，かなり費用がかかるため，仕事も辞められないと言います．私も子どもの話はしないように心がけていますが，ある日のお昼時間に，「不妊治療がつらい，やめたい」と泣き出してしまいました．

　私はマキさんとどんな話をしたらよいでしょうか．

---

### さらに学びを深めるために

・久具宏司，近未来の〈子づくり〉を考える―不妊治療のゆくえ，春秋社，2021．
・石原 理，生殖医療の衝撃，講談社現代新書，2016．
・柘植あづみ，生殖技術―不妊治療と再生医療は社会に何をもたらすか，みすず書房，2012．
・柘植あづみ，生殖技術と親になること，みすず書房，2022．

---

■文献

1) 日本生殖医学会：第三者配偶子を用いる生殖医療についての提言，2009. Available at: http://www.jsrm.or.jp/guideline-statem/guideline_2009_01.html
2) JISART：精子・卵子の提供による非配偶者間体外受精に関する JISART ガイドライン，2020. Available at: https://jisart.jp/jisart/wp-content/uploads/2020/12/20201128JISART_guideline.pdf
3) 久具宏司，近未来の〈子づくり〉を考える―不妊治療のゆくえ，pp81-82，春秋社，2021．
4) 久具宏司，近未来の〈子づくり〉を考える―不妊治療のゆくえ，p80，春秋社，2021．
5) NHK：BS キャッチ！世界のトップニュース，2016 年 9 月 29 日放送．
6) 日本産科婦人科学会：ヒト胚および卵子の凍結保存と移植に関する見解，日本産科婦人科学会雑誌，73: 923, 2021.
7) NHK：ニュース 7，2022 年 3 月 8 日放送．
8) 日本生殖医学会：社会的適応による未受精卵子あるいは卵巣組織の凍結・保存のガイドライン，2013. Available at: http://www.jsrm.or.jp/guideline-statem/guideline_2013_02.pdf，日本生殖医学会倫理委員会：未受精卵子および卵巣組織の凍結・保存に関する指針，2018. Available at: http://www.jsrm.or.jp/guideline-statem/guideline_2018_01.html
9) 日本産科婦人科学会：医学的適応による未受精卵子，胚（受精卵）および卵巣組織の凍結・保存に関する見解，日本産科婦人科学会雑誌，73: 924-926, 2021.
10) 久具宏司，近未来の〈子づくり〉を考える―不妊治療のゆくえ，春秋社，2021．

# 4 代理懐胎（出産），子宮移植の倫理的・法的問題

## 1 2種類の代理懐胎

　代理懐胎（出産）には，**図3-3**のように，人工授精型（partial surrogacyサロゲートマザー）と体外受精型（IVF surrogacy）があります．人工授精型は，代理母の子宮に依頼者の夫の精子を人工授精し子を得る方法です．生まれてくる子は，代理母と依頼カップルの夫の遺伝子を受け継ぎますが，依頼した妻とは遺伝的なつながりがありません．

　体外受精型は，依頼カップルの体外受精卵を代理母の子宮に移植し子を得る方法です．生まれてくる子は依頼カップルの遺伝子を受け継ぎます．代理母とは遺伝的なつながりがありません[1]．

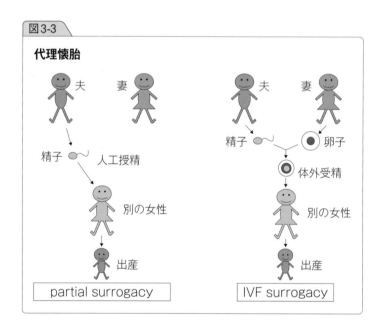

図3-3

代理懐胎

## 2 ) 代理懐胎の倫理的・法的問題

代理懐胎には次のようなさまざまな問題があります（**表3-5**）.

| 表3-5 |
| --- |

**代理懐胎の倫理的・法的問題**

A　母親は誰か？　産んだ女性，それとも依頼した女性？
　　→母子・親子の関係が曖昧→子の地位が不安定

B　代理母が妊娠・出産のリスクを負うこと

C　高額の受け渡しを伴う契約：代理母女性の道具化・商品化
　　子を引き渡す契約＝子供の売買・商品化？

### ①子の地位が不安定（表3-5中A）

体外受精型の代理懐胎の場合，生まれてきた子は生物学的・遺伝学的には，依頼したカップルの子です．ですが，約9ヵ月間，代理母のお腹に宿り，代理母から分娩されます．大抵の国では，産んだ女性がその子の母という前提で親子関係が法的に規定されています．卵子を提供して妊娠・出産を依頼した女性と，妊娠・出産した女性という2人の母親が存在します．母子関係，親子関係の複雑化によって，「誰が母か」が曖昧になり，ひいては子の法的地位が不安定になります．代理母にとっては，他人から頼まれた妊娠・出産とはいえ，9ヵ月間，子を宿すことにより母性が目覚め，産んだ直後に他人に「わが子」を手渡すことができなくなることもあります．代理母自身の卵子を用いる人工授精型の代理懐胎の場合は特に，子は自分の遺伝子を受け継いでいるため，文字どおり「わが子」です．現に米国では，1986年に，代理母が依頼者に子の引き渡しを拒否した事件（ベビーM事件）が起きました．反対に，子の妊娠・出産を依頼したにもかかわらず，生まれた子に障害があったために，依頼者が子の引き取りを拒否するケースも時に起こっています．このような場合，子の養育者が不確かになり，子の福利に重大な影響を及ぼします．

代理懐胎を制度として認めてきたインドやタイなどで日本人が依頼したケースでも，さまざまなトラブルが生じています．インド人女性に代理懐胎を依頼した日本人夫婦が，子の出産前に離婚し，元妻が子の引き取りを拒否したため，インドの法律により，父親の日本人男性が娘を引き取れなくなり，インドを出国できなくなりました[2]．生まれてきた子が誰によって養育されるかは，その子にとって極めて重要なことです（p.128）．この点を曖昧にするリスクを代理懐胎は含んでいます．

### ②リスクも負担もある代理懐胎の商品化（表3-5中B，C）

妊娠・出産には死亡のリスクもあり，決して容易なことではありません．日本の妊産婦死亡率（妊産婦10万人中の死亡者数）は3.3と世界で最も低いレベルですが（世界平均216），それでも年間30〜40人の女性が妊娠・出産が原因で死亡しています．妊娠中は

健康管理にいろいろと気をつかい，行動も制約されます．親族（母親，姉妹）以外の第三者がこれを無償ボランティアで行うことは考えにくいです．代理懐胎の相場は国によって異なりますが，代理母は何百万円かを受け取って，リスクと負担の多い役目を引き受けます．かつては米国での代理懐胎が盛んでしたが，米国での代理懐胎は高くつくため，近年はインド，タイ，ベトナムなどに日本人カップルが出かけるケースが増えてきました．米国に比べてはるかに安くできます．代理懐胎を引き受ける女性の多くは貧しく，これ以外に生きるすべを考えられないため，やむなく代理懐胎を引き受けるという状況が見受けられます．こうした貧富の格差構造を背景に，女性の産む機能，具体的には子宮を「貸して」9ヵ月間の妊娠という「仕事」に従事します．無事に元気な子が産まれたら，「成功報酬」として約束された契約金（現地で年収の何倍にもあたる場合もある）を受け取り，生まれたばかりの赤ん坊を依頼者に引き渡します．外形的には，子の売買にもみえます．代理懐胎は代理母の商品化，子の商品化であり，代理母の尊厳，子の尊厳を損なう行為であるという批判があります．代理懐胎が合法化されていたインドでも，さまざまなトラブルの発生から，2015年には外国人向けの代理懐胎を禁止し，2019年には商業目的の代理懐胎を原則禁止する法が成立しました．

代理懐胎の是非について，人々の意見は大きく分かれます．法律で認めている国や州もありますが，法律で禁じている国もあります．

日本には代理懐胎についての法律はありません．日本産科婦人科学会は会員に対して，次の4点を理由にあげて，代理懐胎を禁じています（**表3-6**）[3]．

---

**表3-6**

**日本産科婦人科学会が代理懐胎を認めない理由**

① 生まれてくる子の福祉を最優先するべきである．

② 代理懐胎は身体的危険性・精神的負担を伴う．

③ 家族関係を複雑にする．

④ 代理懐胎契約は倫理的に社会全体が許容していると認められない．

日本産科婦人科学会：代理懐胎に関する見解，日本産科婦人科学会雑誌，73: 969-970, 2021.

---

これは医療系の学会の会告であるため，強制力はありません．2001年に，当学会員である産婦人科医が代理懐胎に関与したことを公表したこともありました．

不妊治療に携わる医師の学会が代理懐胎を行わない方針であるため，国内では代理懐胎は事実上困難です．そのため，米国やアジア諸国などに渡航して代理懐胎を行うことが後を絶ちません．海外で体外受精型の代理母から生まれた子を引き取って帰国後，日本で実子として出生手続きをして，そのまま受理されているケースもあります[4]．しかし，実子としての出生届けが受理されず，裁判になったことがあります．2007年，最高裁判所は日本人夫婦の実子と認めない決定をしました．同時に，「代理出産という民法の想定していない事態が生じて」いることを踏まえ，医療法制，親子法制の両面にわたっ

て検討し,「立法による速やかな対応が強く望まれる」として,立法府に対して法整備を促しました[5].

　2020年に「生殖補助医療の提供等及びこれにより出生した子の親子関係に関する民法の特例に関する法律」がようやく制定されました.しかし,代理懐胎の問題に踏み込むことはできず,今後の課題とされました.日本人が海外に出かけて代理懐胎を行い,それに伴いさまざまな法的トラブルが生じているなかで,法による明確な規定が求められます.

# 3 ) 子宮移植

　生まれつき子宮がない「ロキタンスキー症候群」の女性や,がんなどで子宮を摘出した女性(両者を合わせ,日本には約6〜7万人存在すると推計される)が子を得るためには,養子縁組や代理懐胎などの選択肢があります.そこに近年,「子宮移植」という新たな選択肢が登場しました(**図3-4**)[6].

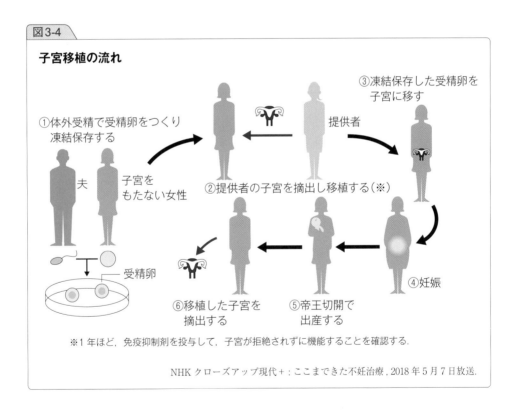

**図3-4**

## 子宮移植の流れ

①体外受精で受精卵をつくり凍結保存する

夫　子宮をもたない女性

受精卵

②提供者の子宮を摘出し移植する(※)

提供者

③凍結保存した受精卵を子宮に移す

④妊娠

⑤帝王切開で出産する

⑥移植した子宮を摘出する

※1年ほど,免疫抑制剤を投与して,子宮が拒絶されずに機能することを確認する.

NHKクローズアップ現代+:ここまできた不妊治療,2018年5月7日放送.

　2014年にスウェーデンで,子宮移植を受けた女性が世界で初めて男児を出産しました.この女性は,閉経した61歳の知人女性から子宮の提供を受け,自身の卵子を夫の精子で体外受精させ,その受精卵を子宮に移植して妊娠し,帝王切開で出産しました.これまでにヒトでの子宮移植は世界で計85例行われ,40人の子どもが誕生しています

（2021年3月時点[7]）.

　子宮がない女性が子どもをもつには，これまでは養子縁組か代理懐胎という方法がありました．これらと比較して，子宮移植のメリット・デメリットを次のようにまとめることができます（**表3-7**）.

表3-7

**子宮移植のメリット・デメリット**

| メリット | デメリット |
| --- | --- |
| ・子宮の提供を受けることで，自分の体で妊娠し，自ら胎児を育み，自ら出産することができる<br>・遺伝的な親＝産みの親＝法的な母親<br>　→母子関係の複雑さを免れる | ・生体ドナーの負担とリスク：侵襲のある手術，輸血の必要<br>・高額の費用<br>・生命維持のための移植医療ではない |

　養子縁組や代理懐胎と比較して，他の女性の子宮を借りなくても，自分で懐胎・出産でき，遺伝的な親と産みの親とのずれが生じないという点が子宮移植のメリットです.

　デメリットとしては，手術そのもののリスクと負担があげられます．子宮の提供元は，死体，脳死者，生体の3つの可能性があります．日本では臓器移植法で子宮の移植が想定されていないため，脳死者および死体からの子宮移植はできません．生体移植の可能性のみが残ります．生体移植の場合，ドナーの子宮摘出手術とレシピエントへの移植手術は合計十数時間を要する難しい手術です．出血量も多く，輸血も必要になります．手術費用も高額となります（スウェーデンでは，1件の手術に約2,000万円を要しました）.子宮は生命維持に不可欠な臓器ではありません．これだけのリスクと費用を伴う手術をあえて行うことは正当なのかが問われます.

　日本国内でも子宮移植の計画があり，日本産科婦人科学会や日本医学会で検討が進められ，2021年に日本医学会の検討委員会が報告書をまとめました．それによると，生体からの子宮移植を，症例数を少数に限定して，臨床研究として実施することを容認することとなりました[7].

---

**さらに学びを深めるために**
・大野和基, 代理出産—生殖ビジネスと命の尊厳, 集英社新書, 2009.
・仙波由加里: 第3章　代理出産の是非をめぐる問題——倫理・社会・法的視点から. In: シリーズ生命倫理学編集委員会 編, 生殖医療, 第6巻, 丸善出版, 2012.
・日比野由利, ルポ　生殖ビジネス—世界で「出産」はどう商品化されているか, 朝日新聞出版, 2015.

## ■文 献

1) 久具宏司：代理懐胎と倫理．In: 日本医師会，医の倫理の基礎知識 2018 年版【生殖医療】．Available at: https://www.med.or.jp/doctor/rinri/i_rinri/d04.html

2) AFP BB News: インド人代理母の産んだ女児出国できず，日本人夫婦離婚で親権は？ 2008 年 8 月 7 日．Available at: https://www.afpbb.com/articles/-/2502103, 2008 年 8 月 11 日．

3) 日本産科婦人科学会：代理懐胎に関する見解，日本産科婦人科学会雑誌，73: 969-970, 2021.

4) 仙波由加里：代理懐胎合法化の是非についての検討―日本と米国カリフォルニア州の代理懐胎の現状から，生命倫理，18: 118-125, 2008.

5) 平成 18（許）47　市町村長の処分に対する不服申立て却下審判に対する抗告審の変更決定に対する許可抗告事件，平成 19 年 3 月 23 日，最高裁判所第二小法廷決定．判例時報，1967: 36-44, 2007.

6) NHK クローズアップ現代＋：ここまできた不妊治療，2018 年 5 月 7 日放送．

7) 日本医学会：日本医学会子宮移植倫理に関する検討委員会報告書，2021. Available at: https://jams.med.or.jp/news/059_2.pdf

# 5 生殖補助医療と社会

前節までで考察した生殖補助医療をまとめてみます.

## 1 子の法的地位の安定

　死後生殖, 代理懐胎, 第三者の精子・卵子の利用は通常の親子関係を逸脱します. 改めて言うまでもなく, 子は保護や援助がなければ, 生きて一人の独立した人格へと成長していくことができません. 子を保護するのは通常, 両親, あるいはそのいずれかです. 子は家庭の中で見守られ成長していきます. 国連の「子どもの権利条約」(1990年発効. 日本は1994年に批准) も次のようにうたっています (**表3-8**)[1].

表3-8

**国連「子どもの権利条約」(1990年発効) 抜粋**

前文　家族が, 社会の基礎的な集団として, ……特に, 児童の成長および福祉のための自然な環境として, 社会においてその責任を十分に引き受けることができるよう必要な保護および援助を与えられるべきである……児童が, その人格の完全なかつ調和のとれた発達のため, 家庭環境の下で幸福, 愛情及び理解のある雰囲気の中で成長すべきである…….

第7条　児童は……その父母を知りかつその父母によって養育される権利を有する.

日本ユニセフ協会:「子どもの権利条約」全文 (政府訳).
Available at: https://www.unicef.or.jp/about_unicef/about_rig_all.html より一部抜粋

　家族が社会の基礎的な集団として, 児童の成長と幸せの前提となります. 子は少なくとも1人の親, できれば2人の親に育てられる権利があります. その父母によって養育されるためには, 児童がその父母を知ること,「出自を知る権利」が重要となります.

　さまざまな生殖補助医療技術によって生まれた子に対しては, 親子関係の中で法的な位置づけが明確になされ, 子が安心して成長していくことのできる環境が必要です. 反対に, そのような明確な法的地位を与えることができないような生殖形態については規制していく必要も生じます. 世界のさまざまな国においては, そのための法整備がなされてきています.

　日本では, 2020年に「生殖補助医療の提供等及びこれにより出生した子の親子関係に関する民法の特例に関する法律」が制定されましたが, すでに述べたように, まだ多く

の課題を残しています．生まれてくる子の身分を明確にし，その権利を保障する法的整備が急がれます．

## 2 性と家族の多様化

　卵子・精子バンクは不妊の夫婦に利用されるだけではなく，シングルの女性やレズビアンカップルからの需要が高まっていることを先に述べました．

　経済的にも精神的にも自立しており，結婚せずに母親になることを選択した女性のことを「選択的シングルマザー」とよびます．結婚と出産を切り離すという選択です．その背景はさまざまです．結婚はしたいが仕事に没頭しているうちにその機会を失ったキャリア女性，結婚は煩わしいが子は欲しい女性などが増えています．それに対して，「身勝手な振る舞いだ」「そんな仕方で生まれてきた子どもがかわいそう」などの非難もあります．

　先にみた死後生殖の案件（p.111）では，「家の跡取りを残したい」という近代家族の伝統から来る希望でした．これに対して，結婚はしたくないが子は欲しいという未婚女性が，精子バンクから精子を購入し，医療機関を通さず，自分で人工授精して子をもつという事態も広がっています．これは近代家族の伝統からは逸脱する行動です．近代家族の伝統と，それに反する家族観とが奇しくも同じようにART（生殖補助医療技術）を利用しています．これらの選択や行動をどう受け止めたらよいでしょうか？　その問いへの答えは，どのような家族の形を社会が受け入れるかにかかっています．

　また同性カップルが生殖補助医療を利用して子をもつ動きも広がっています．主に海外で広がっていますが，日本国内でも4つの施設でLGBTQ（LGBTのほかに，自分の性別がわからない人や意図的に決めていない人，決まっていない人，模索中である人をクエスチョニングとして加える）のカップルに生殖補助医療を実施していたという調査結果があります[2]．女性同士のカップルであれば，第三者の男性から精子の提供を受ければ，子をもてる可能性があります．男性同士のカップルであれば，第三者の女性の卵子と子宮（代理懐胎）が必要です．こうした営みに対して，次のように賛否が分かれます（**図3-5**）．

　反対論の中心は「女性同士，男性同士から子は生まれない．自然の摂理に反する」「同性愛は自然に反し不道徳である」などの非難です．

　賛成論の背景には，性と家族の多様性を認めるという現代の価値観があります．オランダで2001年に同性結婚法が施行されてから，類似の法制定が世界的に広がっています．日本では同性結婚は認められていませんが，自治体が独自に行う「パートナーシップ制度」（同性カップルに対して，2人のパートナーシップが婚姻と同等であると承認し，自治体独自の証明書を発行する制度）は広がり続け，今後導入予定または検討中の自治体も含めると，日本の全人口の62％以上，7,900万人以上をカバーしています．こうしたなかで，同性カップルを差別せず，彼女・彼らが結婚し家庭を築いていく権利をどこま

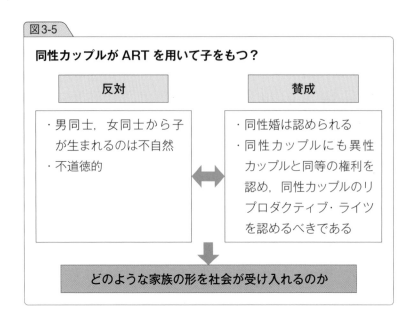

図3-5

**同性カップルが ART を用いて子をもつ？**

| 反対 | 賛成 |
|---|---|
| ・男同士，女同士から子が生まれるのは不自然<br>・不道徳的 | ・同性婚は認められる<br>・同性カップルにも異性カップルと同等の権利を認め，同性カップルのリプロダクティブ・ライツを認めるべきである |

↓

どのような家族の形を社会が受け入れるのか

で保障すべきかが問われています．具体的には，生殖の自己決定権，リプロダクティブ・ライツ（産む自由・産まない自由を自己選択できる権利）をどこまで認めるのかが問われています．

「男同士，女同士から子が生まれるなんて不自然だから，やるべきでない」「不自然だから不道徳」と簡単に拒絶することはできません．私たち人間は決して自然のままで生きているわけではないからです．私たちは道具を生み出し技術を発展させ，技術とともに進化し，さまざまな社会制度を構築しながら今日に至っています．人間的自然（human nature）を含むどのような「自然」をどの程度残すのかを倫理的に判断して，人為的に実行することが求められます．シングル女性や同性カップルがARTを利用して子をもつということについては，どのような形の家族を社会が受け入れるのかという観点から考えていかなければなりません．

## 3 授かる命から操作し作成する命へ──生命観の転換と社会的受容可能性

顕微授精，胚凍結，胚培養などの技術の発展によって，生殖革命は大きく進展しました．きっかけは体外受精にあり，これがさまざまな技術的可能性を広げました．魚類などは体外受精が普通ですが，ヒトを含む哺乳類では，精子は体外へ射出されても，卵子は体外へ放出されません．母体内で排卵，受精，着床し，一定の発育期間を経て分娩されます．命が生まれる最初期の段階を人間はみることができず，手出しもできませんでした．それは神秘の世界，「神の領域」でした．まさに「子は授かりもの」でした．

体外受精は，本来体外にあるはずのない卵子を人工的に体外に取り出し，可視化できる状態で人工的に受精させる技術です．それらの多くは，畜産の中で試され確立されてきた技術をヒトに応用したものです．これによって生命を操作し作成することが可能と

なりました．これら技術を実験室内の生物学的なヒト細胞などに対して行うことは，受精や発生の仕組みの解明に役に立ちます．これに対して，これらの技術を子が欲しいと願っている人に臨床で用いることによって，その願いを実現することができるようになりました．同時に，人間社会のさまざまな習慣や文化，倫理，法，制度などとのあつれきを生じさせることにもなりました．技術的に何が可能かという技術的可能性と，社会がそれら技術を受け入れることができるかという社会的受容可能性との関係が問われます．

体外受精，代理懐胎，子宮移植，ゲノム編集，iPS（induced pluripotent stem 多能性幹）細胞からの生殖細胞の作成など，さまざまな技術が生殖過程に介入してきました．命を操作し作成するこの流れは，この先どこへ向かうのでしょうか．ゲノム編集によって望みどおりの子どもを受精卵段階で設計し（デザイナーベビー），それを人工子宮で育て子が生まれる時代が来るかもしれません．これらを単なるSFとして退けていることができない状況になりつつあります．生命とは何か，家族とは何か，人間とは何かなどを根本的に問い直すことが求められています．

---

**さらに学びを深めるために**

（生殖医療全般）

- 柘植あづみ，妊娠を考える—〈からだ〉をめぐるポリティクス，NTT出版，2010.
- 柘植あづみ，生殖技術—不妊治療と再生医療は社会に何をもたらすか，みすず書房，2012.
- 柘植あづみ，生殖技術と親になること，みすず書房，2022.
- 石原 理，生殖医療の衝撃，講談社現代新書，2016.
- 吉村泰典，生殖医療の未来学—生まれてくる子のために，診断と治療社，2010.
- 久具宏司，近未来の〈子づくり〉を考える—不妊治療のゆくえ，春秋社，2021

---

■**文献**

1) 日本ユニセフ協会：「子どもの権利条約」全文（政府訳）．Available at: https://www.unicef.or.jp/about_unicef/about_rig_all.html
2) 日本経済新聞：子望むLGBTに生殖医療　指針想定外，4施設実施，2019年10月7日．

# 6 出生前検査の倫理問題

　出生前検査とは，母体内の胎児の状況を把握するために行われる検査のことです．近年，妊娠する年齢が高くなる傾向にあります．出産年齢が高くなると，生まれてくる子の染色体異常などの可能性が高まることが知られています．新たな検査技術も次々と登場し，出生前に胎児の状態を知ることのできる出生前検査への関心が高まり，実際に検査を受ける機会も増えています．

## 1 出生前検査の意義と倫理問題

　出生前検査の意義には，次のようなものがあります（**表3-9**）[1]．

表3-9

**出生前検査の意義**
出生前検査によって妊婦およびそのパートナーが，出生前に胎児の疾患の有無などを把握することで，
・子宮内での治療，あるいは出生後の早期の治療につなげることができる．
・疾患に対応できる適切な周産期医療施設を選ぶことができ，緊急搬送や母子分離を回避することができる．
・妊婦などが，生まれてくる子どもの疾患を早期に受容し，疾患や障害に詳しい専門家や障害児・者やその家族などから支援を受けながら出生後の生活の準備を行うことができる．

厚生科学審議会科学技術部会 NIPT 等の出生前検査に関する専門委員会，NIPT 等の出生前検査に関する専門委員会報告書, 2021. Available at: https://www.mhlw.go.jp/content/000783387.pdf より抜粋

　通常，医学的検査は疾患の原因を調べ治療の方針を導くために行います．出生前検査で胎児に疾患が見つかっても，多くの場合，それを治療することはできません．子宮内での治療の可能性があげられていますが，子宮内の胎児への治療は高度な医療技術を必要とし，胎児治療の対象は限定されています．治療不可能な疾患が見つかった場合，妊婦は妊娠を継続するか中断するかの決断に直面します．一般の人工妊娠中絶に対して，胎児の疾患を理由にして行う中絶を「選択的人工妊娠中絶」と言います．　疾患や障害のある胎児を排除する選択的人工妊娠中絶を伴う場合が多い点に，出生前検査の倫理問題があります．

## 2 ) 出生前検査の種類

　出生前検査は確定的検査と非確定的検査とに大きく分けられ，それぞれ以下のようなものがあります（**表3-10**）.

　確定的検査は，胎児の疾患を確定するために行う検査です．母体への侵襲(負担)があり，流産のリスクもあります.

　非確定的検査は胎児の疾患の可能性を確率で示す検査で，リスク評価，スクリーニング検査（ふるい分け）として用いられます．母体への侵襲が少なく，流産のリスクはありません．超音波(エコー)検査のなかには，胎児の内臓などの機能を詳しく調べる精密検査や，胎児疾患の病態診断として行うものもあります.

　次にそれぞれの検査について説明しますが，NIPTについては，近年，出生前検査の中心的な話題になっていますので，後述します(p.136).

### 確定的検査：羊水検査，絨毛検査

　羊水検査は，妊娠15週以降に妊婦の羊水を採取し，そのなかに含まれている胎児由来の細胞を採取・培養して，染色体の形と数を確認する検査です．羊水検査でわかる染色体異常は，主に21トリソミー（ダウン症候群）や18トリソミー（エドワーズ症候群），13トリソミー（パトウ症候群）などの常染色体異常症候群です．羊水検査による流産のリスクは0.2～0.3％程度です.

　絨毛検査は，より早期の妊娠11～14週に，胎盤の一部である絨毛を採取・培養し，染色体の形と数を確認する検査です．流産するリスクは1％程度です.

## 非確定的検査

### 超音波（エコー）検査

　日本の産婦人科に超音波検査が臨床応用され始めたのは1960年代です．その後，広く普及し，1980～90年代には超音波検査を含む妊婦健診が一般的となりました．近年，超音波検査によって得られる解像度の高い画像情報から，胎児の多くの種類の異常を検査することができるようになりました．

　産科臨床での超音波検査は，①通常超音波検査と②胎児超音波検査に区別されます[1]．

　①は，通常の妊婦健診で実施される超音波検査です．胎児の成長度を確認し妊娠が順調に経過しているかを観察するために行われます．

　②は，妊娠11週頃以降に胎児の形態学的異常等の確認を目的として実施される出生前検査です．「胎児精密超音波検査」や「胎児ドック」とよばれています．リスク評価・スクリーニング検査だけでなく，胎児の精密検査や経過観察，胎児疾患の病態診断にも用いられています．

　検査精度が向上し超音波検査の範囲も拡大することによって，もともと妊娠が順調に経過しているかを観察するという妊婦健診の本来の目的を超える問題が出てきました．エコー画像で胎児の異常が早期に発見された場合，確定的検査に進むか否かという問題に直面します．さらには，染色体異常が確定的になったときに，産むか産まないかも考えることになるかもしれません．

　例えば，エコー画像で胎児の首の後ろ（うなじ）がむくんでいるようにみえる後頸部浮腫（nuchal translucency；NT）とよばれる現象があります．むくみが厚いと，例えばダウン症などの染色体異常の可能性があるという報告がされています．ただし，NTは正常な胎児にも認められることがあり，NTがあればただちに染色体異常というわけではありません．その可能性が通常よりも高い傾向があるということです．染色体異常を確認するには，羊水検査などの確定的検査が必要です．

　妊婦健診のルーティンとして行われてきた超音波検査に，出生前検査という性格が加わってきたため，日本産科婦人科学会は超音波検査を用いてNTの測定などを行う際には，検査前に遺伝カウンセリング（p.135）を十分に行う必要があるとしています[2]．検査する前に，検査によって何がどこまでわかるのか，その結果，どのような対応が求められるのかなどを妊婦に十分説明し，検査についての意思を確認する必要があります．確定的検査に進む場合は，遺伝カウンセリングを再度行う必要があります[3]．

### 母体血清マーカー検査

　妊婦の血液を採取し，血液中にある胎児や胎盤で作られる成分を測定し，胎児の異常の確率を調べる検査です．妊娠15～20週頃に行います．あくまでも確率を判定するための非確定的検査です．1999年に厚生科学審議会の専門委員会でこれを検討した結果，母体血清マーカー検査は確率で示された結果にすぎず，検査を確定するためには侵襲もリスクもある羊水検査を必要とすること，確率が高いとされた場合にも，大部分の胎児は当該疾患を有していないことがあり，妊婦に不必要な不安を与えることが問題視され

ました．専門的なカウンセリングの体制も十分でなかった当時の状況を踏まえて，「医師が妊婦に対して，本検査の情報を積極的に知らせる必要はない」，本検査を勧めるべきでないとの結論を出し[4]，これが厚生省（当時）より通知されました．

### コンバインド検査

この検査は，NTに母体年齢や母体血清マーカーなどを組み合わせて，染色体異常の可能性をより高い感度で探る検査です．英国では，2004年からダウン症スクリーニングプロジェクトとして全国の病院で実施されるようになりました．米国産婦人科学会も同様のスクリーニング検査を推奨しています．コンバインド検査は日本でも一部の病院やクリニックで行われていますが，これは母体への侵襲や流産のリスクがある羊水穿刺をできるだけ減らすために行うスクリーニング検査であり，確定的検査ではありません．

## 3 遺伝カウンセリング

疾患や障害のある胎児を排除する選択的人工妊娠中絶に対しては賛否があり，鋭い意見対立があります（第3章-1-9節）．一般的に中絶はよくないことなので，したくないと思っている人も，懐胎した子に疾患の可能性が出てきたとき，その子を最後まで責任をもって育てられるのかと不安になり，深く悩むことになります．通常，生まれてきた子は両親や母親によって育てられます．親はその子の養育に責任をもつことになります．疾患やそれに起因する障害がある場合，疾患によって状況は異なりますが，成長や社会生活にさまざまな困難が伴うことがあります．ただし，それは幸せか否かとは別問題です．産むか産まないかについては女性やカップルが納得して決断しなければならないことです．第三者や社会や国家が強制できることではありません．

遺伝カウンセリングは，疾患の遺伝学的関与について，その医学的影響，心理学的影響および家族への影響を人々が理解し，それに適応していくことを助けるプロセスです．これは単なる一方向的な情報提供ではなく，患者・被検者と対話しながら，患者・被検者が自律的に望ましい行動を選択できるよう援助する過程です[5]．

遺伝カウンセリングとは，カウンセラーがクライアントに対して何かを指示することではありません．また倫理教育を行う場でもありません．遺伝カウンセリングは，遺伝医学的な正確な情報を伝えるとともに，さまざまな可能性についての正確な情報を与え，クライアント自身がさまざまな思いを自ら深め，納得のいく結論に到達することを支援することです．「指示的ではなく（non-directive）支持的に（supportive）」．これが遺伝カウンセリングの基本になります．

遺伝カウンセリングでは，疾患や病態，発症年齢，合併症，生命予後などの遺伝医学的な説明だけでは，場合によっては，困難な面だけが強調されることになります．障害があった場合に，どのような社会資源を得て，どう育っていくのかなどについては，障害をもった人が身近にいない人にとって，具体的にイメージすることは困難です．障害のある子を育てている家族の集まり，患者団体や，障害者支援団体などに関して情報提

供し，医療費補助制度や社会福祉制度などについての情報も提供する必要があります（p.139）．

　遺伝カウンセリングの主たる担い手は臨床遺伝専門医と認定遺伝カウンセラーです．日本人類遺伝学会と日本遺伝カウンセリング学会による認定資格です．臨床遺伝専門医は約1,400人，認定遺伝カウンセラーは約270人（2020年時点）います．米国では，約5,000人の非医師の遺伝カウンセラーが活動しています[6]．臨床遺伝学が急速に発展していくなかで，遺伝カウンセリングの担い手のさらなる育成が求められます．

## 4 NIPT（無侵襲的出生前遺伝学的検査，新型出生前検査）

　近年大きな話題となっているのが，NIPT（noninvasive prenatal genetic testing）とよばれる無侵襲的出生前遺伝学的検査です．妊娠中の母親の血液中には，胎児由来のDNAがわずかに存在します．妊娠およそ10週以降の妊婦から血液を採取して，血液中のDNA解析により胎児の染色体疾患の可能性を確率で示す検査です．NIPTの技術は2008年頃開発され，2011年に米国を中心に臨床検査として開始されました．「母体からの採血のみで胎児の染色体の異常を検出できる簡便で精度の高い検査方法」として売り出され，世界的に急速に普及しています．日本でも米国の検査会社と連携してこの検査を取り入れようとするクリニックが現れました．しかしながら，次に示すような倫理的に考慮するべき点があることから，日本産科婦人科学会は，当面この検査を臨床研究として，日本医学会が認定する施設に限定して，2013年4月から行う方針を示しました（**表3-11**）[7]．これと連携して，日本医学会，日本人類遺伝学会，日本医師会など関係5団体が，この検査についての共同声明を発表し，厚生労働省も学会指針および共同声明を遵守するよう通知を出しました[8]．

表3-11

**NIPT について倫理的に考慮するべき問題点**

① 「母体血の採取だけで胎児の染色体異常が高い精度でわかる検査」というふれこみにより，妊婦が十分な認識をもたずに検査を受ける可能性がある．

② 非確定的検査であるにもかかわらず，検査結果を妊婦が確定的なものと誤解する．その誤解に基づいて，例えば人工妊娠中絶を決断する可能性がある．

③ この検査技術は特定の染色体（13番，18番，21番）の数的異常の可能性を示すものであるが，これら3つの染色体の数的異常を現在の医学では治療できない．「簡便で精度の高い検査」ということで広く普及すると，染色体数的異常胎児の出生の排除，さらには染色体数的異常を有する人たちが生きていることの否定につながりかねない．

日本産科婦人科学会：母体血を用いた新しい出生前遺伝学的検査に関する指針，2013.
Available at: https://www.jsog.or.jp/news/pdf/NIPT_shishin.pdf

NIPTを臨床研究として2013年4月から行う際の方針として，主に下記の点が示されました[7].

---

① 対象となる妊婦を限定する.
　・分娩予定日に35歳以上の高年妊娠
　・染色体数的異常を有する子を妊娠した既往のある者
　・胎児超音波検査や母体血清マーカー検査で，胎児が染色体数的異常を有する可能性が示唆された者など
② 臨床遺伝専門医などが妊婦への遺伝カウンセリングを含めて，十分な説明を行うことができる体制が整った施設に限定（開始当初15施設．2020年109施設）.
③ 産科クリニックの通常の検査メニューにしない.

---

NIPTを臨床研究として実施する認定施設は「NIPTコンソーシアム」を設置して研究結果を集約してきました．その実績報告は**表3-12**のとおりです.

表3-12

### NIPT 臨床研究の実施状況

検査陽性者の確定的検査実施状況（2013年4月〜2020年3月）

検査実施総数 86,813件　平均年齢 38.4歳　妊娠週数 13.1週

| | 21トリソミー | 18トリソミー | 13トリソミー | 計 |
|---|---|---|---|---|
| 陽性者数 | 943 | 470 | 141 | 1,556 |
| 確定的検査実施数 | 845 | 349 | 122 | 1,318 |
| 　真陽性数 | 821 | 311 | 67 | 1,199 |
| 　陽性者的中率 | 97.2% | 89.1% | 54.9% | **91%** |
| 　偽陽性数 | 24 | 38 | 55 | **119** |
| 確定的検査非実施数 | 98 | 121 | 19 | 238 |
| 　妊娠継続 | 9 | 6 | 1 | 16 |
| 　研究脱落 | 28 | 15 | 2 | 45 |

この報告から，陽性者的中率が91%（**表3-12**，右の計）であり，比較的精度の高い検査であることがわかります．しかしながら，偽陽性数（NIPTで陽性の結果が出たが確定的検査で陰性だった数）が119件ありました．またNIPTで陽性と出ても確定的検査をしなかった人が238人いました．そのなかには確定的検査を実施しないまま妊娠を中断した人もいました．染色体の疾患がない胎児の妊娠も中断されていた可能性があります．こうしたことを避けるためには，NIPTの性格や検査結果の意味について医学的に丁寧な説明をしなければなりません．けれども，遺伝医学的な説明だけではなく，生まれてくる子に障害があると予想される場合，どの程度の障害であり，発育にどのような影響

がどの程度出るのか，社会生活をどのように送れるのか，その支援の体制等々について，さまざまな妊婦の不安に寄り添って相談にのっていくことが欠かせません．こうした幅広い内容を含む遺伝カウンセリングの体制が十分に整っている施設に検査を限定して行うというのが，日本産科婦人科学会や日本医学会の方針でした．

しかしながら，2016年後半から，一部の医療機関が指針と通知を無視して，認定を受けずにNIPTの提供を行うようになってきました．日本産科婦人科学会の指針や厚生労働省の通知には法的強制力がないからです．これらの施設のなかには，産科的な対応ができないところや，妊婦への十分な説明をしていないところがあります．例えば，「13トリソミーの疑いあり」との検査結果を受け取った妊婦が問い合わせたところ，「内容はインターネットで調べてください」などの返答しかもらえず，不安になって認定施設に相談に来るケースも生じています．

これらの施設は，学会の認定施設のような面倒な手続きを必要とせず，しかも安価に検査ができることを宣伝し，インターネット上で検査希望を受け付けています．認定外の施設での検査件数が認定施設での検査件数をすでに上回っていると予想されます．厚生労働省もこうした事態を重視し，新たな専門委員会で検討を重ねた結果，2021年に次のような内容の報告書をまとめました（**表3-13**）[1]．

---

表3-13

### NIPT等の出生前検査に関する専門委員会報告書

（1）出生前検査に関する妊婦等への情報提供の体制整備を行う．

・妊婦およびそのパートナーに対する出生前検査に関する情報提供は，出生前検査を受けることを勧奨するものではなく，妊娠・出産・子育て全般に関わる妊婦やその家族の抱えるさまざまな不安や疑問に対応する支援の一環として行う．

・誘導にならない形での情報提供

・妊婦およびそのパートナーが正しい情報の提供を受け，適切な支援を得ながら意思決定を行っていくことができるよう支援する．

・具体的には，保健所などに設置された「女性健康支援センター」に，研修を受けた専門の相談員を配置するなど，相談体制の整備を行う．

（2）新たな認証制度について

・関係学会，医師・看護師等の団体，倫理・法・社会分野の有識者，障害者福祉の関係者，患者当事者団体，検査分析機関の関係者など幅広い関係者を構成員とし，厚生労働省関係課も参画する出生前検査認証制度等運営機構（仮称）を，医学系関係学会の連合体である日本医学会に設置する．

・検査分析機関は，非認証医療施設からのNIPT検査を受け付けないこととする．

厚生科学審議会科学技術部会・NIPT等の出生前検査に関する専門委員会，「NIPT等の出生前検査に関する専門委員会報告書」，2021. Available at: https://www.mhlw.go.jp/content/000783387.pdf

---

## 妊娠・出産・育児にかかる支援体制の充実

　報告書は，出生前検査についての情報の提供についての基本的な考え方を述べています．現在，出生前検査に対して関心が高まっていますが，出生前検査をあえて受けないという立場の人もいます．たとえ障害があっても，生まれた子はわが子として受け入れていく．だから妊娠中から余計な不安を与える検査は受ける必要がないという考えです．子どもが欲しいと思っているカップルにとっては，妊娠の判明は「良いニュース」です．妊娠が順調に経過していくなかで，「一体どんな子が生まれてくるのだろうか」と，まだ見ぬ「わが子」への期待が高まり，出産の日が待ち遠しいのが通常の「幸せな妊婦」です．

　これに対して，出生前検査を行い，検査の結果次第では中絶もありと考えている女性は，妊娠した子を検査の結果が出るまでわが子として受け入れることを保留していることになります．検査結果が陰性で妊娠の継続を決めるまでは，自分が妊娠したことを他人に明かさないという人もいます．検査を受けることは，結果次第では中絶もありということであり，検査を受けること自体にすでに倫理問題をはらんでいます．

　報告書は，出生前検査についての情報提供のあり方について詳細に述べていますが，それは出生前検査を受けることを**推奨するものではありません**．妊娠，出産，子育て全般に関する妊婦やその家族のさまざまな不安や疑問に対する支援の一環としての情報提供という立場です．

　インターネットなどを介して，出生前検査についてすでにさまざまな情報が溢れています．報告書は，十分な理解をもたずに検査を受け，検査結果を一面的に解釈して結論を導くことに対して，正しい情報を適切に提供することによって妊婦とそのパートナーが家族形成のあり方に関して適切に意思決定を行うこと，その支援の重要性を強調しています．

　前項で述べたように，出生前検査の前後に行うカウンセリングは臨床遺伝専門医または認定遺伝カウンセラーなどの資格をもつ人によって行われます．しかし人材が不足している状況を踏まえ，保健所などに「女性健康支援センター」を設置し，出生前検査以外の問題も含めて，妊婦とそのパートナーが相談できる体制を整えることを報告書は提案しています．

　日本医学会は報告書が提案する新たな認証制度［**表3-13**の(2)］について検討を行った結果，2022年2月に「NIPT 等の出生前検査に関する情報提供及び施設（医療機関・検査分析機関）認証の指針」[9]を公表しました．臨床遺伝専門医などが常駐していないクリニックなども，体制が整った「基幹施設」と連携して妊婦への支援を行うことでNIPTが実施できるとしました．この新指針によって，NIPT実施の認証を受ける機関が大幅に拡大すると予想されます．報告書が強調する相談・支援体制の質の向上と維持が強く望まれます．

## NIPTの今後

　世界的にみると，検査技術は絶えず進歩しており，検査の対象となる疾患も拡大して

います．母体血の採取から単一遺伝病の有無もわかるようになってきています．今の「新型」出生前検査はやがて「旧型」になります．今後次々と登場してくる新たな検査技術に対してどう対応していくのかが問われます．遺伝カウンセリングや相談支援体制の一層の充実が望まれます．

**Case Study ┤ 考えてみよう！├**

　私は訪問薬剤師として，自宅で療養中のマサミさん（84歳，女性）を定期的に訪問しています．血圧のお薬も飲んでいますが，血圧は安定しています．

　近所に住むマサミさんの孫，ミチさん（35歳）が妊娠し，「ひ孫が生まれるのよ！」と嬉しそうに話してくれていました．ある日訪問すると，ミチさんは泣いており，マサミさんと対立している場面に遭遇してしまいました．2人とも「聞かれてしまった！」という表情をしましたが，マサミさんは興奮がおさまらず，ミチさんも言い返しました．

マサミさん：障害をもった子どもが生まれたら，育てるあなたが大変なのよ！　年齢を考えても，障害をもった子どもを育てるのは無理じゃないの？

ミチさん　：これが最後の妊娠かもしれないし，障害が残るのかもわからないじゃない？

　どうやら，検査によって赤ちゃんに先天性異常の可能性があると言われたようです．話の流れの中で，マサミさんは「ねえ，そう思うでしょ？」と私に同意を求めてきました．私はどう答えたらよいでしょうか．

① 　マサミさんとミチさんの意見についてあなたはどう考えますか？
② 　訪問薬剤師の立場でたまたまこのような話に加わってしまった私は2人にどのようなことを勧めることができるでしょうか？

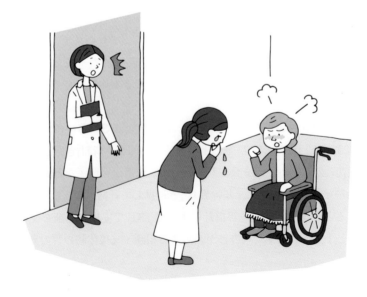

## ■文 献

1) 厚生科学審議会科学技術部会・NIPT 等の出生前検査に関する専門委員会:「NIPT 等の出生前検査に関する専門委員会報告書, 2021. Available at: https://www.mhlw.go.jp/content/000783387.pdf

2) 日本産科婦人科学会: 出生前に行われる検査および診断に関する見解, 改定案, 2011. Available at: https://www.jsog.or.jp/news/pdf/shussyouzenkenkaikaitei_20110206.pdf

3) 日本産科婦人科学会: 出生前に行われる遺伝学的検査および診断に関する見解, 日本産科婦人科学会雑誌, 73: 964-968, 2021.

4) 厚生科学審議会先端医療技術評価部会・出生前検査に関する専門委員会: 母体血清マーカー検査に関する見解（報告）, 1999. Available at: https://www.mhlw.go.jp/www1/houdou/1107/h0721-1_18.html

5) 日本医学会: 医療における遺伝学的検査・診断に関するガイドライン, 2011. Available at: https://jams.med.or.jp/guideline/genetics-diagnosis.pdf

6) 日本学術会議: 提言 ゲノム医療推進に向けた体制整備と人材育成, p10, 2020. Available at: https://www.scj.go.jp/ja/info/kohyo/pdf/kohyo-24-t294-4.pdf

7) 日本産科婦人科学会: 母体血を用いた新しい出生前遺伝学的検査に関する指針, 2013. Available at: https://www.jsog.or.jp/news/pdf/NIPT_shishin.pdf

8) 厚生労働省雇用均等・児童家庭局母子保健課長:「母体血を用いた新しい出生前遺伝学的検査」の指針等について（周知依頼）, 雇児母発 0313 第 1 号, 平成 25(2013) 年 3 月 13 日.

9) 日本医学会出生前検査認証制度等運営委員会: NIPT 等の出生前検査に関する情報提供及び施設（医療機関・検査分析機関）認証の指針, 2022.

# 7 着床前検査の倫理問題

## 1 着床前検査とは

　　着床前検査は受精卵診断ともよばれることがありますが，正確には，初期胚に対して行われます．体外受精に細胞レベルの遺伝子検査を組み合わせた技術です．受精のおよ

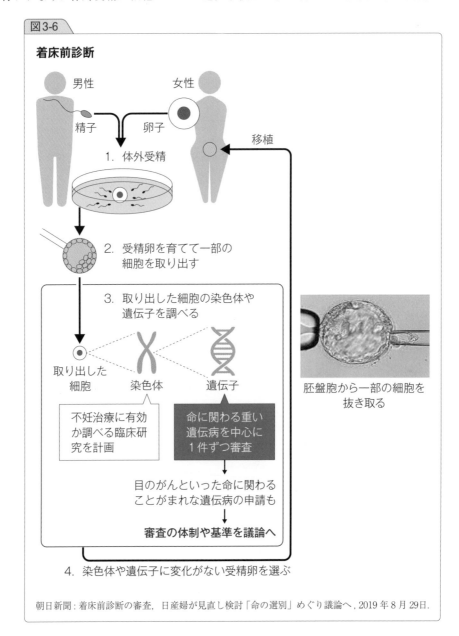

図3-6

**着床前診断**

男性　　　女性

精子　卵子

移植

1. 体外受精

2. 受精卵を育てて一部の細胞を取り出す

3. 取り出した細胞の染色体や遺伝子を調べる

取り出した細胞　染色体　遺伝子

不妊治療に有効か調べる臨床研究を計画

命に関わる重い遺伝病を中心に1件ずつ審査

目のがんといった命に関わることがまれな遺伝病の申請も

**審査の体制や基準を議論へ**

4. 染色体や遺伝子に変化がない受精卵を選ぶ

胚盤胞から一部の細胞を抜き取る

朝日新聞：着床前診断の審査，日産婦が見直し検討「命の選別」めぐり議論へ，2019 年 8 月 29 日．

そ5，6日後，胚盤胞の外側の部分（栄養外細胞）から切り取った細胞を用いて染色体や遺伝子の検査を行います（**図3-6**）．異常がなかった胚を選んで子宮に着床させることにより，染色体異常や重篤な遺伝病をもった胎児の妊娠を回避することができます．広い意味で，出生前検査の延長上にある検査です．

初期胚の一部を切り取る胚生検の安全性について，今のところ問題点は見つかっていませんが，長期的な影響については，生まれた子どもたちの成長を長期に追跡調査する必要があり，まだはっきりしたことはわかっていません．

## 2 日本産科婦人科学会の方針

日本には着床前検査を規定する法律はありません．日本産科婦人科学会が1998年に示した次の会告に沿って実施されています（**表3-14**）．

表3-14

**日本産科婦人科学会「着床前診断に関する見解」1998年の方針**
・着床前診断は極めて高度な技術を要する医療行為であるため**臨床研究**〔p.208〕**として行う**．
・**重篤な遺伝性疾患を診断する目的**に限定する．
・適用の可否は，日本産科婦人科学会が**申請された事例ごとに審査**する．

日本産科婦人科学会は，「重篤な遺伝性疾患」を「成人に達する以前に日常生活を強く損なう症状が出現したり死亡する疾患」と定義し，例えばデュシェンヌ型筋ジストロフィーなどに検査の対象を限定して，申請事案ごとに審査して認可してきました[1]．

この見解の2006年の改定で，染色体転座（異なる2本の染色体に切断が生じ，切断された断片が交換され，他方の染色体に結合する）に起因する習慣性流産（3回以上続けて流産する場合）も検査対象に加わりました．着床前検査によって流産しやすい胚を排除することで妊娠率と出産率を上げるためです．しかしこれに対しては，着床前検査で流産しやすい胚を排除することで流産を少し減らすことはできても，出産ができなかった人ができるようになる保証はなく，出産率が上がることは証明されていないともいわれています[2]．

その後，遺伝子配列を高速度で読み取る次世代シーケンサーの開発などによって迅速な網羅的ゲノム解析が可能となり，これを用いて移植前に胚のすべての染色体の数をより迅速に検査することが可能になりました．

日本産科婦人科学会は2021年6月に，着床前検査の対象を成人後に発症する病気にも拡大する最終報告書をまとめ発表しました．それは重篤性の定義の次のような変更です（**図3-7**）[3]．

図3-7

## 「重篤性」の定義の変更

| これまでの定義 | | 新しい定義 |
|---|---|---|
| 「成人に達する以前に日常生活を著しく損なう状態が出現したり，生存が危ぶまれる状況になる状態」 |  | 「日常生活を強く損なう症状が出現したり，生存が危ぶまれる状況になる疾患で，現時点でそれを回避するために有効な治療法がないか，あるいは高度かつ侵襲度の高い治療を行う必要のある状態」 |

日本産科婦人科学会倫理審議会：PGT-M に関する倫理審議会（第2部），2020 年 11 月 1 日開催の検討内容.

　これまでは「成人に達する以前に日常生活を著しく損なう状態」を重い遺伝性疾患の定義としていました．例えば，生後 1 年以内に死亡する確率が高い重篤な遺伝性疾患などです．「成人に達する以前に」が削除され，かつ後半に，「現時点でそれを回避するために有効な治療法がないか，あるいは高度かつ侵襲度の高い治療を行う必要のある状態」が追加されています．成人になる以前に命を落としかねない病気だけでなく，年齢は限らずに日常生活に大きな影響がある重い病気も対象に加えると，検査対象となる病気の範囲は大幅に拡大します．これに対して，慎重な検討を求める意見書が日本神経学会などから出されています．

## 3 ）着床前検査の倫理的問題

　着床前検査が抱える倫理的問題は，①命のもとである胚を廃棄する，②優生思想（3 章-1-8節）につながる，③自然妊娠が可能な女性に対しても，負担の重い体外受精を行うことになるなどがあります．着床前検査についての賛否の主な論点は以下のようになります（表3-15）.

144　第3章　医療の進歩に伴う倫理的問題

表3-15

**着床前検査の賛否の論点**

| | 賛成論 | 反対論 |
| --- | --- | --- |
| 疾患や障害の回避について | ・疾患や障害のある子の妊娠を回避することができる.<br>・着床前検査の普及が障害者差別の助長につながるという因果関係は証明されていない. | ・疾患をもつ胚を廃棄し，命の可能性を排除する.<br>・障害のある子の可能性を否定することになるだけでなく，現に障害をもって生きている人の存在を否定することにもつながる. |
| 人工妊娠中絶の回避について | ・着床前の選択によって，心身にダメージを与える人工妊娠中絶を回避することができる.<br>・妊娠21週までの中絶が事実上幅広く容認されている状況で，一部の胚を移植しないことが許されない理由はない. | ・着床前の胚の選別は，出生前検査結果に基づく人工妊娠中絶と同様，「命の選別」である. |
| 優生思想について | ・重い疾患や障害を避けようとすることは親の願いとして当然であり，許される. | ・身体的，精神的に優れた能力を有する者の遺伝子を保護し，劣った能力の者の遺伝子を排除して，優秀な人類を後世に遺そうという優生思想につながる.<br>・「障害があれば不幸」という障害者差別を正当化することになる. |
| 流産の回避について | ・流産をくり返す女性にとって，流産は心身両面にダメージを与える．それを回避することができる技術は用いてもよい. | ・着床前検査によって流産を回避する可能性は高まるかもしれないが，体外受精とセットであることを総合的に評価すると，着床前検査によって出産率が必ずしも上がるわけではない.<br>・体外受精を行うことで，女性の心身への負担と，経済的負担が高くなる. |

# 4 出生前・着床前検査と未来社会

　高年妊娠の増加や，インターネットなどでの出生前検査や着床前検査の情報の広がりなどで，これらの検査への関心が高まっています．妊娠する側のニーズの高まりと，最新の検査技術を売り込もうとする企業や産科クリニックからの働きかけによる相乗効果

の影響があります.

　DNA配列をより短時間・より低コストで読み解く技術も急速に進歩しています. 母体血から, 胎児の性別や父親の確認, 胎児のさまざまな遺伝性疾患や病気になりやすい体質の判別までが技術的に可能な段階にきています. 将来は, 体形や容姿, さまざまな能力に関わる遺伝子が解析可能になってきます. このような出生前検査が普及すると, これらの検査技術を駆使して, 生まれてくる子の状態を事前にチェックし, 「望ましい子」を選んで産むという状況が将来一般化する可能性があります.

　着床前検査をして胚を選択することは, 今は女性やカップルが自己決定することであり, 義務ではありません. しかし, それが一般化した場合, 障害をもった子を養育している母親が, 「産む前に知ることができる便利な検査技術があるのに, なんでそれを利用しなかったの? なんでその子を産んだの」と非難される状況も予想されます. 現在は自由な選択とされていることが, 将来, 社会的プレッシャーの中で事実上の義務とされるのではないかという懸念があります.

　生まれてくる子を事前にチェックし選んで産むということは, 人間が長く経験してきたことと異なります. 出生, それは両親の選択を超える「大いなる贈りもの」で, 「子は授かりもの」でした. 出生後にわかる病気や障害は, その人には責任のない「運命」とみなされました. その運命は他者のケアと援助を頼りにすることができました. それが「運命」ではなく, 事前にチェックし選択可能なものとなります. 科学技術の進歩によってそれが可能になったのだから素晴らしいという称賛もあります. 同時に, そのような選択が実現すると, 人生の基本ルールが変わります. これまでの社会とは異なる世界が出現する可能性があります.

　着床前検査によって多数の疾患を事前にチェックし疾患のない胚を移植する. それによって「完全な子(perfect baby)」をめざす方向に向かっていくことも予想されます. しかし「完全な子」は存在するのでしょうか. あるいは, それはどのような子でしょうか. 人は誰でも10個以上の重度の劣性遺伝病の遺伝子をもっている「遺伝病の保因者」です. 疾患のある子が生まれてくる可能性を誰でももっています. 検査技術が進歩するにつれ, さまざまな病気の原因とされる遺伝子変異が特定され, 「欠陥」とされる項目は増え続けます. 「完全な人間」とされる基準や「合格ライン」はますます高く引き上げられます. 「合格ライン」に達しないまま生まれてしまった子は, 初めから「基準以下の不完全な子」として差別される可能性があります. そのような「完全性」を追い求める社会を私たちは望むのでしょうか. 出生前, 着床前検査をめぐる倫理について考えることは, 私たちはどのような社会に生きたいのかを問うことにつながります.

　オルダス・ハクスリー『すばらしい新世界』(1932年), リー・シルヴァー *Remaking Eden* (邦訳『複製されるヒト』, 1997年), 映画「ガタカ(Gattaca)」(1997年)など, SFで描かれた世界はもはやフィクションではなくなってきています. 現在の検査技術の水準を踏まえながら, 先を見すえた議論が必要です.

私は調剤薬局に勤務する薬剤師です．近くには着床前検査も行っている不妊クリニックがあります．薬局を挟んでその反対側には，障害者向けの就労継続支援などを行う障害者福祉サービス事業所があり，遺伝性の障害をもつ方も時々この薬局に来店します．

ある日，同僚がこんなこと言ってきました．

同僚：自分は流産を2回経験していて，まだ子どもに恵まれない．もうそろそろ40歳になるところだから，体外受精で不育症（妊娠はするが流産や死産をくり返し生児が得られないこと）の治療を始めようかと思ってるんだけど……

私　：体外受精で不育症の治療って，どういうこと？

同僚：体外受精をして，着床前検査で，染色体異常とかの流産につながる胚を避けて，つまり胚を選んで身体に戻すの．でも，それって，障害者を差別していることになるのかな？

私　：？…………

あなたならこの同僚にどんな話をしますか？

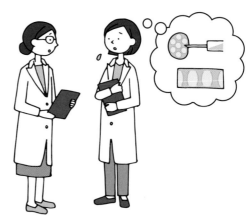

### さらに学びを深めるために

・杉浦真弓：第6章 着床前診断．In：シリーズ生命倫理学編集委員会 編，生殖医療，第6巻，丸善出版，2012．

・オルダス・ハクスリー 著，黒原敏行 訳，すばらしい新世界，光文社古典新訳文庫，2013．

・リー・シルヴァー 著，東江一紀ほか 訳，複製されるヒト，翔泳社，1998．

・映画「ガタカ」，アンドリュー・ニコル 監督，1997．

■文 献

1）日本産科婦人科学会：平成30年度臨時倫理委員会議事録，2018. Available at: http://www.jsog.or.jp/modules/committee/index.php?content_id=111

2）名古屋市立大学産科婦人科学教室：不育症・習慣流産のみなさんへ．Available at: http://www.med.nagoya-cu.ac.jp/obgyne.dir/group_huiku.html

3）日本産科婦人科学会倫理審議会：PGT-Mに関する倫理審議会（第2部），2020年11月1日開催の検討内容．

# 8 優生思想の過去・現在・未来

出生前検査や着床前検査に対して，胎児や受精卵を選ぶことは「命の選別」であり「優生思想につながる」という批判がよく聞かれます．この優生思想とは何でしょうか．優生思想の歴史を振り返りながら考えてみましょう．

## 1 優生思想と優生学

優生思想は人類の歴史の中でかなり古くからあったと思われます．文献に残っている最も古いものの一つに，プラトン（Plato, 紀元前427-347）の『国家』（紀元前375年頃）があります．プラトンは結婚と子作りについて，次のような趣旨を述べています[1]．

> 最も優れた男たちは最も優れた女たちとできるだけしばしば交わらなければならない．最も劣った男たちと最も劣った女たちはその逆でなければならない．最も優れた男女から生まれた子どもたちは国が手厚く育て，そうでない者たちから生まれた子どもたちは育ててはならない．劣った者たちの子どもや，優れた者たちから欠陥のある子が生まれた場合には，これをしかるべき仕方で秘密のうちに抹殺してしまうだろう．
> （プラトン『国家』，紀元前375年頃）

優れた生を生かし劣った生を抹殺するというこうした考えが優生思想です．植物の栽培や家畜の飼育で良い種（たね）を育てることを人間にもあてはめ，特定の人種や国民の遺伝的な資質を高めようという思想です．

19世紀になると，この思想を一つの学問として打ち建てようとする動きが英国で始まります．フランシス・ゴールトン（Sir Francis Galton, 1822-1911）はダーウィン（Charles Robert Darwin, 1809-1882）のいとこですが，『人間の知性とその発達』（1883年）の中で，生まれつきの血統の良さを表すギリシャ語から「種の改良の科学」を表す語としてEugenics（優生学）を造語しました[2]．

> ギリシャ語　εὐγένεια
> （eugeneia　エウゲネイア）　　　　→　　　Eugenics優生学
> 生まれの良さ，高潔な心，身体の強健さ

優生学とは，「より適切な人種や血統が，より不適切な人種や血統に対して速やかに優勢になるようなよりよいチャンスを与えることによって，人間の血統を改善する科学」

という意味です[3].

優生学には次の2種類があります.

> 促進的優生学(positive eugenics)：「望ましい資質をもった者」の増殖をめざす.
> 「優秀な者」の生殖の奨励など
> 抑制的優生学(negative eugenics)：「望ましくない者」を除去する.
> 「劣等な者」の繁殖の禁止,「劣等な者」の中絶,
> 断種など

　「優生学」は19世紀の後半に英国で生まれ,19世紀末から20世紀初めにかけて優生学運動が世界を席巻しました.米国では政策として展開され,犯罪者や知的障害者などへの強制不妊手術を認める断種法が多くの州で制定されました[4].

　優生学的にみれば戦争は最も反優生学的です.戦争では,数多くの有能かつ屈強な男子が戦場で命を落とし,戦場に出ることができない病弱な者が国内で生き延びるからです.それゆえ,優生学者の多くは戦争に反対する平和主義者です.しかし実際には,第二次世界大戦時に国家の強権によって優生学的政策が強力に推し進められました.その最も極端な政策がナチス政権下のドイツで実行されました.ヒトラーが率いる国家社会主義ドイツ労働者党(ナチス)が1933年に政権を掌握するとすぐに,米国の断種法にならった「遺伝病子孫予防法」[5]を制定し,「先天性精神薄弱,精神分裂病,躁うつ病,遺伝性てんかん,遺伝性舞踏病(ハンチントン病),遺伝性の全盲,遺伝性聾唖」[6]を対象に36万以上の人に強制断種を行いました.当時の人口の約200人に1人という割合です.

　遺伝病子孫予防法は,これから生まれてくる生命の誕生を阻止する政策でした.ナチス政権はこれにとどまらず,障害をもって現に生きている子どもや成人を組織的に殺害する作戦を展開しました.この作戦はナチス時代の法律に照らしても殺人です.そのため秘密の作戦として実行され,作戦本部が置かれたベルリンのティアガルテンシュトラーセ(Tiergartenstraße)4番地から「T 4作戦」と名づけられました.この殺戮作戦によって,「精神分裂病,てんかん,老人性疾患,進行麻痺,梅毒症,あらゆる種類の精神薄弱者,脳炎,ハンチントン舞踏病,精神疾患の末期,犯罪歴のある精神病患者」[7]などが,政府の委員会によって「生きるに値しない命」[8]と判定され,毒ガスなどで殺害されました.その数は,ナチスの公式記録で7万数千人.実際はおよそ30万人と推測されています[9].

## 2 　日本の優生保護法

　日本でも戦中と戦後に,ナチスの遺伝病子孫予防法にならった下記の法律がありました(図3-8).

図3-8

## 日本の優生保護法

日本もナチスの**遺伝病子孫予防法**と同趣旨の法律を制定

| 戦中<br>国民優生法<br>**1940年制定** | 戦後<br>優生保護法<br>1948～**1996年** |
|---|---|
| ・第1条　本法は悪質なる遺伝性疾患の素質を有する者の増加を防遏〔ぼうあつ＝防止〕すると共に健全なる素質を有する者の増加を図り，もって国民素質の向上を期することを目的とす．<br>（カタカナをひらがなに変更） | ・第1条　この法律は，**優生上の見地から不良な子孫の出生を防止**するとともに，母性の生命健康を保護することを目的とする．<br>・第2条　この法律で**優生**手術とは，生殖腺を除去することなしに，生殖を不能にする手術で**命令**をもつて定めるものをいう． |

　1940年に制定された国民優生法は，第1条にみられるように，ナチス・ドイツの遺伝病子孫予防法と同趣旨の法でした．優生手術（不妊手術）の対象として「遺伝性精神病，遺伝性精神薄弱」などがあげられている点も，ナチスの法にならっています．しかしながら，当時は戦時であり，国力増強のための人口増加がめざされたため，出産抑制政策よりも出産奨励政策の方が優先され，優生手術の件数はそう多くありませんでした[10, 11]．

　戦後，1948年に優生保護法が制定され，国民優生法は廃止されました．戦後の優生保護法は，戦中の国民優生法よりも，優生の対策を一層強化しました．優生手術は，「本人の同意ならびに配偶者の同意を得て，任意に，行うことができる」としていますが，「ただし，未成年者，精神病者または精神薄弱者については，この限りでない」として，本人の同意を必須としていません（第3条）．さらに「別表に掲げる疾患に罹っていることを確認した場合において，……同意を得なくとも，都道府県優生保護委員会に優生手術を行うことの適否に関する審査を申請することができる」（第4条）として，審査で認められた者への強制断種（強制不妊手術）を可能としました．その別表には，「遺伝性精神病，遺伝性精神薄弱」のほかに「強度かつ悪質な遺伝性身体疾患」として，36の疾患名が列記されています．

　優生保護法に基づいて1949年から1996年までに，845,139件の不妊手術が実施されました．このうち16,475件は本人の同意によるものではありませんでした[12]．

　戦後の人口の急増と食料・資源の不足の中で，人口を抑制することが喫緊の課題と考えられていました．しかも単に人口の量を抑えるだけではなく，人口の質つまり国民の

資質の向上もめざして,「不良な子孫の出生を防止する」(第1条)ことを,優生保護法は目的としていました.戦後の優生保護法の方が国民優生法よりも,ナチス時代の遺伝病子孫予防法により近いと言えます.

本人の同意に基づかない不妊手術が最も多く行われたのは,1954〜58年で,毎年1,000件を上回っていました.その後も1974年までは年に100件を超えていました[12].

## 3 母体保護法への改正

日本国憲法下で強制不妊手術を許容する法があり,その法に基づいて強制不妊手術が長らく実行されていました.1994年にこの強制不妊手術が広く国際社会に知られるようになり,世界から非難を浴びるようになります.この年にエジプトのカイロで開催された国連国際人口開発会議で,リプロダクティブ・ヘルス／ライツ(性と生殖に関する健康・権利)が提唱された際,障害をもつ日本の女性,安積遊歩さんが優生保護法を背景として行われていた「女性障害者の子宮摘出」を批判する発表を行いました.これが各国の代表団とマスコミの注目を浴び,日本の優生保護法に対する非難が世界的に高まりました.この事態に日本政府は慌て,1996年,優生保護法を母体保護法に改正する法案を提出しました.優生保護法の中にある優生に関する記述をことごとく削除して,「母体保護法」と名称を改めた法案です(**図3-9**).

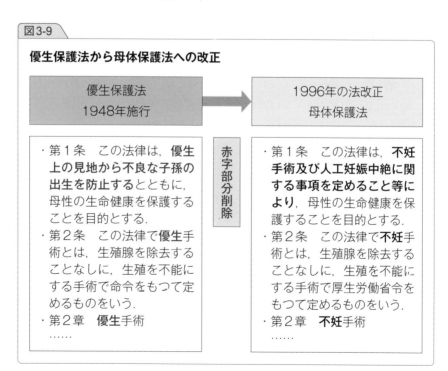

図3-9

**優生保護法から母体保護法への改正**

| 優生保護法 1948年施行 | | 1996年の法改正 母体保護法 |
|---|---|---|
| ・第1条　この法律は,**優生上の見地から不良な子孫の出生を防止する**とともに,母性の生命健康を保護することを目的とする.<br>・第2条　この法律で**優生手**術とは,生殖腺を除去することなしに,生殖を不能にする手術で命令をもつて定めるものをいう.<br>・第2章　**優生**手術<br>…… | 赤字部分削除 | ・第1条　この法律は,**不妊手術及び人工妊娠中絶に関する事項を定めること等により**,母性の生命健康を保護することを目的とする.<br>・第2条　この法律で**不妊**手術とは,生殖腺を除去することなしに,生殖を不能にする手術で厚生労働省令をもつて定めるものをいう.<br>・第2章　**不妊**手術<br>…… |

改正の意義や中身は国会でほとんど議論されないまま,上程されてからわずか5日で可決成立という異例のスピードで,優生保護法は母体保護法へと改正されました.これ

まで行われてきた強制不妊手術はリプロダクティブ・ライツに反するだけではなく，重大な人権侵害です．このことがほとんど取り上げられることなく，強制不妊手術の被害者への謝罪や補償はまったく議論されませんでした．

2018年1月，旧優生保護法による強制不妊手術を受けた宮城県在住の60代女性が国家賠償法に基づき，国に謝罪と補償を求めて提訴しました．その後，同類の提訴が全国各地でなされました．これらの裁判は，今も継続中です．

国会も強制不妊手術の被害者への謝罪と補償にようやく取り組み始めました．2018年に「優生保護法下における強制不妊手術について考える議員連盟」が超党派で結成され，被害者への救済法案をまとめました．こうして「旧優生保護法に基づく優生手術等を受けた者に対する一時金の支給等に関する法律」が2019年4月に成立しました．被害者への「おわび」と一時金320万円を支給するという内容です．

日本では戦後，1996年までナチスの断種法と趣旨を同じくする法律が実際に存在し，その被害をめぐって今も係争中です．

# 4 社会ダーウィニズムとダーウィン

優生学は社会ダーウィニズム（Social Darwinism）と深く関わっていました．ゴールトンはダーウィンの進化論の影響を受け，優生学を唱えるようになりました．社会ダーウィニズムとは，生存競争による自然淘汰というダーウィンの進化説を人間社会にもあてはめ，社会の進化を説明しようとする思想です．ダーウィン自身は優生学を積極的に唱えたわけではありませんが，彼の「適者生存」や「自然選択」の説は，社会ダーウィニズムの有力な論拠として使われました．例えば，『人間の由来と性淘汰』(1871年，以下『人間の由来』)でダーウィンは次のような趣旨を述べています[13]．

未開人では，からだや心が弱い個体はすぐに除かれてしまうので，生き残った個体は一般に健康状態がよい．一方，私たちのような文明人は，障害者や病人に医療を施し，社会保障によって誰もが排除されてしまうことのないように大きな努力を払っている．医師は誰の命をも救おうとして，最後の瞬間まで最善をつくす．もともとからだが弱かった多くの人々が医療のおかげで生き延びられるようになって，文明社会では，弱い人々も子孫を残すことができるようになった．

家畜動物の繁殖では，このように弱い個体を残すことをすれば，家畜の系統はすぐに劣化する．人間以外の動物は適者生存の中に生きているのに，人間だけが弱い個体を保護し，育種の原則に反したことを行っている．
（チャールズ・ダーウィン『人間の由来』，1871年，長谷川眞理訳を一部変更）

強い個体を繁殖させ弱い個体を排除するという育種の常識に反して，医療や福祉によって弱い者にも繁殖を許しているのは人間だけだ，と述べています．けれども，こう

した優生学的な論調はダーウィンの学説の一面にすぎません.『人間の由来』[14)には,次のような論もみられます.

共感の感情をより高く保持していて,互いに助け合ったり,全員の利益のために自分を犠牲にする用意のあるような人物がたくさんいる部族は,他の部族に打ち勝つだろう.部族全体の道徳の水準が上がり,そのような性質を備えた人物の数が増えれば,その部族は他の部族に対して非常に有利になる.
これは自然淘汰である.このようにして結束力のある部族が他の部族に置きかわってきた.道徳が彼らの繁栄と成功の一因であるので,世界のどこでも道徳の標準は向上し,よりよい道徳を身につけた人間の数が増加したのである.
（チャールズ・ダーウィン『人間の由来』,1871年,長谷川眞理訳を一部変更）

このようにダーウィンには,相反する2つの論調A,Bがみられます（**表3-16**）.

表3-16

**ダーウィンの両面**

| A 人間は悪い状態の個体にも繁殖を許すような無知な育種家 | B 道徳性の向上と社会的結束の強化が生き残りの鍵 |
| --- | --- |
| ・体力・知力の強い者が生き延びる ・人間だけが,弱い人々も子孫を残すことができるようにしている ・強い個体が生き延び,強い子孫だけを残して,種が生き延びていくという自然淘汰説に逆行 | ・互いに危険を知らせあったり助けあってきた部族が,生存への脅威から集団で身を守り,生き残り,繁栄していく ・共感の能力や道徳的資質の向上が生き残りに有利に作用した |

ダーウィンは,適者生存を個体どうしの生存をめぐる競争だけではなく,集団対集団の競争レベルも含めて重層的に捉え,共感の能力や道徳的資質の向上が生き残りに有利に作用したと推測しています.人間は,ゴリラのように大きなからだや強靱さを備えているわけではなく,ひ弱な生物から進化してきました.人間一人ひとりは,まことに無防備で無力な存在ですが,共感や愛情のような高度な心的性質を獲得し,社会性を発達させて集団の力を強めることで,この弱点を補ってきたと,ダーウィンは考えました.

ダーウィンは「比較的ひ弱な生物から進化してきたことは,〔人間社会の発展を促し〕人間にとって非常に幸いなことであった」とまで言っています[15].これは人間の弱さと相互依存の価値を認める発想です（第2章8節）.さらに,人間の社会性の基盤をなす共感能力を「人間の性質のなかの最も高貴な部分」とよんでいます[16].ダーウィンは道徳的水準の向上を通じて自然淘汰が働くという面をはっきりと捉えていました（**図3-10**）.単に体力と知力の点での競争のみによって自然淘汰が働くとは考えていませ

ん．彼が優生学に全面的に与しえなかった理由がここにあります．

**図3-10**

**個体淘汰と群淘汰**

| A 個体淘汰 | B 群淘汰 |
|---|---|
| 個体対個体の生存をめぐる競争 | 集団対集団の競争 |
| ・体力・知力の強い者が生き延び子を残す | ・互いに危険を知らせあったり助けあってきた部族が，生存への脅威から集団で身を守り，生き残り，繁栄していく<br>・**集団（部族）間の競争**で，**社会的資質を進化**させてきた部族が他の部族に対して有利になる |

「人間の良心や道徳の進化が部族間淘汰によって進化した」という説

　優生主義的にみれば，健康で強く優秀な個体のみが多くの子を産み，そうでない者たちの生殖を禁ずれば，その集団あるいは国民全体の資質が向上すると考えられます．これは個体対個体の生存をめぐる競争に焦点をあてた考え方です．

　私たち人類はしかし，互いに助けあうなかで集団の結束を強め，社会性や道徳を発展させて，今に至っています．優生思想は社会的結束を強めてきた「絆」の価値を見落としています．「悪い生」を「不要，妨げ」として排除することは，「人間の性質のなかの最も高貴な部分」を抑圧し，消し去ることになるのです．その時，私たちの社会がどのようなものになるのかを想像してみましょう．

# 5 新しい優生学

　ゴールトンが優生学を提唱した頃は，まだDNAも発見されておらず，遺伝の基本的仕組みも解明されていない時代でした．優生学の中で，特にピアソン（Karl Pearson, 1857-1936）の研究によって近代的数理統計学の基礎が築かれましたが，現代の人類遺伝学からみれば，当時の優生学は科学に値しないものでした．21世紀の今日，人類遺伝学は目を見張るような進展を遂げました．その成果を基に，出生前検査や着床前検査などによって，生まれる前の胎児や胚の状態が詳しくわかるようになりました．これらの情報を踏まえて，疾患をもつ胎児や胚を排除し，「よりよい生」を選ぶことが行われています．カリフォルニア工科大学の分子生物学者ロバート・ジンシャイマー（Robert L. Sinsheimer, 1920-2017）は1969年に，遺伝の生化学と遺伝子技術の進化によって，「新優生学」が生まれたと述べました．これは人類の歴史の中で生じた最も重要な可能性の

１つであり，人類の未来にこれほど長期的な影響を与えるものはないだろうと予想しました．生物学者はいつの日か，機能不全の人間の遺伝子を修復し，自然界には存在しなかった遺伝子を構築するだろうと，遺伝子レベルの人間改造の可能性についても語っていました．

　ジンシャイマーは，20世紀前半までの優生学を「古い優生学」，20世紀後半からの人類遺伝学に基づく優生学を「新しい優生学」と呼び，それぞれの特徴を次のように捉えています（**表3-17**）[17]．

表3-17

### 古い優生学と新しい優生学の比較

| ゴールトンの時代の古い優生学 | 20世紀後半からの新しい優生学 |
| --- | --- |
| ・何世代にもわたって実行される大規模な社会的プログラムが必要<br>・適合する者を繁殖させ，不適合の者を淘汰するために継続的な選別が必要<br>・そのようなプログラムは，人口の大部分の同意と協力なしに開始できず，それが不可能ならば，社会的統制〔国家の強権〕が継続的に必要 | ・原則として，個人的な選択で，1世代ごとに実施でき，社会的制限を受けない<br>・すべての不適合な者を最高の遺伝的レベルに変換すること〔遺伝子の改変〕ができる |

Sinsheimer RL: The Prospect of Designed Genetic Change. Engineering and Science, 32: 8-13, 1969.

　20世紀前半の優生学が，ナチスの極端な政策にみられたように，国家が国民の遺伝を管理した（「遺伝管理国家」[18]）のに対して，今日の優生主義的選択は，妊婦やカップルが自主的に中絶を選択したりする「自由な優生学」だという捉え方があります．確かに，かつてのように国家権力によって不妊手術を強制されたり，障害者が安楽死させられたこととは異なり，妊婦やカップルが出生前検査などの結果を踏まえて自主的に中絶を選択したりしていますので，これを「リベラルな優生学」と称するのも理解できます．しかし見方を変えれば，これは表面的な差異にすぎないとも言えます．1996年まで続いた日本の優生保護法は，行政の強制力による不妊手術をも許容する法でした．けれども実際は，この法のもとでも，強制的な不妊手術だけではなく，それよりもっと多くの手術が当事者の求め（必ずしも本人の意思ではありませんが，家族の自発的な求め）に応じてなされました．遺伝管理国家かリベラルな優生思想かという外形的な区別を越えて，優生思想の根深さにも注目すべきです[19]．例えばNIPT（第3章-1-6節）で陽性とわかった妊婦の約8割が，結果として人工妊娠中絶を選択しています．このように個人の選択が一般化することによって，事実上〈社会の選択〉にすでになってきているとも言えます．

　ジンシャイマーは，遺伝子技術の光と影について，1969年の時点でこうも述べていました[17]．

> 今日の人類は生命進化の全過程で，史上初めて，生命の起源を理解し，生命の未来のデザインに着手することができるようになった．私たちはその自然的な本性を超えて運命の針路を意のままにする機会を手にしたが，それに伴う恐ろしい選択と責任という暗い影も予想できる．
>
> (Robert Shinsheimer, The Prospect of Designed Genetic Change，1969年)

　今日，出生前検査や着床前検査によって子を選ぶことが広がりつつあります．さらに，ゲノム編集によって子をデザインする時代も視野に入ってきました．優生主義的な実践が将来どのような社会をもたらすことになるのかについて，私たちはより深く考えていかなければなりません(第3章-1-7節)．

---

### さらに学びを深めるために

・ダニエル・J・ケヴルズ 著，西俣総平 訳，優生学の名のもとに―「人類改良」の悪夢の百年，朝日新聞社，1993.
・ダニエル・J・ケヴルズほか: 優生学. In: 生命倫理百科事典翻訳刊行委員会 編，生命倫理百科事典，pp2723-2733，丸善出版，2007.
・ヒュー・G・ギャラファー 著，長瀬 修 訳，ナチスドイツと障害者「安楽死」計画，現代書館，1996.
・スザンヌ E・エヴァンス 著，黒田 学ほか 監訳，障害者の安楽死計画とホロコースト―ナチスの忘れられた犯罪，クリエイツかもがわ，2017.
・岡村美保子: 旧優生保護法の歴史と問題―強制不妊手術問題を中心として，レファレンス，816: 3-26，2019.
・松原洋子: 日本―戦後の優生保護法という名の断種法―. In: 米本昌平ほか 著，優生学と人間社会―生命科学の世紀はどこへ向かうのか，講談社，2000.

---

### ■文 献

1) プラトン，国家. 藤沢令夫 訳，プラトン全集，11巻，pp360-361，岩波書店，1976. を一部変更
2) Francis Galton, *Inquiries Into Human Faculty and Its Development*. Blurb, 2017.（フランシス・ゴールトン『人間の知性とその発達』未邦訳）
3) ダニエル・J・ケヴルズ 著，西俣総平 訳，優生学の名のもとに―「人類改良」の悪夢の百年，朝日新聞社，1993.
4) 吉益脩夫: アメリカ合衆国の断種法に就いて. 民族衛生，6: 386-394，1937.
5) Gesetz zur Verhütung erbkranken Nachwuchses vom 14. 07. 1933, §1. 米本昌平，遺伝管理社会―ナチスと近未来，pp123-128，弘文堂，1989. に邦訳掲載
6) 内務省から精神病院などに送られた調査票の対象に挙げられた当時の病名. エルンスト・クレー，第三帝国と安楽死―精神医療と人権を考える，pp108-111，批評社，1999.，小俣和一郎，ナチス もう一つの大罪―「安楽死」とドイツ精神医学，pp70-71，人文書院，1995.

7) アレキサンダー・ミッチャーリッヒ 著, 金森誠也ほか 訳, 人間性なき医学―ナチスと人体実験, p238, ビイング・ネット・プレス, 2001.

8) Binding K, et al, *Die Freigabe der Vernichtung lebensunwerten Lebens. Ihr Maß und ihre Form*, 1920., 森下直貴ほか編著, 新版「生きるに値しない命」とは誰のことか―ナチス安楽死思想の原典からの考察, 中央公論新社, 2020.

9) 岩井一正：70年間の沈黙を破って―ドイツ精神医学精神療法神経学会（DGPPN）の2010年総会における謝罪表明（付）追悼式典における DGPPN フランク・シュナイダー会長の談話「ナチ時代の精神医学―回想と責任」. 精神神経学雑誌, 113: 782-796, 2011.

10) 太田典礼, 堕胎禁止と優生保護法, p158, 表12, 経営者科学協会, 1967.

11) 廣嶋清志：現代日本人口政策史小論（2）―国民優生法における人口の質政策と量政策. 人口問題研究, 160: 61-77, 1981.

12) 岡村美保子：旧優生保護法の歴史と問題―強制不妊手術問題を中心として, レファレンス, 816: 3-26, 2019.

13) チャールズ・ダーウィン 著, 長谷川眞理子 訳, 人間の由来, 上, pp215-216, 講談社, 2016.

14) チャールズ・ダーウィン 著, 長谷川眞理子 訳, 人間の由来, 上, pp213-214, 講談社, 2016.

15) チャールズ・ダーウィン 著, 長谷川眞理子 訳, 人間の由来, 上, p192, 講談社, 2016.

16) チャールズ・ダーウィン 著, 長谷川眞理子 訳, 人間の由来, 上, p216, 講談社, 2016.

17) Sinsheimer RL: The Prospect of Designed Genetic Change. Engineering and Science, 32: 8-13, 1969.

18) 米本昌平, 遺伝管理社会―ナチスと近未来, 弘文堂, 1990. 米本昌平ほか, 優生学と人間社会―生命科学の世紀はどこへ向かうのか, 講談社, 2000.

19) 横山尊：出生前診断の歴史と現在―自発的優生学の系譜. 日本健康学会誌, 87: 139-160, 2021. 参照

# 9 人工妊娠中絶と緊急避妊薬

## 1 人工妊娠中絶をめぐる世界の動向

　中絶の是非をめぐっては昔から論争が続いてきました．人工妊娠中絶は，命の発達を途中で人為的に断つことですので，一般的に言って，望ましいことではありません．そのため中絶を禁止している国もたくさんあります．例外なしに禁止する国から，いくつかの例外を認める国まで，さまざまなパターンがあります[1]．2018年に，カトリック教徒が人口の約8割を占めるアイルランドで，国民投票で妊娠中絶容認が圧勝したように，近年では，中絶禁止からリプロダクティブ・ヘルス／ライツ(性と生殖に関する健康と権利)に基づく条件つき容認への変化が世界の趨勢となっています．他方で，ポーランドや米国の一部の州などで揺り戻しの動きもあります．

## 2 日本：刑法の堕胎罪と優生保護法による人工妊娠中絶の合法化

　日本では1880(明治13)年に旧刑法が制定され，その中に堕胎罪が規定されて以来，中絶は犯罪と位置づけられてきました．自己堕胎は1年以下の懲役，医師，助産師，薬剤師などが女子の嘱託を受けて堕胎させたときは，3月以上5年以下の懲役となります．堕胎罪の条項は1907(明治40)年に成立した現行刑法の第212～216条に引き継がれています．

　これに対して，戦後の1948年に成立した優生保護法は，一定の条件のもとで人工妊娠中絶を合法化しました．この条件は現在の母体保護法(第3章-1-8節)に引き継がれています．刑法の堕胎罪の条項は残っていますが，次の条件にかなった場合は，堕胎罪の違法性が阻却されます．この法律で人工妊娠中絶とは，胎児が，母体外において生命を保続することのできない時期(妊娠22週未満)に，人工的に，胎児およびその附属物(胎盤，卵膜，臍帯，羊水)を母体外に排出することを言います(同法第2条2)(**表3-18**)．

① 「指定医師」が人工妊娠中絶を行うこと．
② 本人および配偶者の同意．ただし，本人の同意だけで足りる場合もあります．
③ 人工妊娠中絶を行うことができる理由として2つあげられています．

　第14条二は性的暴行によって妊娠した場合です．この場合の中絶は多くの人が容認します．

　第14条一「妊娠の継続又は分娩が身体的又は経済的理由により母体の健康を著しく害するおそれのあるもの」が論争点となってきました．妊娠の継続や分娩が身体的理由により母体の健康を著しく害するおそれのある場合とは，妊娠をこのまま継続した場合，

表3-18

**母体保護法（1996年施行）（抜粋）**

第3章　母性保護

（医師の認定による人工妊娠中絶）

第14条　都道府県の区域を単位として設立された公益社団法人たる医師会の指定する医師（以下「指定医師」という.）は，次の各号の一に該当する者に対して，本人及び配偶者の同意を得て，人工妊娠中絶を行うことができる.

　一　妊娠の継続又は分娩が身体的又は経済的理由により母体の健康を著しく害するおそれのあるもの

　二　暴行若しくは脅迫によつて又は抵抗若しくは拒絶することができない間に姦淫されて妊娠したもの

２　前項の同意は，配偶者が知れないとき若しくはその意思を表示することができないとき又は妊娠後に配偶者がなくなつたときには本人の同意だけで足りる.

母体の生命が危険にさらされる場合などです．このような医学的な理由がある場合は，中絶についての倫理的判断が大きく割れることはないと思われます．

　「経済的理由」についてはどうでしょう．「又は経済的理由により」という規定は優生保護法の1949年の改正で加えられ，日本は世界で初めて経済的理由での中絶を公認した国となりました[2]．これは第3章-1-8節でみた優生保護法の中で，当時の人口急増を抑制するために定められたものであり，女性の主体性やリプロダクティブ・ヘルス／ライツの尊重のもとで定められたものではありません．「経済的理由」が加えられたことにより，「母体の健康を著しく害するおそれ」が大幅に拡大解釈されることになりました．例えば，出生前検査によって重篤な遺伝性疾患がある子をもつことがわかった場合，母体に大きな精神的負担を及ぼし，また経済的にも多大な負担を与え，母体の健康を著しく害するおそれがあると解釈され，選択的人工妊娠中絶（p.132）がなされています[3]．

　胎児が抱える問題を理由とする選択的中絶については，第3章-1-6節で取り上げましたので，ここでは，望まれない妊娠の中絶一般について考えてみます．

　中絶は，胎児の生きる権利や，命を守り育てるという観点からは，できれば避けたいことです．けれども，女性が病気で妊娠を継続していくことが困難な場合や，暴行による妊娠など，やむを得ない理由で，妊娠を中断することはありうることです．「望まない妊娠」に対して，中絶を無条件に絶対的に禁止することについては，意見が分かれます．法律で中絶を禁止し，刑罰の脅迫で子を産むことを強制することが良い結果をもたらすとは限りません．これは簡単に答えが出る問題ではありませんが，こうした問題で大論争をくり広げ一つの結論に達した国があります．それは東西に分断されていたドイツが統一される時のことです．数年にわたる大激論の末にたどり着いた「妊娠葛藤相談」という対応は一つの方向性を示しているので，それを参照してみましょう．

# 3 ) ドイツ：妊娠した女性の不安に寄り添う支援

　戦後ドイツは東西に分断されていました．西ドイツ（ドイツ連邦共和国）では，人工妊娠中絶は，医学的適応などの例外を除き，刑法によって原則禁止されていました．東ドイツ（ドイツ民主共和国）は社会主義国であり，ここでは女性の労働力確保などの理由で1972年の妊娠中絶法によって，妊娠12週以内であれば女性の自由意思による中絶が認められていました[4,5]．

　1990年ドイツ統一にあたって，中絶の法的扱いを刑法の中で統一しなければならなくなりました．国をあげての大激論の末にようやくまとまった案が「妊娠葛藤相談」という制度です．妊娠中絶を禁止する刑法の条項は残りましたが，1992年に「妊娠の葛藤状態の回避および克服のための法律」（妊娠葛藤法）が可決されました．その後も紆余曲折があり，最終的な決着をみたのは1995年です．

　中絶についての新しい法的規定はかなり複雑ですが，受胎後12週以内であれば，妊婦が中絶の3日前までに妊娠葛藤相談所でカウンセラーに相談し助言を受けていれば，中絶が可能となりました．受胎後12週以内という期限がありながら，相談・助言と中絶の実施の間に3日間の熟慮期間を置くのは，胎児の生命の保護という観点から中絶を思いとどまる機会を設ける狙いがあります[6]．また，妊婦の生命に対する危険や身体・精神上の重い障害の危険を回避する場合や強姦による妊娠の場合は，一定の条件を満たせば，妊娠葛藤相談を経ずに中絶が可能です．

　妊婦が受ける助言とそれを行う妊娠葛藤相談所について規定した法が妊娠葛藤法です．これによると，各州は人口4万人あたり1人以上の相談員を置くことが義務づけられています．ドイツ全体で1,500を超える相談所があります．相談員は社会福祉学や社会福祉教育学（Sozialpädagogik），心理臨床を修めた上で相談（カウンセリング）・支援業務に習熟したエキスパートです．

　妊娠葛藤相談では，妊娠した女性が抱くであろうさまざまな悩みや不安に応えるため，次のような情報提供と相談内容が法律で定められています（**表3-19**）[7]．

　「意図しない妊娠」が判明したとき，女性やその家族には，その置かれた状況により，さまざまな問題や不安が生じる可能性があります．仕事や学業，職業訓練との両立，経済的な困窮，住宅問題，上の子の育児・教育，パートナーとの関係や諸々の人間関係等々．こうしたさまざまな心理社会的な課題について相談し助言を受けることが妊娠葛藤相談の内容です．

　妊娠した女性がこれらの課題に直面したとき，一人で孤立して悩んでも展望が開けてこないことも多く，中絶という選択で問題を回避しようと思い悩むこともあり得ます．こうしたときには適切な支援が必要となります．女性や子ども，家族に対する連邦や州，民間団体による既存の支援策を知ることも助けになります．このような相談・助言を通じて，妊娠した女性が子どもを出産し育てていくことに確信がもてるようになることもあり得ます．

表3-19

**ドイツ妊娠葛藤法第2条にあげられた情報提供と相談の内容（趣旨）**

1　性についての啓発，避妊，家族計画

2　妊娠，出産を経験しても働く権利を失うことがないこと．そのための子どもと家族への支援サービス

3　妊婦健診と分娩費用（出産までに最低限必要とされる費用はすべて公的医療保険でカバーされことなど）

4　妊娠中の女性のための社会的・経済的支援．特に，住宅，職業または職業訓練機会を探す支援と，それらを維持することの支援

5　心身の健康が損なわれている子どもの誕生の前後に利用できる障害者とその家族のための支援

6　中絶の方法，中絶が及ぼす身体的および心理的影響とリスク

7　妊娠に関連する心理社会的葛藤を克服する解決策

8　養子縁組に関する法的および心理的観点

Bundesamts für Justiz: Gesetz zur Vermeidung und Bewältigung von Schwangerschaftskonflikten (Schwangerschaftskonfliktgesetz - SchKG), 1992. Available at: https://www.gesetze-im-internet.de/beratungsg/BJNR113980992.html. §2から要約して訳出

　生まれてくる子に障害がある可能性がわかった場合には，どのような社会資源を得て，どう育っていくのかなどについては，障害をもった人が身近にいない人にとって，具体的にイメージすることは困難です．医療費補助制度や社会福祉制度などについての情報を提供する必要があります．障害のある子を育てている家族の会や患者団体（自助グループ），障害者支援団体などに関する情報提供も必要です．

　妊娠葛藤法はもともと，意図しない妊娠から生じる葛藤を対象とした法律でしたが，近年の出生前検査の広がりに対応するために，2009年に改正されました．出生前検査の結果に基づいて，生まれてくる子に身体的または精神的障害がある可能性を妊婦に伝える医師に対して，妊娠葛藤相談所を仲介すること，子の障害に該当する患者の自助グループや障害児の親の会などの連絡先が入ったパンフレットなどを妊婦に手渡すことが法的に義務づけられました（第1条1a）．

# 4 結果にとらわれない相談

　妊娠葛藤相談は,「結果にとらわれることなく」行われなければならないと, 法で定められています.

---

妊娠葛藤法第5条1

相談は, **結果にとらわれることなく**行われなければならない. 相談は女性の責任から出発する. 相談は励ましかつ理解を促すものでなければならず, 教え込んだり指図したりしてはならない. 妊娠葛藤相談は胎児の生命の保護に奉仕する.

---

　妊娠葛藤相談所での相談と助言を経て悩みぬいた末に中絶を決断する女性もいます. 初めは大きな不安に襲われ将来を悲観していた女性が, 相談所で助言を受け, 障害をもった子を育てている親の会と連絡を取り, 実際の育児や生活の実態をつぶさに見聞し, 自信をもって産む決断をすることもあります. いずれの決定も女性の責任ある決定として相談員は受け止めます. 相談所では, 女性が偏った情報で一面的な思考に陥ることなく, 多様な側面から熟慮に熟慮を重ねた上で一つの確信に至ることを支援します.

　中絶をめぐっては人によって考え方はさまざまであり, 世界的にも意見の激しい対立があります. こうしたなかで, 妊娠を継続するか否かの葛藤に陥った女性に対する支援のあり方として, ドイツの相談モデルは示唆に富んでいます. 日本の厚生科学審議会が2021年に示した「NIPT等の出生前検査に関する専門委員会報告書」(第3章-1-6節)でも, 妊娠・出産・育児に関する包括的な相談支援の体制整備, 妊婦に寄り添った支援の一層の拡充の重要性が強調されており, この相談モデルの影響がうかがわれます.

# 5 安全な中絶手術法

　日本での中絶法は掻爬法が主流です. 掻爬法は, 子宮の内容物を金属製の器具でかき出す中絶手術です. これ以外に, 電動や手動の器械で吸い出す吸引法が行われています. また薬剤による中絶もあります. 掻爬法では子宮内膜の損傷や子宮穿孔などの合併症の頻度が, 吸引法に比べ2, 3倍高いとされています. WHOは『安全な人工妊娠中絶:保健システムのための技術的および政策的ガイダンス』(2012年)で, 掻爬法は吸引法に比べて「女性にとって相当程度より苦痛をもたらすものになっている」ため, 吸引法か中絶薬に切り替えることを推奨しています[8]. 厚生労働省も2021年7月, 日本産婦人科医会と日本産科婦人科学会に対して, WHOガイダンスの抜粋を添付し,「国際的な動向を踏まえて」吸引法の推奨を会員に周知するよう求めました[9].

## 6 「飲む中絶薬」の承認申請

　WHOガイダンスは妊娠9週(63日)までの安全な中絶法として,「薬剤による中絶」を推奨しています[8]. これは妊娠継続に必要な黄体ホルモンの働きを抑えるミフェプリストンと,子宮を収縮させるミソプロストールという2種類の薬を順番に服用することで,妊娠の継続を止め,胎児や胎盤を排出させるものです. 1988年にフランスで承認されてから80以上の国・地域で承認されています. この治験が日本国内でもようやく行われました. 妊娠9週までの妊婦120人に投与したところ,93.3％が24時間以内の中絶に成功しました. 37.5％に薬と関係がある副作用が認められましたが,いずれも軽度もしくは中程度でした[10]. この治験によって中絶薬の有効性と安全性が確認されたので,2021年末に承認申請されました[11]. 承認されれば,女性のリプロダクティブ・ライツ(産む・産まない)の選択肢が増えることになります.

　ただし,これは妊娠後の中絶薬であり,次に取り上げる避妊薬とは作用機序がまったく異なります. 両者を混同しないことが重要です.

## 7 緊急避妊薬の薬局販売

　避妊の失敗や性犯罪などの緊急事態に,望まない妊娠を避ける最後の手段として緊急避妊薬レボノルゲストレル(ノルレボ® 錠)があります. これの添付文書には「本剤は,避妊措置に失敗した又は避妊措置を講じなかった性交後に緊急的に用いるものであり,通常の経口避妊薬のように計画的に妊娠を回避するものではない」とあります. これは妊娠が成立する前の対応なので人工妊娠中絶薬ではありません. 日本では2011年に承認されました.

　緊急避妊薬は性交渉から72時間以内に服用することで85％の確率で妊娠を阻止できるとされています[12]. 世界90ヵ国以上で,薬局で処方箋なしに購入できますが,日本では,現在(2022年初)でも,医師の処方が必要です. 医師に対面で診療を受け緊急避妊薬を処方してもらうことは,多くの女性にとって抵抗感があることです.

　2019年から,オンライン診療で緊急避妊薬の処方を受けられようになりましたが,性犯罪の被害者などに限定されています. オンライン診療の場合,薬局では「オンライン診療の適切な実施に関する指針」に基づいて,研修を受けた薬剤師が調剤し,薬剤師の面前で薬剤を内服することになります[13].

　対面診療でもオンライン診療でも,医師の診察を受けて緊急避妊薬を処方してもらうことに抵抗を感じる女性は多いと思われます. WHOは2018年に,意図しない妊娠のリスクを抱えたすべての女性は緊急避妊薬にアクセスする権利があると勧告しました. 2020年には,薬局での販売も含め,緊急避妊薬へのアクセスを確保するよう提言しています[14]. 2020年12月に閣議決定された「第5次男女共同参画基本計画―すべての女性が輝く令和の社会」は,「処方箋なしに緊急避妊薬を適切に利用できる」よう検討するとし,

次のように述べています（**表3-20**）．

表3-20

**第5次男女共同参画基本計画―すべての女性が輝く令和の社会（抜粋）**

・予期せぬ妊娠の可能性が生じた女性が，緊急避妊薬に関する専門の研修を受けた薬剤師の十分な説明の上で対面で服用すること等を条件に，処方箋なしに緊急避妊薬を適切に利用できるよう，薬の安全性を確保しつつ，当事者の目線に加え，幅広く健康支援の視野に立って検討する．

・なお，緊急避妊薬を必要とする女性には，性犯罪・性暴力，配偶者等からの暴力が背景にある場合もある．そのような場合を含め，ワンストップ支援センターや医療機関等の関係機関を紹介する等の連携が重要である．

・また，義務教育段階も含め，年齢に応じた性に関する教育を推進することも重要である．さらに，性や妊娠に関し，助産師等の相談支援体制を強化する．

　緊急避妊薬の薬局販売に反対する医師などからは，処方箋なしに緊急避妊薬で容易に避妊が可能になることで，緊急避妊薬を避妊の代替としてくり返し使用し健康を害したり，性の規範の乱れが生じるなどの懸念が出されています．緊急避妊薬の適切で安全な使用のために，研修を受けた薬剤師は十分な力を発揮できるはずです．日本の現状を改め世界的な水準に追いつき，女性に優しいリプロダクティブ・ヘルス／ライツの内容を充実させるためには，性と生殖についての国民的リテラシーも高めていかなければなりません．とりわけ若い人々への啓発が重要です．

　緊急避妊薬は，人工妊娠中絶の抱える倫理的問題を回避する方法の1つと言えます．女性自身が自らの身体と健康に責任をもって，薬剤師の適切な指導を受けて緊急避妊薬を服用できることが求められています．

## 8 避妊と中絶をめぐる日本の現状を変えるために―薬剤師の果たす役割

　避妊と中絶をめぐる日本の状況の歴史を概括すると，次のようになります[15]（**表3-21**）．

　日本は避妊後進国で中絶先進国というアンバランスの状況にあり，リプロダクティブ・ヘルス／ライツの観点で，国際水準に大幅な遅れをとっています．特に次の3点で改善が求められます．

・低用量ピルも含め女性自身がコントロールできる避妊法の啓発

・妊娠初期段階での中絶で，WHOが推奨する薬による中絶の普及

・万が一の時のための緊急避妊薬を医師の処方なしで薬局で購入できること

表3-21

## 避妊と中絶をめぐる世界と日本の状況の歴史

| | 世界 | 日本 |
|---|---|---|
| 1948年 | | 優生保護法によって，避妊が普及する前に中絶が合法化された．中絶が受胎調節の最終的な手段として機能 |
| 1950年代 | | 人工妊娠中絶が年間100万件を超える |
| 1955年 | | 人工妊娠中絶が117万件を超えピークに達する |
| 1960年 | 米国，食品医薬品局（FDA）ピルの販売を認可 | 人工妊娠中絶約106万件 |
| 1970年代～ | 低用量ピルが開発され，急速に普及 | ～1986年，人工妊娠中絶70～50万件台と高い水準を維持 |
| 1970年代半ば～ | 緊急避妊薬の使用 | |
| 1980年代 | 低用量ピルのさらなる改良（段階型ピルなど）で副作用の低減 | |
| 1988年 | 「飲む中絶薬」フランスで承認 現在，80以上の国・地域で承認 | |
| 1999年 | | 高い確率で避妊できる低用量ピルの承認．世界の趨勢から約40年遅れた |
| 2011年 | | 避妊が失敗した時などに服用する緊急避妊薬承認．ただし医師の処方が必要 |
| 2012年 | WHO「安全な中絶」：掻爬法ではなく，吸引法や薬剤の使用を推奨 | |
| 2018年 | WHO，意図しない妊娠のリスクを抱えたすべての女性は緊急避妊薬にアクセスする権利があると勧告 | |
| 2019年 | | オンライン診療で緊急避妊薬の処方が可能になる．ただし性犯罪の被害者などに限定 |
| 2020年 | 90ヵ国以上で，緊急避妊薬を薬局で購入可能 | 政府の「男女共同参画基本計画」：「専門の研修を受けた薬剤師の十分な説明の上で，対面で服用すること」などを条件に，処方箋なしでの緊急避妊薬の適切な利用を検討する |
| 2021年 | | 厚生労働省，緊急避妊薬を処方箋がなくても薬局などで購入できる仕組み（「スイッチOTC」）の解禁について検討を開始．「飲む中絶薬」の承認申請 |
| 2022年 1月24日 | | 厚生労働省の専門部会，緊急避妊薬（レボノルゲストレル）の添付文書から，投与前の検査で妊娠していないことを確認するための内診の必要性などの記載を削除することを決定* |
| 202?年 | | 緊急避妊薬の薬局販売始まる 「飲む中絶薬」の承認 |

---

*医薬安全対策課：レボノルゲストレル（緊急避妊の効能・効果を有するもの）の「使用上の注意」の改訂について，令和4年1月24日．Available at: https://www.mhlw.go.jp/content/11120000/000885464.pdf

これらはいずれも薬に関する課題です．緊急避妊薬の処方がオンライン診療で実施された場合に，性と避妊に関する十分な知識をもった薬剤師が，対面で患者に対応することが必要となります．日本薬剤師会の次世代薬剤師指導者研修会でも，下記の項目が研修目的になっています[16]．

> ・性と避妊に関連する医学薬学的な事項および適切な避妊法等について理解する．
> ・性と避妊に関連して薬剤師に求められる関わり方，患者の心理状況に応じた対応を理解する．

　薬の正しい使い方を理解し服薬指導することはもちろんですが，患者の心理状況に寄り添い，倫理的・法的・社会的問題について深く理解した上での対応が求められます．

Case Study ┤ 考えてみよう！├

　精神的に不安定な患者ナギサさん(29歳)は，長年抗不安薬を服用しています．この薬剤には，奇形を有する児の出産が多くなるという疫学的調査報告があり，妊婦には慎重に使用する薬剤です．ナギサさんの薬は長年この同じ薬局で調剤しており，薬剤師の私には自分のことを話してくれるようになっています．ある日ナギサさんが，神妙な面持ちで薬局のカウンターにやってきました．

ナギサさん：実は，5ヵ月前に初めて彼氏ができたの．すごく嬉しかったんだけれども，
　　　　　　精神科にかかっていることも，薬を飲んでいることも伝えていなくて……．
　　　　　　そうしたら，今月生理がこないから，妊娠したんじゃないかと心配で……．
　　　　　　妊娠したら彼には精神科のことを話さなくちゃいけない？　でも，振られて
　　　　　　しまうんじゃないかと思うと涙が出ちゃって．子どもは欲しいと思っている
　　　　　　けれど，私一人で育てることはできないし，赤ちゃんのせいで振られたら，
　　　　　　この子を愛せないと思う．どうしよう？

と泣き出してしまいました．

　私は，何から話していいか，薬剤に催奇形性があることまで伝えるべきか，混乱してきました．私はどんな話をしたらよいでしょうか？

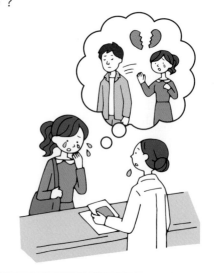

さらに学びを深めるために

・室月 淳，出生前診断と選択的中絶のケア—日常診療で妊婦・家族ときちんと向き合うための基本がわかる，メディカ出版，2021.

・世界保健機関（WHO），安全な中絶のための臨床実践の手引き，すぺーすアライズ，2015. Available at: https://apps.who.int/iris/bitstream/handle/10665/97415/9789241548717_jpn.pdf

・小椋宗一郎，生命をめぐる葛藤—ドイツ生命倫理における妊娠中絶，生殖医療と出生前診断，生活書院，2020.

・ティアナ・ノーグレン 著，岩本美砂子 監訳，中絶と避妊の政治学—戦後日本のリプロダクション政策，青木書店，2008.

・荻野美穂，「家族計画」への道—近代日本の生殖をめぐる政治，岩波書店，2008.

■ 文献

1) ウィキペディア（Wikipedia）：人工妊娠中絶法. Available at: Available at: https://ja.wikipedia.org/wiki/%E4%BA%BA%E5%B7%A5%E5%A6%8A%E5%A8%A0%E4%B8%AD%E7%B5%B6%E6%B3%95 に各国法を比較する一覧表あり.

2) 荻野美穂，「家族計画」への道—近代日本の生殖をめぐる政治，p169，岩波書店，2008.

3) 室月 淳，出生前診断と選択的中絶のケア—日常診療で妊婦・家族ときちんと向き合うための基本がわかる，p74，メディカ出版，2021.

4) 上野千鶴子ほか，ドイツの見えない壁—女が問い直す統一，岩波新書，1993.

5) 池谷壽夫，DDR における妊娠中絶問題の歴史的展開. 日本福祉大学研究紀要—現代と文化，120: 73-105, 2009.

6) 小椋宗一郎，生命をめぐる葛藤—ドイツ生命倫理における妊娠中絶，生殖医療と出生前診断，生活書院，2020.

7) Bundesamts für Justiz: Gesetz zur Vermeidung und Bewältigung von Schwangerschaftskonflikten (Schwangerschaftskonfliktgesetz - SchKG), 1992. Available at: https://www.gesetze-im-internet.de/beratungsg/BJNR113980992.html

8) WHO, Safe abortion: technical and policy guidance for health systems, 2012. WHO, Clinical practice hand book for Safe abortion, 2014. 世界保健機関（WHO），安全な中絶のための臨床実践の手引き，すぺーすアライズ，2015. Available at: https://apps.who.int/iris/bitstream/handle/10665/97415/9789241548717_jpn.pdf 参照

9) 厚生労働省子ども家庭局母子保健課長：人工妊娠中絶等手術の安全性等について（依頼），子母発 0702 第 1 号，2021. Available at: https://www.jsog.or.jp/news/pdf/20210705_kourousho.pdf

10) 日本経済新聞：飲む中絶薬，治験で「効果」，2021 年 8 月 17 日.

11) NHK 政治マガジン：国内初「経口中絶薬」承認申請　手術を伴わない選択肢，2021 年 12 月 22 日. Available at: https://www.nhk.or.jp/politics/articles/lastweek/74531.html

12) 日本産科婦人科学会：緊急避妊法の適正使用に関する指針，2016. Available at: https://www.jsog.or.jp/activity/pdf/kinkyuhinin_shishin_H28.pdf

13) 厚生労働省：オンライン診療における緊急避妊薬の調剤の手順（イメージ）. Available at: https://www.mhlw.go.jp/content/11120000/000785028.pdf

14) NHK: WEB 特集 わたしの体，わたしが守りたい…「薬局でも緊急避妊薬を」，2021. Available at: https://www3.nhk.or.jp/news/html/20210618/k10013089071000.html

15) ピルについてはリプロ・ヘルス情報センター：ピルの 50 年史. Available at: http://rhic.kenkyuukai.jp/special/index.asp?id=4368 参照

16) 日本薬剤師会：令和元年度 薬局ビジョン実現に向けた薬剤師のかかりつけ機能強化事業（令和元年度薬剤師生涯教育推進事業）報告書，2020. Available at: https://www.nichiyaku.or.jp/assets/uploads/activities/visionR01-ph.pdf

# 1 個別化医療とゲノム情報に関する倫理

　第3章−2では，遺伝学，ゲノム科学などの生命科学や情報科学・技術の急速な進展が医薬品や医療のあり方を変えていくなかで生じる倫理問題を取り上げます．

## 1 薬と遺伝子―個別化医療

　薬を飲んでも，効く人もいれば，まったく効かない人もいます．薬の効果には，体内の薬物代謝酵素が深く関係しています．遺伝子の違いによって薬剤の代謝がうまく働かないと，肝臓で代謝されて下がっていくはずの薬物の血中濃度が下がらず，重い副作用が出ることがあります．代謝が働きすぎると，薬物の血中濃度が上がらず，薬の効果が出ません．これまでの薬の処方は，薬の添付文書に記載された用法・用量を踏まえ，患者の症状を見ながら一定期間投与した後，薬の効果と副作用を検討して処方を調節する仕方です．それは，hit-or-miss-approachという手探り状態の処方とも言えます．

　薬を処方する前から，この薬がこの患者に合っているかどうかが事前にわかれば，こうした手探り状態を脱することができます．そこで期待されているのがゲノム薬理学（ファーマコゲノミクスPharmacogenomics＜Pharmacology + Genomics）です．薬物応答性の個人差を，遺伝子検査によって投与前に見極め，その患者に最適な薬剤を，最適な用法・用量で最初から投与します（the right drug and the right dose from the start）[1]．こうした薬剤治療方針の決定に貢献するのがゲノム薬理学です．患者一人ひとりの体質や病気のタイプに合った，効果が高く副作用が少ない薬を投与する医療を「個別化医療（personalized medicine）」と言います．

　個別化医療によって，薬の有効性を最大化しリスク（副作用）を最小化することができれば，患者個人のwell-beingとQOLにとって有益です．それは，薬剤の無駄を省き，重篤な副作用に対する治療費を減らし，医療費の削減にもつながり，社会全体の利益にもなります．それは無危害と善行の原則にかなうことです．

### 分子標的薬とコンパニオン診断

　ゲノム薬理学の研究開発は近年特にがん治療の分野で盛んです．がんは遺伝子が変異することによって生じます．がん細胞では，変異が起こった遺伝子の情報を基にして，異常な働きをするタンパク質が作られます．がん関連遺伝子の研究から，この異常なタンパク質（分子）を標的にして，それだけを狙って攻撃する治療薬，分子標的薬が開発されてきました．正常な細胞を攻撃することなく，がん細胞だけを攻撃するため，副作用を軽減することができます．

例えば，乳がんの原因のヒト上皮細胞成長因子受容体(human epidermal growth factor receptor；HER-2)を標的にした治療薬トラスツズマブ，大腸がんの*K-ras*(Kirsten rat sarcoma viral oncogene homolog)遺伝子変異を標的にしたセツキシマブ，非小細胞肺がんの上皮増殖因子受容体(epidermal growth factor receptor；EGFR)の遺伝子変異を標的にしたゲフィチニブ，エルロチニブなどがあります．これらの分子標的薬は遺伝子検査で対象となる遺伝子に変異が見つかった場合には，効果が期待できます．反対に，その遺伝子変異が見つからなければ，薬剤の効果は期待できません．そのため事前に，遺伝子検査で遺伝子の変異を確認します．

医薬品の効果や副作用を投薬前に予測するために行われる臨床検査のことを，コンパニオン診断(companion diagnostics)と言います．薬剤投与に「付き添うように」行われる診断だからです．そのための検査薬がコンパニオン診断薬で，すでに保険が適用されている多くの診断薬があります．

# 2 遺伝学的検査の特性

ヒトゲノムプロジェクトは1990年から13年間，数千億円の費用をかけて，ヒトのゲノムの全塩基配列を完全解読しました．このプロジェクトの中で進歩したゲノムシーケンシング(ゲノム配列決定)の技術は，その後も進化を遂げ，まもなく1人のゲノムを読むのに，数時間，数万円ほどになろうとしています．ゲノム解析によって，多くの遺伝性疾患の原因遺伝子が特定され，さまざまな病気の発生メカニズムが遺伝学的に解明されてきています．遺伝学的な解明から病気の治療薬の開発に至る例も出てきていますが，原因遺伝子が特定されても治療法が見つからない難治性疾患もまだ多くあります．そのため，遺伝学的な検査結果の扱いには慎重な配慮を要します．

## 遺伝子関連検査の種類

一般に「遺伝子検査」と言われますが，次のように3つに区別されます(**表3-22**)[2)]．

表3-22

**遺伝子関連検査の種類**

① **病原体遺伝子検査**：感染症を引き起こす病原菌やウイルスの DNA や RNA を検出・解析する検査

② **ヒト体細胞遺伝子検査**：身体の一部の細胞のみに生じた遺伝子の変化（体細胞変異）を検出・解析する検査．

③ **ヒト遺伝学的検査**：生殖細胞系列の遺伝子解析より明らかにされ，その個体が生まれつきもっている遺伝学的情報を明らかにする検査．

日本医学会：医療における遺伝学的検査・診断に関するガイドライン，2011.
Available at: https://jams.med.or.jp/guideline/genetics-diagnosis.pdf

①〜③を総称して「遺伝子関連検査」，③を「遺伝学的検査」と言います．ここで重要なのは②と③の区別です．例えば，がん細胞特有の遺伝子の構造異常などを検出する遺伝子検査は②ヒト体細胞遺伝子検査です．これは，病変部や組織に限定されていて病状とともに変化し得る一時的な遺伝子情報を明らかにします．

これに対して，③ヒト生殖細胞系列の遺伝子解析により明らかにされるのは，その個体が生まれつきもっている遺伝学的情報で，生涯変化しません．病変部や組織に限定されず，血液や口腔粘膜，皮膚，毛髪，爪，唾液など，人体を構成するどの細胞を用いても検査することができます．この情報は個人の特定にもつながります．改正個人情報保護法（2015年）では，「個人情報」とされています[2]．

③ヒト遺伝学的検査で示された「遺伝情報」には，通常の臨床検査結果にはない次のような特性があります（**表3-23**）[3]．

| 表3-23 |
| --- |

**遺伝情報の特性**

① 遺伝情報は生涯変化しない．

② 発症する前に将来の発症をほぼ確実に予測することができる場合があり，保因者（キャリア）に対して，かなりの心理的不安を与える．

③ 血縁者間で一部共有され，血縁関係にある親族の遺伝型や表現型が比較的正確な確率で予測できる（家族性）．

④ 遺伝子変異を有しているが将来的に発症する可能性がほとんどない「非発症保因者」がいて，本人は発症しないが，その変異を次世代に伝える可能性がある．

⑤ 遺伝情報を出生前検査に利用できる場合，子を産むか産まないかについての決断に重大な影響を及ぼし，しばしば優生学的な差別を引き起こす（出生前遺伝学的検査の結果によっては，障害をもった胚や胎児を排除．第3章-1-6節，7節参照）．

⑥ 遺伝情報を不適切に利用された場合，本人および家族も含めて，就職や保険加入，結婚などの際に，社会的不利益や差別を受ける可能性がある．

日本医学会：医療における遺伝学的検査・診断に関するガイドライン, 2011.
Available at: https://jams.med.or.jp/guideline/genetics-diagnosis.pdf

このように，遺伝学的検査結果の中には，極めて重要でデリケートな情報が含まれています．適切に扱わないと，倫理的な問題に発展するおそれがあります．

# 3 遺伝学的検査情報の取り扱い

## 発症前診断

これまでの医療では主に，病気になってから対処するのが一般的でした．遺伝医療の発達によって，単一遺伝子疾患の場合，病気になる前から発症を予測できるようになり

ます．さらに，高血圧症，冠動脈疾患，2型糖尿病，一部のがんなど「生活習慣病」と言われる多因子疾患についても，その病気にかかりやすい体質かどうかが，遺伝子を調べれば，わかるようになってきました．自分がかかりやすい病気が事前にわかれば，実際に発症しないよう生活習慣などに気をつけ，予防策をとることもできます．こうしたスタイルの医療は，予測医療（predictive medicine）とよばれています．実際に病気になってから慌てるのではなく，事前に予防を心がけ，発症を抑えたり，発症しても症状を軽くできるなら，大きなメリットがあります．

　しかし，メリットばかりではありません．病気の発症を予測できても治療が困難な不治の病である場合は，大きな不安や恐怖，抑うつをもたらす可能性があります．今は健康で活動的な人が不治の病を将来必ず発症すると告知されたら，どんな思いになるかを想像してみましょう．そのような診断と告知をあなたは望むでしょうか．例えば，20年間健康にほぼ恵まれ普通に人生を送ることができることと，およそ20年後に不治の病をほぼ確実に発症することに怯えながら生きること，そのどちらを望みますか？　そのように告知された途端に，「健康な病人」とされ，不安が高じて本当に病人になってしまいます．不治の病の発症前診断の告知を受けて，悲観し，自殺を考えたり，実際に自殺をする人もいます．発症前診断はこのような深刻な問題をはらんでいます．

　同意能力が十分にない未成年者などに対する発症前遺伝学的検査には，さらに大きな問題があります．未成年期に発症する疾患で，発症前診断が健康管理上大きな有用性がある場合は，早めに検査をして対応した方がよいと言えます．これに対して，成年期以降に発症する疾患の発症前診断や，非発症保因者診断（将来的に発症する可能性はほとんどないが，遺伝子変異を有しており，その変異を次世代に伝える可能性があることがわかる検査）については，本人が成人し自身の遺伝学的構成について知るか知らないかを自分で判断できるようになるまで実施を待つべきです[3]．子ども自身の同意なしに両親などの代諾（判断できない人に代わって承諾すること）で検査を実施することは，子ども自身がもつ「開かれた未来への権利」を奪うことになります．

　発症前診断は，まず検査実施前に，この検査によって何がわかるのか，それはどのような意味があるのか，また検査によってわからないことは何かなどを明確に説明し，本人の同意の上で行わなければなりません．検査の対象となる疾患の予防法や発症後の治療法に関する情報を被検者（検査を受けた人）が十分に理解した後に，発症前診断を実施する必要があります．検査結果の開示に際しては，疾患の特性や今後の推移，治療や対処法などを再度十分に説明し，健康維持に必要な適切な医学的情報を提供しなければなりません．とりわけ発症前の予防法や発症後の治療法が確立されていない疾患の発症前診断では，検査前後の被検者の心理的ケアと支援は必須です．

## ▎家族性情報の扱い

　遺伝学的検査の結果は，被検者本人だけではなく，本人を越えて血縁者の健康状態にも深く関わる場合があります．このような情報を「家族性情報」と言います．そのため，

遺伝学的検査の結果を誰にどう伝えるかについては，倫理的配慮を要します．遺伝学的検査の情報はあくまでも本人の情報ですから，本人が開示を望んでいる場合は，本人に伝えるのが基本です．しかし，その同じ情報が血縁者の疾患をも示唆しており，それへの予防策や早期治療が有益である場合には，血縁者にも積極的に開示することが望まれます．

　遺伝性の乳がんを例にして考えてみましょう．*BRCA*（breast cancer susceptibility gene）という遺伝子に病的変異を生まれつきもっている女性（遺伝性乳がん・卵巣がん症候群，hereditary brest ovarian cancer；HBOC．乳がんのうち5〜10％）は，生涯に乳がんにかかる可能性が40〜90％と高く，一般の女性に比べて6〜12倍といわれています．*BRCA*に病的変異をもっている女性には，乳がんのリスクを下げるために，がんを発症する前に乳房を切除する手術も1つの選択肢とされています．2013年，女優アンジェリーナ・ジョリーさん（Angelina Jolie，当時37歳）が遺伝性乳がん・卵巣がん症候群のため乳房と卵巣・卵管の予防切除（リスク低減手術）を受けたことを公表し，世界的に注目されました．彼女には乳がんになるリスクが87％，卵巣がんになるリスクが50％あると推定されましたが，予防切除によって，乳がんを発症する可能性が5％未満に劇的に低下したと彼女は述べています[4]．

　日本乳癌学会は，*BRCA*遺伝子変異をもち乳がんをすでに発症している場合は，乳がんを発症している側の乳房切除だけではなく，乳がんを発症していない側の乳房も切除すること（リスク低減手術）を「強く推奨」しています[5]．その方が乳がんの発症リスクを低減させるだけでなく，生存率の改善と患者の不安軽減の効果が認められるからです．このリスク低減手術に対して，2020年から保険が適用されるようになりました．まだ乳がんを発症していない場合の両側のリスク低減手術には保険は適用されていませんが，学会は「弱く推奨」しています．

　被検者に*BRCA*遺伝子変異が見つかった場合，被検者の親，きょうだい，子ども，おばや姪などもこの変異をもっている可能性があります（**図3-11**）[6]．

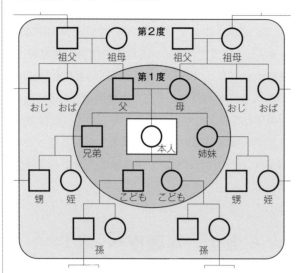

**図3-11**

### 遺伝情報の共有と「近親度」

第1度近親者：父母，きょうだい，こども（遺伝情報を50％共有する関係）

第2度近親者：祖父母，おじ，おば，甥，姪，孫，異父きょうだい，異母きょうだい（遺伝情報を25％共有する関係）

近い血縁者ほど，遺伝情報を共有している割合が大きい．

日本HBOCコンソーシアム広報委員会: 遺伝性乳がん卵巣がん症候群(HBOC)をご理解いただくために, ver.5.1, 2020.

変異があった場合の対処法が示されているとき，遺伝的なつながりのある親族にとっても，*BRCA*遺伝子変異という検査結果は重要な情報です．家族，親族にも検査を受けることを促すことが望まれます．しかし，被検者本人が遺伝性乳がんであることを家族にも知られたくないという場合もあります．反対に，例えば姉や妹に*BRCA*に関する遺伝学的検査を受けるよう勧めても，「そのような怖いことは知りたくない」ということもあるでしょう．このように，本人の知る権利・知らないでいる権利，家族の知る権利・知らないでいる権利などが複雑に対立しあうことが考えられます．個人の秘密を守りプライバシーを保護する規則だけで扱える単純なものではありません．

がんのコンパニオン診断の多くは今のところ体細胞遺伝子検査です．これに対して，2018年に承認されたオラパリブという抗がん薬は遺伝性乳がん・卵巣がん症候群(HBOC)の治療薬です．この抗がん薬を使用するためには生殖細胞系列の遺伝学的検査を受け，*BRCA*に変異があることを確認しなければなりません．治療方針を決めるための検査ですが，同時に自分のがんが遺伝性かどうかも明らかになります．その結果は患者本人だけではなく，親族にも影響を及ぼします．コンパニオン診断でも，先にあげた体細胞遺伝子検査と生殖細胞系列検査の区別を理解し，それぞれに適切に対応することが重要です．

これまで私たちがなじんできた臨床検査は，一般に，自分の病気のことを知り治療に役立てるための検査です．本人が同意して検査を受けるという自律尊重原則，インフォームド・コンセントの規則，秘密保持に関する権利に沿って進められてきました．これに

対して，遺伝学的検査の情報には複雑な事情が絡み，一般の臨床検査とは異なる問題をはらむため，異なる対応も必要になってきます．

　自身の健康状態についての情報を誰にどの程度知らせるか，あるいは知らせないかは当人が決定する権利をもっています．これを「情報について自己決定する権利」あるいは「自己情報コントロール権」と言います．遺伝学的検査の情報が血縁者の疾患をも示唆し，それへの予防策や早期治療が有益である場合には，血縁者にも積極的に開示することが望まれますが，その際にも，本人の同意を得た上で開示を行うことが原則です．ただし，検査を受けた本人の同意が得られない状況下であっても，血縁者の不利益を防止するために血縁者にも遺伝学的検査結果の開示が是非とも必要となった場合は，例外的に開示することもあり得ます．その際は，病院の倫理委員会等での慎重な検討を踏まえた上での開示が必要です[3]．

## 4 がんパネル診断から全ゲノム医療へ

　コンパニオン診断では，あらかじめ狙いを定めた特定の遺伝子の異常を一つひとつ検査して治療薬を選択します．遺伝子一つひとつではなく，次世代シーケンサーを使って，1回の検査で100種類以上の「がん関連遺伝子」の変異を調べる「がん遺伝子パネル検査」が始まり，2019年に保険適用となりました．遺伝子変異の解析結果と臨床データを複数の専門家が総合的に検討し，患者にあった薬剤や治療法，参加可能な臨床試験・治験の有無などを伝える仕組みです．その解析結果と臨床データは患者の同意を得て匿名化した上で，がんゲノム情報管理センターのデータベース（バイオバンク）に集積され，研究に役立てられます．

　さらに，がんと難病の全ゲノム解析プロジェクトが国家プロジェクトとして始まりました．疾患に関連する遺伝子だけではなく，全ゲノムを解析し，その結果をバイオバンクに集積し，一人ひとりの治療精度を向上させ，治療法のない患者に新たな治療を提供するというプロジェクトです．こうした研究プロジェクトの先に全ゲノム解析が日常臨床の中に入ってくる時代が予想されます．

　全ゲノム解析は当面は研究として行われますが，ここで特に注意すべきことがあります．ゲノムを網羅的に解析することによって，当該疾患の原因を探るという本来の検査目的とは異なる所見が得られることがあります．これを「二次的所見」と言います．例えば，がん患者がこの研究に参加した場合，がんに関連する遺伝子だけではなく，現在治療法がない別の遺伝性の難病の疾患遺伝子が発見されることもあり得ます．研究参加のためのインフォームド・コンセントの際に，そのような二次的所見もありうることを十分に説明した上で検査の同意を得ることが必要です[7]．

## 遺伝カウンセリングが重要

　このように倫理的配慮を要する悩ましい問題に直面するため，遺伝学的検査の前後には，遺伝カウンセリングが必須となります．疾患や病態，発症年齢，合併症，生命予後などの遺伝医学的な事柄だけの説明では，場合によっては，病気がもたらす困難な面だけが強調されることになります．遺伝子の変異や疾患がわかった場合に被検者が抱く不安などに対して心理社会的なサポートが求められます．遺伝カウンセリングについて第3章-1-6節で述べましたので，それを参照してください．

## 5 消費者直販型（DTC）検査ビジネスと法規制の必要性

　現在，医療機関以外にも遺伝子関連ビジネスが広がり，メタボ対策やダイエット対策を狙った簡便な遺伝学的検査キットが薬局やインターネット上で販売されています．これを消費者直販型（direct-to-consumer；DTC）遺伝学的検査ビジネスと言います．ベンチャー企業などがネット販売や通販で，十分な遺伝カウンセリングを伴わずに，遺伝学的検査キットを普及させていった場合，さまざまな弊害が予想されます．「遺伝情報」の特性で述べたように，遺伝情報を不適切に利用された場合，本人および家族も含めて，就職や保険加入や結婚などの際に，社会的不利益や差別を受ける可能性があります．遺伝学的検査や遺伝情報の扱いについて法規制している国は世界的に増えています．日本には，遺伝学的検査やその情報の取り扱いを規定し，遺伝子差別を禁止する法律は現在ありません．日本には，「人を対象とする生命科学・医学系研究に関する倫理指針」（文部科学省，厚生労働省，経済産業省，2021年），「遺伝子治療等臨床研究に関する指針」（厚生労働省，2019年改正），「経済産業分野のうち個人遺伝情報を用いた事業分野における個人情報保護ガイドライン」（経済産業省，2021年改正）などの行政による指針や，学会や業界団体の自主規制があります．これらの指針は一定の規制力がありますが，法律上の強制力はありません．臨床遺伝医学がすべての人にとって身近な医療となる時代に，遺伝子関連ビジネスをも対象にした包括的な遺伝学的検査規制法の制定が求められます．

　私は地域に密着した調剤薬局に長年勤務しています．親しくなっている患者さんも多く，医療だけでなく生活に関することも相談されることがあります．ある日，独身の頃から薬局に来てくれていた彩さん（28歳，現在妊娠中）に改まって話しかけられました．

彩さん：実は，私の母は乳がんで早くに他界したんです．自分も遺伝性乳がんじゃないかとすごく心配なんです．遺伝性乳がん・卵巣がん症候群の特徴をチェックしたら，結構，高い確率であてはまるんです．この子への影響も心配で……．

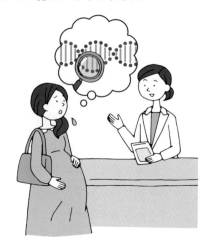

　マタニティでもあり，抑うつ状態になってしまうのではないかと思うほど暗い表情をしています．

　私はどのように対応したらよいでしょうか？　遺伝性乳がんの遺伝学的検査を勧めた方がよいのでしょうか？

---

### さらに学びを深めるために

・日本医学会：医療における遺伝学的検査・診断に関するガイドライン，2011.
　Available at: https://jams.med.or.jp/guideline/genetics-diagnosis.pdf

・松田 純：遺伝医療と社会──パーソナルゲノムがもたらす新たな課題. In: シリーズ生命倫理学編集委員会 編，シリーズ生命倫理学，11　遺伝子と医療，丸善出版，2013.

---

■文 献

1）中村祐輔：ゲノムが医療を変える. In: 矢崎義雄 編，医の未来，岩波書店，2011.

2）ゲノム情報を用いた医療等の実用化推進タスクフォース．改正個人情報保護法におけるゲノムデータ等の取扱いについて．（意見とりまとめ）．平成 28 年 1 月 22 日. Available at: https://www.mhlw.go.jp/file/05-Shingikai-10601000-Daijinkanboukouseikagakuka-Kouseikagakuka/160122_torimatome.pdf141

3）日本医学会：医療における遺伝学的検査・診断に関するガイドライン，2011. Available at: https://jams.med.or.jp/guideline/genetics-diagnosis.pdf

4）Angelina Jolie: My Medical Choice. The New York Times, 2013 年 5 月 14 日. Available at: https://www.nytimes.com/2013/05/14/opinion/my-medical-choice.html

5）日本乳癌学会，乳癌診療ガイドライン「治療編」，CQ3a, 金原出版，2018.

6）日本 HBOC コンソーシアム 広報委員会：遺伝性乳がん卵巣がん症候群（HBOC）をご理解いただくために，ver.5.1, 2020.

7）日本医療研究開発機構：ゲノム医療における情報伝達プロセスに関する提言その 2：次世代シークエンサーを用いた生殖細胞系列網羅的遺伝学的検査における具体的方針，2019. Available at: https://www.amed.go.jp/content/000056786.pdf

# 2 バイオ・細胞医薬品とゲノム編集に関する倫理

## 1 バイオ・細胞医薬品の開発

　　これまでの薬は化学反応で開発製造された低分子医薬品が中心でしたが，20世紀後半から，遺伝子解析，遺伝子組み換え，ゲノム編集，細胞培養，再生医療などのバイオテクノロジーを利用した薬，「バイオ医薬品」の開発が盛んになってきました．例えば，「抗体医薬」は，人間にもともと備わっている免疫機能（抗原抗体反応）の仕組みを人工的に

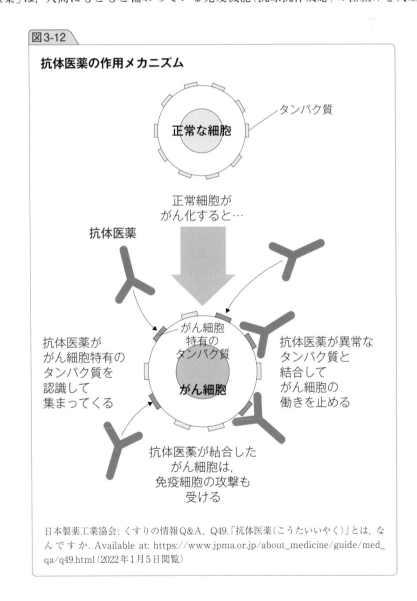

**図3-12**

**抗体医薬の作用メカニズム**

タンパク質

**正常な細胞**

正常細胞が
がん化すると…

抗体医薬

がん細胞
特有の
タンパク質

**がん細胞**

抗体医薬が
がん細胞特有の
タンパク質を
認識して
集まってくる

抗体医薬が異常な
タンパク質と
結合して
がん細胞の
働きを止める

抗体医薬が結合した
がん細胞は，
免疫細胞の攻撃も
受ける

日本製薬工業協会：くすりの情報Q&A，Q49.「抗体医薬（こうたいいやく）」とは，なんですか. Available at: https://www.jpma.or.jp/about_medicine/guide/med_qa/q49.html（2022年1月5日閲覧）

利用した薬です．特定の抗体は，特定の抗原だけに作用するので，その抗原をもたない他の正常細胞に作用することが少なく，副作用も少ないと期待できます（**図3-12**）．抗体を利用して，がん細胞をピンポイントで攻撃するがん免疫チェックポイント阻害薬はその1つです．また，細胞を薬として使う細胞医薬品もあります．CAR（chimeric antigen receptor）-T細胞療法は，患者からT細胞を採取し，それにがん細胞を攻撃するよう遺伝子操作をした上で，患者に投与します（**図3-13**）．2019年に急性リンパ性白血病や悪性リンパ腫に対する抗がん薬として承認され，公的医療保険も適用されました．

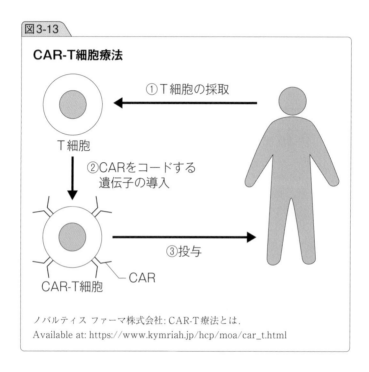

図3-13

**CAR-T細胞療法**

① T細胞の採取
T細胞
② CARをコードする遺伝子の導入
③ 投与
CAR-T細胞　CAR

ノバルティス ファーマ株式会社: CAR-T療法とは.
Available at: https://www.kymriah.jp/hcp/moa/car_t.html

また，患者の皮膚からiPS細胞を作って病気の細胞を再現し，その細胞を用いて疾患に効果がある物質を探索する「iPS創薬」研究も盛んに行われています．

バイオ医薬品にはさまざまな先進技術が使われているため，その安全性の確保のためにはこれまでの薬とは違ったさまざまな配慮を要します．2013年に制定された「再生医療等の安全性の確保等に関する法律」は，遺伝子を導入したり改変する操作を行った細胞や，その細胞に培養などの加工を施したものを用いる医療技術を「再生医療等技術」と定義し，規制の対象としています．

ここでは遺伝子治療と遺伝学的検査の特性を理解した上で，バイオ医薬品とゲノム情報の扱いをめぐる倫理問題について考えてみましょう．

# 2 遺伝子治療

　遺伝子治療とは，疾病の治療を目的として，遺伝子または遺伝子を導入した細胞を人の体内に投与することを言います[1]．遺伝子の欠失や重複などへの治療だけではなく，遺伝子のさまざまな作用機序に着目して「遺伝子で治す」治療も含めて，広く「遺伝子治療」と言います．遺伝子治療の対象は，遺伝性疾患に限らず，がんなどの難治性疾患も含まれます．遺伝子治療はまだ多くが開発段階ですが，すでに，先に示した抗がん薬のほかに，慢性動脈閉塞症や，難病に指定されている脊髄性筋萎縮症やデュシェンヌ型筋ジストロフィーに対する治療薬などが近年，遺伝子治療薬として承認され，保険適用されています．これらは，これまで治療方法がなかった疾患に対して治療効果が実証された画期的な新薬です．

　バイオ医薬品や核酸，多糖など高分子を用いた医薬品を「高分子医薬品」と総称しますが，これらの開発と製造には，従来の低分子化合物の開発に比べて，さまざまな高度な先端技術を必要とし，開発に多大なコストと時間を要し，医薬品の品質管理や保管・移送などにも高度な技術を要し，コストがかかります．そのため，これらの薬のなかには，非常に高額な薬もあり，薬価が1患者あたり1億6700万円となった薬もあります．日本には国民皆保険と高額療養費制度があるため，患者負担は一定の限度内で抑えられますが，健康保険財政に大きな影響を及ぼすことが問題視されています．

　このように莫大な開発・製造コストがかかる高分子医薬品に対して，分子量のより少ない中分子医薬品にターゲットを絞った開発が近年始まっています．中分子医薬品は，タンパク質の断片であるペプチドや遺伝子の働きを制御する核酸などを標的にしたもので，標的だけに作用し副作用が少ないという高分子医薬品の利点と，化学合成で製造することができ製造コストを低く抑えられるという低分子医薬品の利点を併せもちます．高い薬効と低コストを両立できる創薬として期待されています（図3-14）[2]．

**図3-14**

**中分子医薬品の特徴**

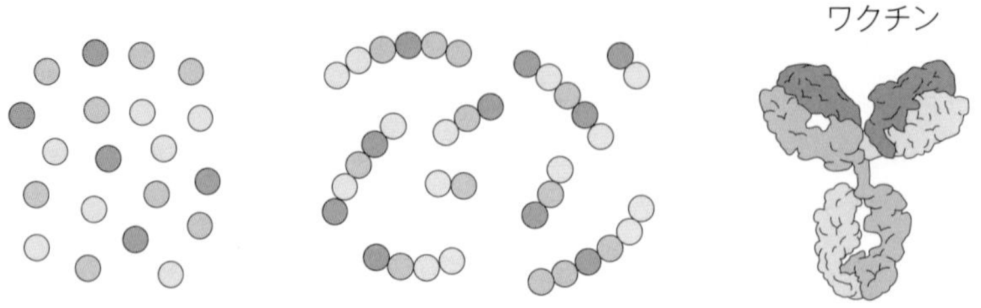

| 低分子医薬品 | 中分子医薬品 | 高分子医薬品 |
|---|---|---|
| 例：アスピリン | 例：ペプチド医薬 | 例：抗体医薬，ワクチン |
| ・標的以外にも影響するため，副作用が多い | ・化学合成で作れる<br>・製造費が抑えられる | ・製造が難しく，コストが高い |

日本経済新聞: 安く効果高い「中分子薬」実用化へ開発競う, 2018年8月25日.

## 体細胞遺伝子治療と生殖細胞系列遺伝子治療

遺伝子治療には，体細胞遺伝子治療と生殖細胞系列遺伝子治療の2つがあり，それぞれ次のような特徴があります（**表3-24**）．

**表3-24**

**遺伝子治療の種類と特徴**

| 体細胞遺伝子治療 | 生殖細胞系列遺伝子治療 |
|---|---|
| ・遺伝子導入の影響は患者自身にとどまる<br>・治療薬の影響が子どもに受け継がれることはほとんどない | ・遺伝子治療の影響は次世代にも及ぶ<br>・人類の遺伝子プールに手を加えることになる<br>・世代を超えた長期の影響についてはまったく未知 |

体細胞遺伝子治療では，本人が治療を受けることに納得して同意すれば，倫理的な問題は基本的にありません．これに対して，生殖細胞系列の遺伝子への技術的介入は，患者本人への治療を超える問題をはらんでいるだけに（ゲノム編集の項参照），多くの国で禁止されており，日本では「遺伝子治療等臨床研究に関する指針」によって禁止されています．

# 3) ゲノム編集

　これまでの遺伝子組み換え技術は，ウイルスベクターなどを利用して，正常な遺伝子を細胞の核のDNAに組み込む方法が一般的でした．しかしこの方法では，遺伝子を組み込む部位がランダムであるため，がん化のおそれがありました．また，遺伝子を新たに補充・付加するだけで，もとからある異常遺伝子が残存したままであるなどの限界もありました．近年，ゲノム編集という新たな技術が登場しました．これは遺伝情報が書き込まれているゲノムの特定の領域を任意に「書き換え編集」できる技術で，ゲノム配列を特定の箇所で切断し，遺伝子を壊したり，そこに別の遺伝子を挿入したりできます．この編集を効率よく行うことを可能にしたCRISPR-Cas9という手法（**図3-15**）[3]を開発した2人の女性研究者〔エマニュエル・シャルパンティエ（Emmanuelle M. Charpentier）とジェニファー・ダウドナ（Jennifer A. Doudna）〕に対して2020年ノーベル化学賞が与えられました．

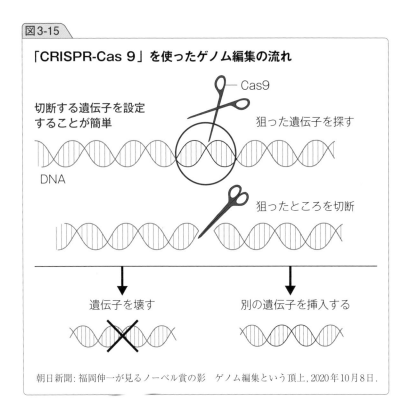

**図3-15**

## 「CRISPR-Cas 9」を使ったゲノム編集の流れ

切断する遺伝子を設定することが簡単

Cas9

狙った遺伝子を探す

DNA

狙ったところを切断

遺伝子を壊す　　　別の遺伝子を挿入する

朝日新聞：福岡伸一が見るノーベル賞の影　ゲノム編集という頂上，2020年10月8日．

　従来の遺伝子組み換え技術が外から特定の遺伝子のみを組み込む技術であったのに対して，ゲノム編集技術は，働きがわかっている遺伝子を，狙った箇所で自在に編集できる画期的な方法です．ゲノム編集は微生物から農作物や魚類，畜産物など幅広い分野に応用が可能です．すでにゲノム編集食品が流通し，食卓にのぼっています．

　ここでは特に医療分野への活用をみてみましょう．ゲノム編集技術は従来の遺伝子治

療とはレベルの違う「究極の遺伝子治療」として期待され，遺伝性疾患や難病などを治療する医薬品の研究開発が盛んに行われています．白血病やHIV感染の治療などですでに効果が確認されています．ほかにもゲノム編集技術を使った多くの臨床試験が行われています．

　これらはいずれも体細胞を対象とした遺伝子治療です．ところが2018年に，中国の研究者がゲノム編集を施した受精卵から双子が産まれたと第2回国際ヒトゲノム編集サミットで発表し，世界に大きな衝撃を与えました．受精卵など生殖細胞に対するゲノム編集技術について科学者たちは次のような懸念を抱いています（**表3-25**）[4,5]．

表3-25

---

**生殖細胞に対するゲノム編集技術への懸念**

・ゲノム編集技術はいまだ発展途上の技術で，予期しない結果が生じる可能性がある．例えば，ゲノムの標的以外の部位で変異が生じるオフターゲットや，遺伝子改変された細胞と遺伝子改変されなかった細胞が混じりあうモザイク状態が生じるなど．

・特にヒト受精胚や生殖細胞に応用した場合，出生する子に対する遺伝子改変が予期せぬ副作用をもたらすなど，医学的に重大な懸念がある．

・ゲノム編集による遺伝子改変の影響は出生する子にとどまらず，世代を越えて受け継がれるため，人類への不可逆的な悪影響も懸念される．

・出生する子への遺伝子改変は優生主義的な人間の作出につながるおそれがある．

第1回国際ヒトゲノム編集サミット声明, 2015.
日本学術会議幹事会：「ゲノム編集による子ども」の誕生についての日本学術会議幹事会声明, 2018.
Available at: https://www.scj.go.jp/ja/info/kohyo/pdf/kohyo-24-kanji-2.pdf

　ゲノム編集をめぐる国際的な議論の中では，上記のような懸念を基に，「生殖細胞系列遺伝子治療を受けた人を出産させることは許されない」というコンセンサスが得られています．他方で，ヒト受精卵のゲノム編集を人の出産に至らない形で行う基礎研究は多くの国で容認されています．

　文部科学省と厚生労働省は，2019年に「ヒト受精胚に遺伝情報改変技術等を用いる研究に関する倫理指針」（略称「ゲノム編集指針」）を制定し，下記の条件で，ヒト受精胚にゲノム編集を行う基礎研究を容認しました（**表3-26**）[6]．

表3-26

**ヒト受精胚にゲノム編集を行う基礎研究の要件**

・研究目的：ヒト受精胚にゲノム編集技術などを用いる基礎的研究は，当分の間，生殖補助医療の向上に資するもの（胚の発生・発育・着床や，ヒト受精胚の保存技術の向上に関するものなど）に限る．

・研究に用いることができるヒト受精胚：生殖補助医療に用いる目的で作成されたヒト受精胚のうち，生殖目的に用いる予定がなくなり廃棄されることになっている受精胚で，夫婦からインフォームド・コンセントを受けて提供されたものに限る．

・ヒト受精胚を取り扱うことができる期間：ヒト受精胚は，原始線条が現れるまでの受精後14日間に限り取り扱うことができる．14日以後は取り扱わない．取扱期間を経過したときは，直ちにヒト受精胚を廃棄する．

文部科学省・厚生労働省：ヒト受精胚に遺伝情報改変技術等を用いる研究に関する倫理指針, 2019.
Available at: https://www.mext.go.jp/b_menu/houdou/31/04/__icsFiles/afieldfile/2019/04/01/1414991_001.pdf

生殖補助医療の基礎研究目的での，ヒト受精胚へのゲノム編集が容認されましたが，ゲノム編集された受精胚の人への移植は当分の間，禁止されました．今後，基礎研究の中でゲノム編集技術の精度が向上し，「より安全で効果あり」と評価されるようになったらどうするかが重要な倫理的な問題となります．

## エンハンスメントと優生主義

生殖細胞系列にゲノム編集を施して子どもを産むという行為をどう考えたらよいでしょうか．難病を引き起こす遺伝子を改変し疾患を防止するならば，リプロダクティブ・ライツ（性と生殖の権利，第3章-1）の観点からも良いという考えもあります．しかしさらに，子の遺伝的質の保証や改善が親の義務とみなされるまでになるとすれば，「現に生きている障がい者や難病者に対して生まれてくるべきでなかったというメッセージを送ること」にもなりかねません[7]．

単に疾患を予防するだけではなく，より好ましい子を得るために遺伝情報を改変することは，いわゆるデザイナーベビーをめざす営みとなります．こうした営みを「エンハンスメント（enhancement）」と言います．エンハンスメントは，①医療の目的や②人間像，③社会を大きく変える可能性をはらんでいます（第3章-1）．

# 4 未来世代への責任

ゲノム編集技術による生殖細胞系列遺伝子の改変については，その改変の影響がゲノム編集を施されて出生する子にとどまらず，世代を越えて受け継がれるため，人類への不可逆的な悪影響が懸念されます．遺伝子改変によって将来生じるかもしれない有害な

結果を予測することは，現状では困難です．また，人間集団にいったん導入した改変を元に戻すことも不可能です．現在の人間のゲノム配列は長い進化の歴史の結果です．遺伝学研究は近年急速に進歩してきたとはいえ，進化の歴史とも関連する遺伝の奥深い全体的な仕組みはまだほんの一部が解明されたにすぎません．体細胞レベルで遺伝子の一部を修正し疾患を治療・予防するための研究は推進されるべきですが，生殖細胞系列の遺伝子改変については，それに比べてはるかに慎重であるべきです．

国際連合教育科学文化機関(United Nations Educational, Scientific and Cultural Organization：UNESCO)は，「ヒトゲノムと人権に関する世界宣言」(1997年)の中で，次のようにうたっています．

> ヒトゲノムは，人類社会のすべての構成員の根元的な単一性ならびにこれら構成員の固有の尊厳および多様性の認識の基礎となる．象徴的な意味において，ヒトゲノムは，人類の遺産である．(UNESCO「ヒトゲノムと人権に関する世界宣言」，1997年)

人類が共有するこのようなかけがえのない遺産を，将来どのような影響が生じるかもわからない研究の中で改変することは，将来世代の幸福や自己決定権を奪うことにもなりかねず，将来世代に対して無責任な行為と言えます．このような観点から日本学術会議は「遺伝子改変された子を将来誕生させることを企図し，人の生殖細胞や受精胚に対してゲノム編集をおこなう基礎研究」も禁止すべきことを提言しています[7]．

ゲノム編集技術は特殊な装置や設備は必要とせず，自宅でも容易に実施できます．「DIYバイオ」やバイオハッキングという活動も起こっていますので，趣味や興味本位でゲノム編集が行われる可能性もあります．ヒト胚等への臨床応用の禁止の実効性を担保するために，法律による規制の早期実現が不可欠です[8]．

---

**Case Study ┤ 考えてみよう！ ├**

あなたの所属する大学でゲノム編集技術を用いた研究が行われています．近隣の住民から環境への影響はないのかとの問い合わせが来ています．あなたは環境への影響をどのように考えますか？

---

**さらに学びを深めるために**

・日本学術会議: 提言　人の生殖にゲノム編集技術を用いることの倫理的正当性について，2020. Available at: https://www.scj.go.jp/ja/info/kohyo/pdf/kohyo-24-t292-5.pdf

■文献

1) 厚生労働省：遺伝子治療等臨床研究に関する指針, 2019. Available at: https://www.mhlw.go.jp/content/000561788.pdf
2) 日本経済新聞：安く効果高い「中分子薬」実用化へ開発競う, 2018 年 8 月 25 日.
3) 朝日新聞：福岡伸一が見るノーベル賞の影　ゲノム編集という頂上, 2020 年 10 月 8 日.
4) 第 1 回国際ヒトゲノム編集サミット声明, 2015.
5) 日本学術会議幹事会：「ゲノム編集による子ども」の誕生についての日本学術会議幹事会声明, 2018. Available at: https://www.scj.go.jp/ja/info/kohyo/pdf/kohyo-24-kanji-2.pdf
6) 文部科学省・厚生労働省：ヒト受精胚に遺伝情報改変技術等を用いる研究に関する倫理指針, 2019. Available at: https://www.mext.go.jp/b_menu/houdou/31/04/__icsFiles/afieldfile/2019/04/01/1414991_001.pdf
7) 日本学術会議：提言　人の生殖にゲノム編集技術を用いることの倫理的正当性について, 2020. Available at: https://www.scj.go.jp/ja/info/kohyo/pdf/kohyo-24-t292-5.pdf
8) 日本学術会議：提言　ゲノム編集技術のヒト胚等への臨床応用に対する法規制のあり方について, 2020. Available at: https://www.scj.go.jp/ja/info/kohyo/pdf/kohyo-24-t287-1.pdf

# 3 エンハンスメントとドーピング

　「医薬品，医療機器等の品質，有効性及び安全性の確保等に関する法律」では，医薬品は「人又は動物の疾病の診断，治療又は予防に使用されることが目的とされている物」（2条2項）と定義されています．医薬品は狭義の治療以外に，病気にならないための**予防**や病気の**診断**にも用いられます．病気を治癒できない場合に，症状**緩和**のための医薬品もあります．これらはいずれも治療目的や治療に関連しており，全体として，病気に対応するための薬と言えます．

　ところが，薬は昔から，病気の克服や改善以外のさまざまな目的にも用いられてきました．毒薬，堕胎薬，媚薬，シャーマンが儀式の際に使用する幻覚剤，ドーピング薬などです．

　近年ではバイオテクノロジーによって製造されたヒト成長ホルモン剤を身長の伸長や「若返り」のために用いたり，うつ病でもないのに抗うつ薬を気分明朗剤として使用したり，バイアグラを性生活の改善のために用いたりしています．第3章-2の1節，2節でみたようにバイオテクノロジー，細胞医療，ゲノム編集技術などの進展は，これまで治癒不可能であった難病をも克服する成果をもたらします．しかしその先に，病気の治療ではなく，人体改造などにこうした技術を用いる可能性が広がっています．健康の回復と維持という目的を超えて，**能力の向上，生活や性質の「改善」**などをめざして，**医学やバイオテクノロジーを利用すること**をエンハンスメント（Enhancement＜enhance増強する）と言います．

## 1 ドーピング

　ドーピングはスポーツの歴史とともに古く，現在では，トップアスリートも含めて，かなり広まっています．世界アンチ・ドーピング機関（World Anti-Doping Agency；WADA）が2015年に報告したロシアの組織的なドーピングは，スポーツ界の薬物汚染の根深さを浮き彫りにしました．ロシアは国主導での組織的ドーピングが認定されたため，2021年の東京オリンピック，2022年冬の北京オリンピックには国としての参加が許されませんでした．

　ドーピングは薬の正しい使い方ではないため，副作用の危険が大きく，健康を損ねます．がんの発症や，女性の男性化またはその逆，肝臓や腎臓の障害，動脈硬化などの害があります．寿命が非常に短くなることもあり，命に関わります．

　そもそもドーピングはアンフェアであり，スポーツ本来の目的を損ね，社会に悪影響を与えます．WADAは禁止物質などの国際基準を定めた世界アンチ・ドーピング規程

(The World Anti-Doping Code)を定め, たえず改訂を行っています.

　ゲノム科学の進展によって, いまやドーピングは細胞ドーピング, 遺伝子ドーピングの段階にまで達しています. 遺伝子を操作することで, 赤血球の産生を促進する造血因子エリスロポエチン(erythropoietin；EPO)を増やして, 持久力を高めたり, 筋肉細胞の成長を阻害するミオスタチンの働きを抑え筋肉を増強させたりできます.

　世界アンチ・ドーピング規程には2004年に遺伝子ドーピングが禁止項目として加えられました. その後のゲノム編集技術(p.181)の登場により, 新規程では, ゲノム配列の変更や「遺伝子編集」などが禁止項目としてあげられています[1].

　遺伝子ドーピングで作られるタンパク質などは自然に作られるものと変わらないため, 薬物ドーピングとは異なり, 尿や血液からドーピングの証拠を見つけるのは極めて難しいと言われています. 現在, 遺伝子ドーピングを検出するためのさまざまな方法の研究開発が進められています. 検査をくぐり抜けようと次々と登場する巧妙な手口と新薬物, それを発見しようとする検査方法・技術との「いたちごっこ」がくり広げられています.

## ドーピングと薬剤師

　最新のアンチ・ドーピング規程に関する知識を有する薬剤師に与えられる「公認スポーツファーマシスト」という資格があります. これは日本薬剤師会と日本アンチ・ドーピング機構(Japan Anti-Doping Agency；JADA)が創設した認定制度です. JADAが定めるアンチ・ドーピングに関する課程を修了した薬剤師に与えられる資格です.

　薬局で調剤・販売される医薬品やサプリメントの中にもドーピング禁止物質が含まれています. 例えば, 市販の総合感冒薬のほとんどに, あるいは葛根湯などの一部の漢方薬にも, エフェドリンなどの禁止物質が含まれています. これらを飲んでドーピング検査にひっかかることもあります(うっかりドーピング). 日本のアスリートによるドーピングは故意によるものではなく, こうした「うっかりドーピング」が多いと言われていますので, 薬剤師は競技選手に薬を調剤・販売する際には, 禁止物質以外の薬を代用するよう勧めるなどの注意が必要です.

　選手が, 病気治療のためにどうしても禁止物質を使用しなければならない場合〔例えば, 喘息の内服薬や吸入薬($\beta_2$刺激薬), 副腎皮質ステロイドの局所使用など〕には, 禁止物質を治療目的で使用する適用措置を所定の申請書で申請し, 治療使用特例として認められれば使用できます.

　また学校薬剤師には, 学校教育のなかでドーピング防止の啓発活動が求められており, 薬の正しい使い方の教育の一環として取り組んでいく必要があります[2].

## 2) スマートドラッグ

　ドーピングはスポーツの世界に限りません. 薬で脳を賢くすることも一種のドーピン

グです．記憶力増強剤はスマートドラッグとよばれ，米国などではすでに販売されているものもあります．特定疾患への適応として承認された薬がスマートドラッグとして転用される場合もあります．例えば，メチルフェニデートはうつやナルコレプシー（日中反復する強い眠気の発作を主症状とする脳疾患），注意欠陥多動性障害(attention deficit hyperactivity disorder；ADHD)に対する治療薬として使われていましたが，これを健康な者が服用すると，集中力が高まる効果があります．日本ではリタリン®（メチルフェニデート）の乱用や不正使用が社会問題になり，製造元が2007年にうつ病への効能・効果を取り下げました．その結果，リタリン®の添付文書から「うつ」の適応が削除され，ナルコレプシーのみの適応となりました．

科学誌の*Nature*が60ヵ国1,400人の読者を対象に2008年1月に行ったアンケート調査では，2割もの人が塩酸メチルフェニデートやモダフィニルなどの覚醒促進剤を使用していると回答しています[3]．例えば，一流の学会誌に掲載されるようなインパクトのある論文を執筆するために使用されることもあります．学者の世界もドーピングと無縁ではありません．この調査の紹介者は，先進国の指導的エリートは「精神スポーツ選手」であり，彼女・彼らはトップアスリートに劣らないプレッシャーを受け，ますます薬物依存となっていく，と分析しています[4]．米国での調査では，米国の大学生の4.7％が試験準備のために一度はリタリン®（精神を集中させる効果がある）を服薬したことがあり，しばしばインターネットを通じてアジアから購入していると答えています[4]．

# 3 こころの美容（美容薬理学）

「気分明朗剤」とよばれるものによるマインドドーピングも流行しています．米国のある調査では，うつではない人が気分を明るくするために，抗うつ薬を用いている実態が明らかになりました．米国人の約10％にあたる2,800万人が選択的セロトニン再取り込み阻害薬(selective serotonin reuptake inhibitor；SSRI)を常用しています．月経前の不快な症状（月経前症候群premenstrual syndrome；PMS）を緩和するために，あるいは「絶対に憂うつになったり疲れたり落ち込んだりしたくない」というだけの理由でSSRIを服用する人が多くいます．ドイツでも健康な人に抗うつ薬が2006年だけで480万パックも販売されました．こうした使用は「こころの美容（美容薬理学cosmetic psychopharmacology）」，「美容外科の内面版」とよばれます[5]．

# 4 エンハンスメントがもたらす影響

エンハンスメントは（1）医療，（2）人間像，（3）社会を大きく変える可能性をはらんでいます．

（1）医療とは本来，病気の治療や予防，症状緩和や健康維持のためのものですが，人々は通常の「健康」に満足せず，「より強く，より賢く，より美しく」なろうと欲します．健

康以上の能力アップのために医療を用いるようになると，医療の性格は大きく変わってきます．例えば，記憶増強剤を飲んで記憶力の衰えを阻止し，現状以上に記憶力を向上させようとして，そのような処置に公的医療保険を適用するためには，記憶力の衰えを「病気」と認定しなければなりません．その場合には「老い」そのものが「病気」となります．エンハンスメントの普及は，「病気」「健康」「医療」といった基本の観念の変更と拡大を伴い，医療のあり様を根本的に変える可能性をはらんでいます．

　従来の治療型医療とエンハンスメントを比較すると次のようになります（**表3-27**）．

表3-27

### 従来の治療型医療とエンハンスメントの比較

|  | 従来の治療型医療 | エンハンスメント |
| --- | --- | --- |
| 医療を促すもの | 病気 | 願望または欲望 |
| 医療を必要とする理由 | 医学的に治療が必要（医学的適応） | 治療の必要ではなく，身体の改良や生活の改善（医学的適応を欠く） |
| めざすもの | 健康の回復 | 健康の増進 |
| 医療の受け手 | 病者・患者 | 顧客（クライアント） |
| 保険 | 公的医療保険が適用される | 公的医療保険が適用されない自由診療 |

Kettner M: "Wunscherfüllende Medizin" –Assistenz zum besseren Leben? GGW 2/2006 (April), 6. Jg. より著者作成

（2）次に，人間観や価値観に関わる問題があります．人は学習や鍛錬によって与えられた才能にさらに磨きをかけ，試験の合格，コンクールや試合での優勝といった栄光を手にします．周囲もその才能に感嘆するとともに，そこに至るまでのたゆまぬ努力を称賛します．バイオテクノロジーを用いた近道（biomedical shortcut）がそうした努力に取って代わると，人生において自己鍛錬や努力を「価値あるもの」と評価する態度が消えてしまい，公正な競争という社会的ルールが崩壊する可能性があります．

（3）最後に，社会のあり方をめぐる問題があります．エンハンスメントが高度な先端技術として提供された場合，そうした技術を利用できる人とできない人との間に差が生じます．初めは高額の先端技術であっても普及するにつれてコストが低下し，障害を負ったり困窮したりしている人々でも利用可能になる，むしろこういう人たちに優先的にエンハンスメント技術を用いて格差を是正することができるという楽観的な見方もあります．けれども，おそらく格差が広がり固定化する可能性の方が高いでしょう．社会的に有利になるように心身を改造できるグループと，それができないグループとの間で格差が固定する可能性があります．エンハンスメントは，「私たちはどのような社会に生きることを望むのか？」を問いかけています．

# 5 エンハンスメントをどう考えるべきか

　ドーピングや気分を明朗にするために薬剤を用いることは，そうした薬剤の本来の使用方法でないため有害な副作用などがあります．安全性や健康のためにはこうした使用方法は好ましくありません．しかし，もし安全な方法で自己改良としてのエンハンスメントができるとしたら，どうでしょうか？　そのような医療行為を「本来の医療」ではないとして，公的医療保険の適用外とすることはあり得ます．「治療」と「治療を超えるエンハンスメント」の間で線引きすることは政策的には可能です．では，自分自身の意思で，自分自身の費用負担で，自分自身の心身への介入をめざすことは，どうでしょう？

　他者に危害や迷惑を及ぼさない限り，これを法的に禁止することは困難です．倫理的にも非難されるものではないという考えもあるでしょう．

　エンハンスメントは，通常の「健康」に満足せず，「より強く，より賢く，より美しく」なろうと欲するところから始まります．広い意味での強さへの憧れ，「完全性への憧れ」と捉えることもできます．WHOの「健康とは，肉体的，精神的および社会的に**完全に良好な状態**であり，単に疾病または病弱の存在しないことではない」という健康定義は，エンハンスメントの正当化にうってつけの定義と言えます．しかし，この定義の弊害について，さらに，健康を，「問題に直面したときに，状況に適応しやりくりする復元力」と捉え，そうした復元力を支援することに医療の重要な使命があることも学びました（p.87）．

　完全性に憧れ，「強く自立的であること」を望んでも，それをかなえられない状況は誰にも起こりえます．順風満帆と思われる人生にも突然の悲劇が訪れることは珍しくありません．「不条理な」運命にさらされている「か弱き存在」でありながら，人はこの弱さを認めず，さまざまな手段を講じて，これを克服しようとあくせくしています．その手段としてエンハンスメントも用いられます．

　弱肉強食の淘汰説を唱えたと理解されているダーウィンが，「ひ弱な生物から進化してきたことは人間にとって非常に幸いなことであった」と言っている（p.152）意味を改めて考えてみましょう．「人間は自由にして依存的存在」です（p.78）．人間は「弱さ」を抱えた「依存的な存在」であるからこそ，ここまで進化してくることができたのです．もしも，「他人はさておき自分だけは絶対安全な地帯にいる」と思える状況を人々が「われ先に」とめざすようになったら，どうでしょうか？　たまたま「運命の犠牲」となった者に共感する力（ダーウィンはそれを「人間の性質のなかの最も高貴な部分」とよびました）は衰退していかざるをえません．人間の身体の「傷つきやすさ，壊れやすさ」こそが人間社会を根底から支えています．

　このことは技術に背を向けることではありません．「問題に直面したときに，状況に適応しやりくりする」ことで，さまざまな技術革新も成し遂げられてきました．完全性をめざす営みからではなく，苦境に直面しながらも何とか対応しようと努めていくなかで，今日の人類社会が築かれてきました．エンハンスメントによって「身体の傷つきや

すさ，壊れやすさ」を根本的に乗り越え「完全性をめざす」営みは，これとは異なります．エンハンスメントへの熱中のなかで失われるものは何かについて思いをはせることが必要ではないでしょうか．

---

**Case Study** ┤ **考えてみよう！** ├

私は調剤薬局に勤めている薬剤師です．湿疹の治療のために皮膚科にかかっていたひとみさん（30歳）には，mildに分類されるステロイドの外用剤が処方されており，さらにワセリンと1：1で混合調剤するという指示がされていました（つまり，濃度は半分です）．

ひとみさん：インターネットで弱いステロイドをお肌に塗ると，お肌の調子が整って化粧ノリが良くなると書かれていました．私，結婚式が近いんです．これ使えますね！

と処方された薬剤に満足そうです．間違った使い方をされてはよくないと思い，ステロイドを美容目的で使用しないように伝えましたが，お薬の説明書にはステロイド分類はmild，ワセリンも保湿や保護にも使うものであることが明記されています．ひとみさんは「自己責任で使うから，大丈夫です．」と言っています．私はどうしたらよいのでしょうか？

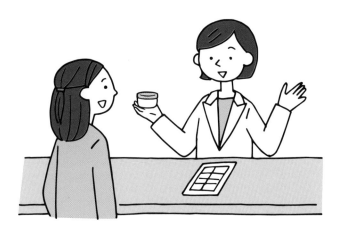

さらに学びを深めるために

・生命環境倫理ドイツ情報センター 編, 松田 純ほか 訳, エンハンスメント—バイオテクノロジーによる人間改造と倫理, 知泉書館, 2007.

・上田昌文ほか 編, エンハンスメント論争—身体・精神の増強と先端科学技術, 社会評論社, 2008.

・マイケル・サンデル 著, 林 芳紀ほか 訳, 完全な人間を目指さなくてもよい理由—遺伝子操作とエンハンスメントの倫理, ナカニシヤ出版, 2010.

・レオン・R・カス 編著, 倉持 武 監訳, 治療を超えて—バイオテクノロジーと幸福の追求 大統領生命倫理評議会報告書, 青木書店, 2005.

・日本薬剤師会ほか, 薬剤師のためのアンチ・ドーピングガイドブック, 2021版, 日本薬剤師会, 2021.

・スポーツファーマシスト: 公認スポーツファーマシスト認定制度概要.

　Available at: https://www.sp.playtruejapan.org/acquire/index.html

■文 献

1) 日本アンチ・ドーピング機構: 世界アンチ・ドーピング規程 2021年禁止表国際基準, 2021. Available at: https://www.playtruejapan.org/entry_img/2021list_prohibited_en.pdf

2) 日本薬剤師会, 薬剤師の将来ビジョン, p169, 174, 2013.

3) Maher B: Poll results: look who's doping. *Nature*, 452: 674-675, 2008.

4) Wienke A, et al, eds, Die Verbesserung des Menschen: Tatsächliche und rechtliche Aspekte der wunscherfüllenden Medizin, Springer, 2009.

5) アレックス・クチンスキー 著, 草鹿佐恵子 訳, ビューティ・ジャンキー—美と若さを求めて暴走する整形中毒者たち, pp114-115, バジリコ, 2008.

# 4 デジタルヘルスとAI時代の情報の倫理

　ICT（情報通信技術）の急速な進化は社会を大きく変えつつあります．電子カルテや電子薬歴が普及し，ICTによって医療者間や医療者-患者間での医療情報共有が容易になってきました．遠隔診療やオンライン服薬指導（電話や情報通信機器を用いた診療や服薬指導など）はCOVID-19の拡大のなかで，さらに普及していくことが期待されています．パンデミックのなかで，先進国の多くでオンライン診療が大きく増えましたが，日本ではわずかな増加にとどまっています．今後もこのようなパンデミックが予想されます．また離島や山間地では医師の高齢化によって医師がいない地域が広がりつつあります．こうした地域に暮らす住民には，オンライン診療によって薬を処方し，医薬品をドローンで届けるなどの対策が求められてきます．すでにそうした実証実験が試みられています．

　デジタルヘルスは，IoT（Internet of Things モノのインターネット），ウェアラブルデバイス，ビッグデータの解析，AI（人工知能）などの最新のデジタル技術を活用して，医療やヘルスケアの効果を向上させることをめざします．近未来を見据えながらデジタルヘルスの倫理問題を考えてみましょう．

## 1 医療・介護・保健分野のデジタル化

　まず，医療分野のデジタル化によるイノベーションの事例をいくつかみてみましょう．
　（1）2017年に米国のベンチャー企業と日本の製薬企業が「飲み込むチップ」（デジタルメディスン）を開発し，米国で承認されました．統合失調症や双極性障害，うつ病などの治療薬（錠剤）の上に小さなチップが埋め込まれていて，薬を飲むと胃の中でジェルが溶けてチップが起動し，胃酸を使って電気を発生させ，近くにあるスマートフォンへ無線でメッセージを送信します．それは「薬は飲み込まれ，患者の胃の中で消化された」ことを示すメッセージです．このメッセージはスマートフォンアプリを通じて，患者の許諾があれば，医療や介護従事者などと情報が共有されます（**図3-16**）．統合失調症や双極性障害などの疾患には，とりわけ服薬継続が重要ですが，これによって究極の服薬管理ができ，服薬アドヒアランスが向上します．残薬の有無も即座にわかるとともに，適切な服薬をした場合の薬の有効性の検証をより正確に行うことができます[1]．例えば独り暮らしの高齢者の服薬管理を，保険薬局や訪問看護ステーションのオフィスにいながらにしてできるようになるでしょう．

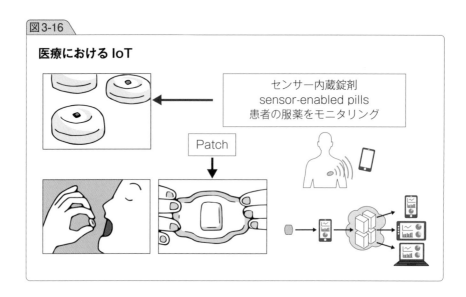

**図3-16**

**医療における IoT**

センサー内蔵錠剤
sensor-enabled pills
患者の服薬をモニタリング

Patch

（2）このようなシステムを治験に用いれば，新薬の臨床試験の精度も高まります．コロナ禍で，治験が中止になったり大幅に遅れたりしたことから，DCT（decentralized clinical trials分散型治験）が世界中で急速に普及しています．DCTは，Web上で電子サインなどを活用して治験参加の同意を得た上で，オンラインで診療し，治験薬を患者のもとに直接配送し，ウェアラブルデバイスで自宅から患者データをデータベースへ送信する方式などで治験を行います．リモート治験，在宅治験ともよばれます．COVID-19パンデミックを契機に導入する製薬企業が増えていくと予想されます．DCTは患者・被験者の来院の負担を軽減するなどその利便性の大きさを考えると，COVID-19の流行を契機に加速し，感染終息後も大きなウエイトを占めると予想されます．DCTの基本的な考え方として，主に次の3点が重要です．

① DCTは従来の臨床試験とは二律背反の関係ではない．
② DCTの導入は目的ではなく手段である．
③ 被験者の安全性は従来の臨床試験と同レベルを担保する．

（日本製薬工業協会 医薬品評価委員会 臨床評価部会：医療機関への来院に依存しない臨床試験手法の導入及び活用に向けた検討，p3, 2021年7月より抜粋）

①臨床試験を伝統的な方法で行うか遠隔で行うかの二者択一ではなく，目的と状況に応じて適宜選択することが重要で，対面とWebの両者を組み合わせた混合型もありえます．

②DCTの導入それ自体が目的ではなく，病院に頻回に訪問することが困難な患者・被験者も臨床試験に参加しやすくするための手段です．DCTの導入によって患者の利便性が高まれば，従来の臨床試験に参加が困難であった地域や状態の患者も臨床試験に参加しやすくなります．

③ICTの導入の有無にかかわらず，臨床試験において被験者の安全性の確保は最重要の課題の1つです．DCT導入によって被験者の安全性レベルが低下することがあってはなりません．実施医療機関への来院間隔が広がる場合などには，オンラインによる担当医師の診察や，不整脈のリスクをウェアラブルデバイスで探知したりするなど，適切な安全性モニタリング方法を導入することが求められます[2]．

（3）1型糖尿病患者などは，血糖値の管理のため1日数回の採血と簡易血糖測定器を用いて，自分で血糖値を測定（自己血糖値測定self monitoring of blood glucose；SMBG）し，適宜インスリンを自己注射で補給する必要があります．これまでの方法では，採血の際の針を刺す痛みや，測定時の血糖値しか知ることができないという限界がありました．近年，体に貼り付けたパッチ式の血糖センサーとインスリンポンプのウェアラブル機器を用いて，人が介在せずに血糖を管理できる糖尿病自動治療システムが導入されています．採血のための針を刺す痛みもなく，血糖値を連続して測定することが可能になり，食事前後や睡眠中の血糖値なども管理ができるようになりました．血糖センサーとインスリンポンプを連動させるこの方法は，SAP（sensor augmented pump）療法とよばれ，2014年から公的医療保険が適用されています．血糖値が下がりすぎる前にインスリンの注入が自動で止まる機能もあり，血糖値を下げすぎることによる副作用なども回避できるようになりました[3]．医師もクラウドを介して遠隔地からデータを確認できるようになりました[4]．

さらに，SAPの進化版として，その時々の血糖値に応じてAIがインスリン投与量を自動調整する「人工膵臓」とよばれる医療機器も2022年に国内でも発売される見通しです（**図3-17**）．

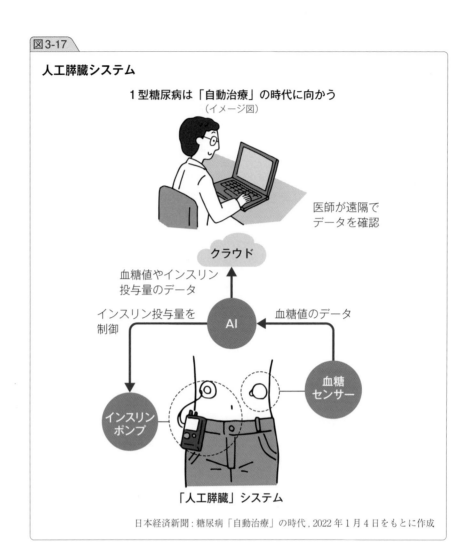

**図3-17**

**人工膵臓システム**

**１型糖尿病は「自動治療」の時代に向かう**
（イメージ図）

医師が遠隔で
データを確認

**クラウド**

血糖値やインスリン
投与量のデータ

インスリン投与量を
制御

**AI**

血糖値のデータ

**インスリン
ポンプ**

**血糖
センサー**

**「人工膵臓」システム**

日本経済新聞：糖尿病「自動治療」の時代, 2022年1月4日をもとに作成

　このように近年，装着者の生体データを測定・記録・送信するモバイル機器が普及して，来院時だけではわからなかった日常生活のデータが蓄積可能となりました．今後，こうした膨大なデータの解析研究が進むと，ある遺伝子変異をもつ人がどのような生活習慣を行うと発症のリスクや症状悪化を招くのかなどが，詳細にみえてくる可能性があります．それらをAI（人工知能）によってリアルタイムで解析すれば，発症の事前警告をモバイル端末に送信することも可能となります．例えば，ヘルスケア腕時計が，あなたの心拍リズムを測定して，不規則なリズムを感知したら知らせてくれます．不整脈は時として重篤な疾患につながりますが，その兆候に本人が気づかなくても，AIが警告して，受診を促してくれます．これは「逆ナースコール」とも言えます（**図3-18**）．すでにそうしたサービスが始まっています．

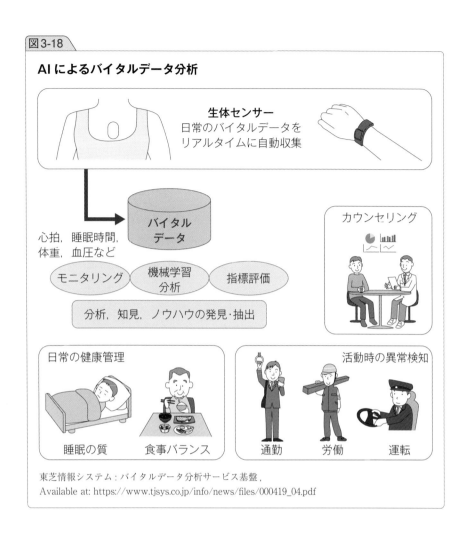

図3-18

**AI によるバイタルデータ分析**

**生体センサー**
日常のバイタルデータを
リアルタイムに自動収集

バイタル
データ

心拍, 睡眠時間,
体重, 血圧など

モニタリング　機械学習
分析　指標評価

分析, 知見, ノウハウの発見・抽出

カウンセリング

日常の健康管理

睡眠の質　食事バランス

活動時の異常検知

通勤　労働　運転

東芝情報システム：バイタルデータ分析サービス基盤,
Available at: https://www.tjsys.co.jp/info/news/files/000419_04.pdf

　これは, いわば主治医が身体に密着している状態です. ナノテクノロジーを用いて極小のバイオセンサーを体内に埋め込めば,「人体内主治医」となります. 発症する前から, 発症の可能性を予測する予測医療(p.198)がさらに進み, 各人は健康を維持するため, あるいは症状を悪化させないために, 日常生活のなかでも自覚的に医療に参加することになります. 今後はデジタルデバイスの発達に伴い, 病院内だけではみえていなかった患者の健康に関するデータをどう診察に生かすかが課題となっていくでしょう.

## 2 デジタルヘルスの意義

デジタルヘルスの意義を次の3点から考察します.

① 予測医療・個別化医療の推進と, 医療への患者の参加
② ICTを活用した多職種連携の推進
③ ビッグデータの解析に基づく医療の適正化・効率化

## 予測医療・個別化医療の推進と，医療への患者の参加

　患者は通常，発症してから医療機関を受診し，そこでさまざまな検査を受け，診断されます．医師は病院で得られた検査データに基づいて診断します．しかし，患者は通常，生活のほとんどを病院以外で過ごしています．来院時の問診表やデータだけで患者の状態を十分に把握できているとは言えません．日常生活のなかで時間を追ってバイタルデータを把握することで初めてみえてくるリスクや病気の原因もあります．

　各人は健康を維持するため，あるいは症状を悪化させないために，日常的に自覚的に医療に参加することになります．

　今後は，デジタルデバイスの発達に伴い，病院内だけでは見えていなかった，患者のパーソナルデータをどう診察に生かすかが問われてきます．ゲノム医科学とも結合して，デジタルヘルスによって予測医療と個別化医療（第3章-2-1節）がさらに進むと思われます．

## ICTを活用した多職種連携の推進

　在宅で療養する患者に対しては，現在は訪問薬剤師や訪問看護師，在宅医などが訪問時にバイタルを計測しています．デジタルヘルスが進化すると，薬局や訪問看護ステーション，診療所にいながらにして，患者のバイタルデータを管理できるようになるでしょう．

　医療が病院内で完結する時代が終わり，在宅医療や介護を含む地域包括ケアの時代となりました（第2章7節）．医療と介護をつなぐ多職種連携が求められています．これまでの病院内での患者情報の共有化とは異なる次元での対応が必要になっています．患者のデジタル化されたデータを多職種が共有して，切れ目のない医療・薬学ケアを実現するために，デジタルヘルスが必須となってきます．すでに電子お薬手帳のようなアプリが普及していますが，今後，多職種連携にはICTの支援がますます欠かせないものとなっていくでしょう．

## ビッグデータの解析に基づく医療の適正化・効率化

　レセプト（医療報酬明細書）やカルテ（診療記録）の電子化が進み，医療の効率化が進んでいます．複数の医療機関などに散在する患者データを集約して一括管理するシステムがあれば，より有効な疾病管理・服薬管理が可能になります．これらのデータをPHR（personal health recordパーソナルヘルスレコード）として，自分で管理・活用できるようにする取り組みが進んでいます（**図3-19**）．こうした医療ビッグデータを多角的に集計・解析し，医療資源の不適切または非効率的な使用などを可視化して，医療を適正化・効率化し，医療費を抑制することが期待できます．

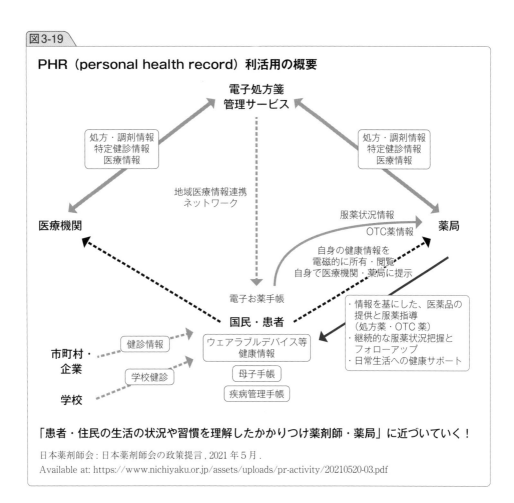

図3-19

**PHR（personal health record）利活用の概要**

電子処方箋
管理サービス

処方・調剤情報
特定健診情報
医療情報

処方・調剤情報
特定健診情報
医療情報

地域医療情報連携
ネットワーク

医療機関

服薬状況情報

OTC薬情報

薬局

自身の健康情報を
電磁的に所有・閲覧
自身で医療機関・薬局に提示

電子お薬手帳

国民・患者

・情報を基にした、医薬品の
　提供と服薬指導
　（処方薬・OTC薬）
・継続的な服薬状況把握と
　フォローアップ
・日常生活への健康サポート

市町村・
企業

健診情報

ウェアラブルデバイス等
健康情報

母子手帳

学校

学校健診

疾病管理手帳

**「患者・住民の生活の状況や習慣を理解したかかりつけ薬剤師・薬局」に近づいていく！**

日本薬剤師会：日本薬剤師会の政策提言, 2021 年 5 月.
Available at: https://www.nichiyaku.or.jp/assets/uploads/pr-activity/20210520-03.pdf

## ③ 医療ビッグデータの利用の倫理

　　医療分野のビッグデータの活用に前述のような利点があるとしたら，そうした活用を倫理的にどう評価できるでしょうか．生命倫理学の 4 原則（自律尊重，無危害，善行，正義）に照らしてみると，下記のような評価になります．

① 自律尊重の原則の観点から：個人がモバイル機器やさまざまなツールを用いて，自身の病態や健康状態に自覚的に注意を払い，ウェルネスを保持しようとするならば，それは自律尊重の原則にかなう．

② 善行の原則の観点から：症状悪化の防止などができ，より健康な状態を維持できるようなケアや支援になれば，それは善行の原則にもかなう．

③ 正義の原則の観点から：ビッグデータ解析によって，医療資源の無駄を発見し，医療費を削減し，医療保険体制の持続可能性に貢献できれば，正義の原則にかなう．

医療ビッグデータを活用するデータヘルスは予測医療や個別化医療を極限まで高めようとする営みです．しかし，そこには次のような問題もあります（**表3-28**）．

<table>
<tr><td>表3-28</td></tr>
</table>

**医療ビッグデータ活用の問題点**

① 現在の医学における「予後（prognosis）」とは違う「予測的情報（predictive information）」（第3章-2-1節）がもたらされ，患者は過剰な情報に振り回される．

② 患者は人間としてではなく，データのかたまりとして捉えられ，類型の中の1サンプルとして位置づけられる．

③ 個別化医療は個性の尊重につながるとは限らず，同一疾患の患者グループの中でさらに精緻なグループ化，類別化がなされる．ビッグデータの解析によって導かれたアルゴリズムによって，該当者がいくつかのグループにまとめられ，その結果，あるグループがスティグマ化され，差別化される可能性も懸念される．

④ デジタルヘルスは24時間365日患者の健康を監視するが，この自己測定が本当にいつも個人の自己決定によるのか，他者によって誘発された外部決定なのかは疑わしい．後者であれば，健康努力を押しつけるパターナリズム（第1章3節）であり，プライバシーに介入する究極の健康監視社会である．

Deutscher Ethikrat, *Big Data und Gesundheit – Datensouveränität als informationelle Freiheitsgestaltung.* 2017.
ドイツ倫理評議会：ビッグデータと健康—情報の自由としてのデータ主権．

# 4　健康監視社会

　2016年の米国で，SNS上の8,700万人分の個人情報が，プロファイリング（ある人物の年齢や検索・閲覧・購買履歴などの過去の情報と行動を分析し，今後の行動などを予測する自動化された個人データ処理）され，大統領選挙に不正利用されたことが，世界的に話題になりました．スマートフォンやパソコンを使っていれば，検索ワードや閲覧ページ，位置情報，購買履歴など，ネット上の行動履歴はすべて収集され蓄積されます．私たちはSNSや検索エンジンをただで利用する代わりに，自分の個人データをIT企業に渡しています．それが選挙という政治活動に不正に利用されました．

　健康アプリなどから，健康関連データがIT企業に渡っていますが，これらの誤用や悪用を法律によって防止することが必要です．健康アプリから発信されたデータをAIが処理するプログラムがブラックボックス化されていますが，IT企業や開発会社に，アルゴリズムの設計原理と倫理的な配慮についての説明義務を負わせる必要があります．利用者の自己情報コントロール権（p.201）を確保して，誘導的な他者決定や，アルゴリズムによる一方的な人物評価や差別を避ける必要があります．

EUのGDPR（General Data Protection Regulation 一般データ保護規則．2018年施行）は，プロファイリングに対してデータの主体が異議を唱え，場合によってはプロファイリングを中止させる権利を定めました．GDPRはGAFAなどの巨大IT企業に対して個人情報の保護を強化しようとするものであり，人間がデータの集合体とみなされる「デジタル時代の人権宣言」と言われています．

　スノーデン氏（Edward Snowden, 1983-）による暴露によって，全世界のメールや通話，SNSが米国NSA（国家安全保障局）の監視下にあったことが明らかになりました．インターネット履歴は行動の足跡をすべて記録し残す（self tracking）上で最も好都合なインフラです．これを国家が人々を監視するのに利用していました[5]．

　誰かに見られている感じがすると，私達がとりうる行動は著しく制限されてしまいます．監視されているかも知れないとわかっている場合，人間は大幅に迎合的で従順な行動を取りがちです．人間は誰かに見られている時は，主体的な意思よりも，他人からの期待や社会通念上の要求に従った決定をします．私達の行動は劇的に変化してしまいます[5]．

## 5）プライバシーの価値

　なぜプライバシーが重要なのでしょうか．私たちは，自分に関する内密な情報を，信頼できる人には教え，そうでない人には教えないという選択をすることがあります．そうすることで，他人と自己の評価を調整しコントロールしようとしています．人間関係を調和的・安定的に維持するには，こうした選択や配慮が欠かせません．そうした選択を保障するものが自己情報コントロール権（p.174）です．本人の意に反する形で自己に関する情報が漏れたり公になったりした場合，本人が傷つき，人間関係が攪乱されます．プライバシーの保護は個人の自律と尊厳を尊重することの重要な内容です（p.97）．伝統的医療倫理と現代の医療倫理に共通する「患者の秘密を守る」という医療者の守秘義務（p.38）はこの面から根拠づけられます．

　ただし，プライバシーの価値は個人の自律と尊厳の尊重にあるだけではありません．個人のプライバシーが国家の情報機関などから覗き見られているような状況をイメージして，その社会的価値についても考えてみましょう．私たちは日常さまざまな社会的な活動を行い，社会の維持と発展に貢献しています．しかし，そのなかでさまざまなストレスやプレッシャーや疲れを覚えることもしばしばあります．プライバシー空間はこのような「活動的生活の渦」から一歩身を引き，「一休み」できるオアシスです．社会的抑制を解き放って，自由に自己を見つめ直し，自己を再発見し，新たな気づきを得たりします．ストレスフルな現代社会ではこうした空間と一時（ひととき）がとても貴重で，メンタルヘルスにも必要です．人々の創造的な活動はこうしたなかから生まれることが多くあります．

　プライバシーは，自律的で創造的な活動が生まれるために必要なものです．各人が才能を自由に発揮して社会に貢献できる，それを保障するプライバシーは社会的価値を有

します．プライバシーの保護という原則は，単に個人の秘密を漏らさないという消極的なものではありません．信頼ある社会関係を調和的に維持するために必要なもの，さらに個人の創造性が発揮され社会が発展していくためにぜひとも必要なものなのです．それゆえ，プライバシーを社会全体や公共の価値と対置させる議論は不毛です[6]．

# 6 AIの可能性と倫理原則

　デジタル医療の多くの領域でAIが威力を発揮しつつあります．近年，内視鏡やMRI，CTなどの撮影画像で診断する機会が増えています．画像診断を的確に行うためには熟練した技術が必要です．それに習熟した医師などは限られています．熟練した医師の偏在によって医療の地域格差も生じています．そこで画像診断をAIに行わせる研究が進められています．検査画像と疾患名と病変の領域をセットにした「学習データ」を大量にAIに機械学習させて，例えば，がんのリスクの確率を示させる技術の開発が進んでいます．診断技術だけではなく治療の処方でもAIが威力を発揮したという報告があります[7]．診断や治療で医師の補助としてAIが活用される場合はそう大きな問題はないかもしれません．しかし，AIは機械学習を通じてどんどん進化していき，予想もしなかった相関関係を見いだすことすらあります．AIが示した診断や処方の理由が誰にもわからないことがあります．「優秀なAIが出した答えだから正しい」とただ信じるだけならば人間としての主体性はどこにあると言えるでしょうか．将来AIがネットワークで連結し巨大な人工知能となった先には，AIによって人間が振り回され，AIによって支配されるというSF的な事態が生じかねません．

　AIの開発時点からこうした事態を防ぐための手立てが必要となります．EUは，2019年に人工知能（AI）に関する倫理ガイドライン「信頼性を備えたAIのための倫理ガイドライン Ethics guidelines for trustworthy AI」[8]を発表しました．**表3-29**に示す7項目が要です．

　日本でも，総務省情報通信政策研究所AIネットワーク社会推進会議が「報告書2018」の中で次のような類似の原則を掲げています（**図3-20**）．

| 表3-29 | | |
|---|---|---|
| **欧州委員会が示した AI 倫理指針** | | |
| 1. 人間の代理機能と人間による監視<br>Human agency and oversight | AI は，人間の活動と基本的人権を支援することで公平な社会を可能にすべきで，人間の主体性を低下させたり，制限，誤誘導したりすべきではない. | |
| 2. 堅牢性と安全性<br>Robustness and safety | 信頼できる AI には，全過程を通じて，エラーや矛盾に対処しうる安全かつ確実，堅牢なアルゴリズムが必要である. | |
| 3. プライバシーとデータのガバナンス<br>Privacy and data governance | 市民が自身に関するデータを完全に管理し，これらのデータが市民を害し差別するために用いられることがないようにすべきである. | |
| 4. 透明性 Transparency | AI システムのデータ処理のされ方などのトレーサビリティ（追跡可能性）を確保すべきである. | |
| 5. 多様性・非差別・公平性<br>Diversity, non-discrimination and fairness | AI は，人間の能力・技能・要求の全分野を考慮し，アクセスしやすいものとすべきである. | |
| 6. 社会・環境<br>Societal and environmental well-being | AI は，社会をより良くし，持続可能性と環境に対する責任を向上するために利用すべきである. | |
| 7. 説明責任<br>Accountability | AI システムと AI により得られる結果について，責任と説明責任を果たす仕組みを導入すべきである. | |

赤山英子：EU が「AI 倫理指針」を公表，日本とも連携へ. ARC WATCHING, 2019 年 6 月.
Available at: https://arc.asahi-kasei.co.jp/member/watching/pdf/w_298-06.pdf

図3-20

**AI 利用の原則**

① 適正利用の原則
② 適正学習の原則
③ 連携の原則　　　　━━▶ **主に便益の増進に関係**
④ 安全の原則
⑤ セキュリティの原則
⑥ プライバシーの原則　━━▶ **主にリスクの抑制に関係**
⑦ 尊厳・自律の原則
⑧ 公平性の原則
⑨ 透明性の原則　　　━━▶ **主に信頼の醸成に関係**
⑩ アカウンタビリティの原則

総務省情報通信政策研究所 AI ネットワーク社会推進会議, 報告書 2018.

## 7 デジタルヘルスの近未来

　医師が患者の治療にAIを活用するならよいでしょう. しかし, AIはすべてのプロセスを自動化し, その履歴がすべて残り, 点数化され, その人のデジタル上で恥ずべき過去のプロファイルまでもまとめられます.「健康を守るのは自己責任. 糖尿病になったのは自己コントロールができないからだ」という恥ずべきスティグマ(烙印)が押されるかもしれません. AIによって人間が評価され層別化されて, 差別化され, さらには社会統治の手段として使われることを許してはならないでしょう.

　私たちは従来の医療者−患者関係を原点とする医療倫理学を超えて, 医療の構造転換に立ち会っています. 新たな技術的可能性とそれがもたらす構造転換とどう向き合うのかを問われています. それがデジタルヘルスとビッグデータの時代が私たちに突きつけている課題です.

　お薬手帳のデジタル化や, 多職種連携でのクラウド上の患者情報の共有などが現在進行しています. 医療のデジタル化には大きなメリットがありますが, 同時にこうした負の側面にも目を向け, 患者の個人情報とプライバシーの保護に十分配慮する必要があります. サイバー攻撃による情報漏えいなどに対しても, 厳重なセキュリティ体制を維持することも重要です.

　あなたは薬局の薬剤師です．薬局では，電子お薬手帳にも対応しています．ある日，複数の薬局を行ったり来たりしている佐藤さん（62歳，男性）が冊子タイプのお薬手帳を持って来局されました．佐藤さんはお薬手帳を持って来ないことも多いので，お薬手帳を忘れたときには自分で貼付してもらうよう，処方日や薬剤名を書いたシールをお渡ししています．前回お渡ししたシールが貼っていないようだったので，確認したところ，「貼るのを忘れちゃっていたよ」とにこやかに言われました．

　待合室でスマートフォンを操作していたので，貼り忘れがなくなることを説明しつつ電子お薬手帳を勧めてみたところ，少しむっとした様子で「自分の医療の情報をいろんな人に見られているようだから，アプリは入れたくないんだよ」と言われました．

　佐藤さんが帰った後，薬局の事務室で佐藤さんとのやり取りを話したところ，同僚から「それ，佐藤さんはわざとシールを貼っていないのかもね．自分の病歴や処方歴を知られたくなくて」と言われました．

　そうだとすると，お薬手帳の有用性は半減です．次回，佐藤さんにどのように対応したらよいのでしょうか．

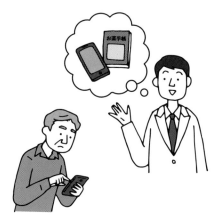

### さらに学びを深めるために

・遊間和子 著，武藤正樹 監，やさしく知りたい先端科学シリーズ5 デジタルヘルスケア，創元社，2020.
・山本龍彦 編著，AIと憲法，日本経済新聞出版，2018.
・総務省AIネットワーク社会推進会議：報告書2018―AIの利活用の促進及びAIネットワーク化の健全な進展に向けて，2018. Available at: https://www.soumu.go.jp/main_content/000564147.pdf
・ダニエル・J・ソローヴ 著，大谷卓史 訳，プライバシーの新理論―概念と法の再考，みすず書房，2013.

■ 文 献

1) 日経デジタルヘルス:「飲み込むチップで医療費のムダを削減」, Proteus Digital Health 社 CTO が講演, 2014. Available at: https://xtech.nikkei.com/dm/article/EVENT/20140221/335521/

2) 日本製薬工業協会 医薬品評価委員会 臨床評価部会, 医療機関への来院に依存しない臨床試験手法の導入及び活用に向けた検討, pp3-7, 2021.

3) 黒田暁生:1 型糖尿病症例への SAP 療法の適応と導入時の注意点【導入初期に食後の血糖上昇について患者によく説明する】. Web 医事新報, 4789: 60, 2016. Available at: https://www.jmedj.co.jp/journal/paper/detail.php?id=3403

4) 日本経済新聞:糖尿病「自動治療」の時代, 2022 年 1 月 4 日. Available at: https://www.nikkei.com/article/DGKKZO78854890Y1A221C2TCC000/

5) Glenn Greenwald, *No Place to Hide: Edward Snowden, the NSA, and the U.S. Surveillance State*. Metropolitan Books, 2014. グレン・グリーンウォルド 著, 田口俊樹ほか 訳, 暴露—スノーデンが私に託したファイル, pp257-259, 新潮社, 2014.

6) ダニエル・J・ソローヴ 著, 大谷卓史 訳, プライバシーの新理論—概念と法の再考, pp111-141, みすず書房, 2013.

7) 日本経済新聞:AI, がん治療法助言 白血病のタイプ見抜く, 2016 年 8 月 4 日. Available at: https://www.nikkei.com/article/DGXLZO05697850U6A800C1000000/

8) 赤山英子:EU が「AI 倫理指針」を公表, 日本とも連携へ. ARC WATCHING, 2019 年 6 月. Available at: https://arc.asahi-kasei.co.jp/member/watching/pdf/w_298-06.pdf

# 第 4 章

# 薬に関する研究の倫理

## A-（1） 薬剤師の使命

▶ GIO：医療と薬学の歴史を認識するとともに，国民の健康管理，医療安全，薬害防止における役割を理解し，薬剤師としての使命感を身につける．

②薬剤師が果たすべき役割 ➡ 1．臨床研究の倫理
　5．医薬品の創製（研究開発，生産等）における薬剤師の役割について説明できる．

## A-（2） 薬剤師に求められる倫理観

▶ GIO：倫理的問題に配慮して主体的に行動するために，生命・医療に係る倫理観を身につけ，医療の担い手としての感性を養う．

④研究倫理 ➡ 1．臨床研究の倫理，2．研究の不正と利益相反
　1．臨床研究における倫理規範（ヘルシンキ宣言等）について説明できる．
　2．「ヒトを対象とする研究において遵守すべき倫理指針」について概説できる．
　3．正義性，社会性，誠実性に配慮し，法規範を遵守して研究に取り組む．

## B-（2） 薬剤師と医薬品等に係る法規範

▶ GIO：調剤，医薬品等（医薬品，医薬部外品，化粧品，医療機器，再生医療等製品）の供給，その他薬事衛生に係る任務を薬剤師として適正に遂行するために必要な法規範とその意義を理解する．

②医薬品等の品質，有効性及び安全性の確保に係る法規範 ➡ 1．臨床研究の倫理
　3．治験の意義と仕組みについて概説できる．

## E1-（1） 薬の作用

▶ GIO：医薬品を薬効に基づいて適正に使用できるようになるために，薬物の生体内における作用に関する基本的事項を修得する．

②動物実験 ➡ 3．動物実験の倫理
　1．動物実験における倫理について配慮できる．

## G-（2） 研究に必要な法規範と倫理

▶ GIO：自らが実施する研究に係る法令，指針を理解し，それらを遵守して研究に取り組む．

　1．自らが実施する研究に係る法令，指針について概説できる ➡ 1．臨床研究の倫理
　2．研究の実施，患者情報の取扱い等において配慮すべき事項について説明できる． ➡ 1．臨床研究の倫理，2．研究の不正と利益相反

# 1 臨床研究の倫理

## 1 なぜ臨床研究を行うのか

　臨床研究や医学実験は古くから行われてきました．例えば，旧約聖書の『ダニエル書』第1章(紀元前2世紀)には，食事と健康の関係についての臨床研究計画(プロトコール)のような記述がみられます．野菜と水の食事グループと，王の豪華な食事とワインのグループに分けて10日間実験し，その結果，野菜と水のグループの顔色の方が，王の豪華な食事グループよりも優れ，体重も増加したと書かれています．

　18世紀のスコットランドの医師，海軍軍医ジェームズ・リンド(James Lind, 1716-1794)は，英国海軍を悩ませていた壊血病の治療に柑橘類が有効であることを比較試験で実証しました．1747年，リンドは，重症の壊血病になった海員12人を2人ずつ6組に分けて，それぞれに，当時有効とされていたリンゴ酒，酢，海水，オレンジとレモンなどを投与した結果，オレンジとレモンを投与した2人のみが顕著に回復したと報告しました[1]．今日の研究方法論や研究倫理に照らせば不十分なものかもしれませんが，この研究結果は，大航海時代以降，航海の長期化によって船員たちの間で大流行していた壊血病の治療・予防法の発見となりました．リンドの研究は，20世紀前半のビタミンCの発見と，壊血病はビタミンCの欠乏状態が原因という科学的認識へとつながっていきます．

　英国の医学者ジェンナー(Edward Jenner, 1749-1823)は，乳搾りなどで牛と接して牛痘にかかった人はその後天然痘にかからないという農民の言い伝えを，臨床研究によって実証しました．1796年，ジェンナーは少年の腕に実際に牛痘ウイルスを接種して軽い牛痘を発症させ，2ヵ月後にその少年にヒト天然痘ウイルスを接種しても天然痘に罹患しないことを証明しました．その後も23症例を積み重ね，その研究成果を自費出版しました．多くの抵抗と苦難がありましたが，ジェンナーの種痘法は天然痘に対する予防法として広がりました．この成功はやがて，約200年後の1980年，WHOによる天然痘世界根絶宣言をもたらし，現在の免疫学，ワクチン学の基盤にもなりました[2]．

　このように，最終的に人を対象とした試験，臨床研究なしには，医学・薬学の発展はあり得ません．19世紀には，臨床研究は科学的方法論に基づいたより厳密なものになります．フランスの生理学者，クロード・ベルナール(Claude Bernard, 1813-1878)は，実験に基づく医学こそ真の科学的医学として「実験医学」を提唱しました[3]．医学の発展を，①科学以前，②非科学的な経験主義の時代を経て，③実験医学によって科学的な経験主義の時代が始まると唱えました．

## 2) 診療と研究

　診療は目の前の患者の病気の治療と健康の回復などを目的として，患者本人のために行います．これに対して，研究は医学・薬学的知識の獲得をめざして行う営みで，目の前の患者のためになるとは限りません．研究の成果によって新たな知識と技術が獲得され，目の前の患者を越えて，同じ疾患グループに属するより広い患者，あるいは将来の患者に恩恵をもたらし，公衆衛生の促進と社会全体に貢献することになります．

　研究に参加した患者本人は何らの益を受けずに，ただ研究のために役立てられることがあります．しかしながら，医学・薬学の進歩には，最終的に人を対象とした研究が不可欠です．多くの人に恩恵をもたらす医学・薬学の進歩と，研究の対象となる患者の生命や健康，権利の保護．この2つは必ずしも両立するとは限りませんが，両者をどう調整しながら研究を進めるかが研究倫理の枢要な点となります．

### 患者の研究参加を正当化する根拠は

　医療は人体に何らかの形で働きかけるものであり，しばしば危険が伴います．臨床研究では，まだ確立されていない治療薬や治療法を試すことがあり，一般の診療より危険性が高いことがあります．にもかかわらず臨床研究を行うことを正当化する倫理的根拠は何でしょうか．

　1つには医学・薬学の発展があります．研究を通じて新たな治療薬や治療法が開発されれば，これまで治せなかった病気を治すことができるようになり，助からなかった命を救うことができます．しかし，それは研究の成果が出た後のことです．研究の対象者となった患者にその恩恵が届くとは限りません．

　人体実験を行ったナチスの医師たち(p.25)は，より大きな善を生み出したり，多くの生命を救ったりするためには，少々の悪や誰かの死もしばしば必要になると言って，自らの行動を正当化しました．戦線で毎日何万人もの人が発疹チフスで死んでいく．何万人もの人を救えることになるかもしれないワクチン開発の意義に照らせば，100人の死がなんであろうかとも述べました[4]．目的が手段を正当化し，多数の利益(大きな善)のためなら少数の犠牲(小さな悪)は許されるという論です．

　しかし，それでは研究の対象となった人は単なる実験台，モノとして扱われたことになります．人間は自分で目的を設定し，これを積極的に追求できること，自由に決定でき，能動的な主体であることを本質的な特徴としています．それゆえ，人間を単なる手段として扱うことは許されません．これは幅広く合意されている道徳的規範です．そのことをカント(Immanuel Kant，1724-1804)はこう表現しました[5]（第1章6節参照）．

> きみの人格や一切の他者たちの人格のうちにある人間性を，常に同時に目的として取り扱い，けっして単に手段として取り扱わないように行為せよ．
> (カント『道徳形而上学の基礎づけ』1785年)

これは「道具化の禁止のテーゼ」あるいは「尊厳の原則」とよばれます（p.35）．カントは，人間は目的をもって生きる主体であり価値，尊厳をもつ，これに対して，モノ（客体）は手段であり道具的な価値＝価格をもつとして，人間主体とモノ（客体）とを区別しました．人間はいつでも人格的な主体であり，主体として尊重されなければなりません．

研究の対象となる人が道具にされることなく，人格的な主体であるためには，何が必要でしょうか．それは，研究対象者（被験者）が自らその研究の目的と意義を理解し，自分の参加が医学・薬学の発展に貢献し病気に苦しむ多くの人々の救済に役立つならばと考え，自発的に研究に参加することです．その場合には，「単に手段としてのみ」扱われたことにはなりません．善良な研究者は「世のため，人のため」という思いで日夜研究にいそしんでいます．研究対象者もその思いを理解し，有意義で重要な研究に主体的に参加し協力したいという思いを抱いたとします．それは研究者と研究対象者が協力しあう関係であり，互いに人格を尊重しあう関係です．単に研究対象者をモノ扱いする関係ではありません．このように研究者と研究対象者が目的を共有することが，臨床研究を最終的に正当化するものです[6]．

## 3　臨床研究の法および指針

長い歴史の中で，問題のある医学・薬学実験は多数ありました．特に，第二次世界大戦中には極端に非人道的な人体実験が行われました（第1章4節参照）．現在の研究倫理はその反省の上に立って，とりわけ被験者保護の立場を明確にして練り上げられてきました．ヘルシンキ宣言（1964年）は数次にわたる改定を重ねて，研究倫理の原則を示す国際的な文書として最も重要なものの一つです．国際医学団体協議会［Council for International Organizations of Medical Sciences；CIOMS シオムス：1949年に WHO（世界保健機関）と UNESCO（国連教育科学文化機関）が設立］による「人間を対象とする健康関連研究の国際的倫理指針」（2016年，CIOMS国際的倫理指針と略記）[7]も国際的な重要な指針です．

各国では，これらの指針で示された研究の倫理性を確実なものにするための立法化が行われてきました．日本での規制の枠組み（法または指針）は，①治験，②特定臨床研究，③それ以外の臨床研究，④それ以外の，人を対象とする生命科学・医学系研究に区分され，それぞれに異なる法または指針が該当します（**図4-1**）[8]．

図4-1

## 臨床研究における規制の区分について

| 医薬品等の臨床研究 | | | 手術・手技の臨床研究 | 観察研究 |
|---|---|---|---|---|
| 治験<br>(承認申請目的の<br>医薬品等の臨床試験) | 特定臨床研究 | | | |
| | 未承認・適応外の<br>医薬品等の臨床研究 | 製薬企業等から資金提供を<br>受けた医薬品等の臨床研究 | | |
| 医薬品<br>医療機器等法<br>(GCP 省令) | 臨床研究法 | | 実施基準<br>遵守義務<br>(努力義務) | 人を対象とする<br>生命科学・医学系研究に<br>関する倫理指針 |
| | 実施基準遵守義務 | | | |
| ① | ② | | ③ | ④ |

厚生労働省：平成 30 年 4 月 1 日より臨床研究法施行されます，Available at:https://www.mhlw.go.jp/file/06-Seisakujouhou-10800000-Iseikyoku/_omote.ura_03_no-ton.pdf より指針を現在の名称に変更

①厚生労働省から医薬品や医療機器の製造販売の承認を受けるために実施する臨床試験が「治験」とよばれ，GCP（good clinical practice）省令（医薬品の臨床試験の実施の基準に関する省令）が1997年に薬事法に基づいて発令されました．その背景に，医薬品開発のための基準を日米欧で標準化しようとする国際的な動きがありました．医薬品規制調和国際会議（International Council for Harmonisation of Technical Requirements for Pharmaceuticals for Human Use；ICH）が1990年に設置され（当初はInternational Conference on Harmonisation of Technical Requirements for Registration of Pharmaceuticals for Human Use日米EU医薬品規制調和国際会議），各国の規制を国際的に調和させることを促進してきました．国や地域ごとに規制が異なる場合，A国で承認された薬をB国で使うためには，再び，時間とコストのかかる治験を行う必要があり，その国の規制に従った承認手続きに時間がかかります．ICHは，安全で有効な高品質の医薬品を，臨床試験の不必要な重複を避けて効率的に開発，承認，販売することで，医薬品の迅速な普及をめざし，国際的に統一した基準を示していました．日本で，医薬品などの承認分野で法的規制が先行してきた背景には，こうした国際的事情がありました．

治験以外の臨床研究に対しては，2000年代から分野ごとにさまざまな倫理指針が出されてきました．これらは法律ではなく，行政のガイドラインです．重大な人権侵害も生じる分野で強制力のある法律が必要だとの声は以前からありましたが，ディオバン事件を契機にようやく2017年に臨床研究法が制定されました（第4章2節）．

治験を除く医薬品等の臨床研究はこの法に基づく臨床研究実施基準に従って実施することとなりました．臨床研究のうち，②未承認・適応外の医薬品等の臨床研究と，製薬企業等から資金提供を受けた医薬品等の臨床研究が「特定臨床研究」（**図4-1**参照）とされました．特定臨床研究は臨床研究実施基準に従って「実施しなければならない」とし，③それ以外の臨床研究は同基準に従って「実施するよう努めなければならない」と努力義務となっています．

④上記以外の医薬品等の臨床研究に対しては，法律ではなく，行政の倫理指針が適用

されます．さまざまな倫理指針が過去にありましたが，これらは2021年に「人を対象とする生命科学・医学系研究に関する倫理指針」に統一されました．

①治験，②特定臨床研究，③それ以外の臨床研究，④人を対象とする生命科学・医学系研究の区別と，現在の規制の枠組み(法または指針)との該当関係は**図4-1**のようになります．

# 4 臨床研究の倫理的枠組み

国際的に練り上げられてきた倫理指針の中で重要なポイントを確認しておきましょう．

## 研究の目的，社会的価値，科学的価値

人を対象とする医学研究は，疾病の原因や発症とその影響を理解し，予防や診断，治療法を改善すること，そのための新しい知識を得ることを主な目的とします．このように研究の目的が倫理的にも良いものでなければなりません．CIOMS国際的倫理指針は，人を対象とする医学研究が倫理的に許容されるためには，社会的価値のある研究でなければならないとして，次のような趣旨を述べています[7]．

---

人間を対象とする健康関連研究は，研究に伴うリスクやコスト，負担を正当化しうる十分な社会的価値のあるものでなければならない．

それは，人々の健康を守り増進するために必要な知識と手段を生成する見込みがある研究である．

CIOMS「国際的倫理指針」指針1，栗原千絵子ほか訳

---

健康や公衆衛生の増進に寄与する可能性が期待される研究が，社会的価値のある研究です．そこに科学的価値が加わる必要があります．科学的価値があるとは，十分に練られた研究方法で，しっかりとデザインされた研究計画に基づいて，研究目的を実現するに十分な能力を備えていることです．ただし，治療などにただちに役立つ結果を生み出す研究に狭く限定する必要はありません．治療などに役立つ結果をただちに生み出さない研究であっても，その後の継続的，段階的に行われる研究の結果として，治療薬や医療機器として最終的に利用可能となることもあります．そうした予備的あるいは基礎的な研究も社会的，科学的に価値ある研究と評価できます．

## 研究対象者（被験者）の保護

社会的価値と科学的価値を備えている研究は，研究するに値するものです．しかしながら，そのために研究対象者が犠牲になってもよいということにはなりません．研究対象者の被害とリスクを最小限に抑え，研究がもたらす便益・ベネフィットがそのリスクを上回るものでなければなりません．これを「リスク・ベネフィット評価」または「リスクとベネフィットの比較衡量」と言います．ヘルシンキ宣言はリスク・ベネフィット評

価について次のように述べています[9].

> 16. 医療および医学研究においてはほとんどの治療にリスクと負担が伴う．人間を対象とする医学研究は，**その目的の重要性が被験者のリスクおよび負担を上まわる場合に限り行うことができる**．
>
> 17. 人間を対象とするすべての医学研究は，研究の対象となる個人とグループに対する予想し得るリスクおよび負担と，……予見可能な利益とを比較して，**慎重な評価を研究に先立って行わなければならない．リスクを最小化させるための措置が講じられなければならない**．リスクは研究者によって継続的に監視，評価，文書化されるべきである．
>
> 18. リスクが適切に評価されかつそのリスクを十分に管理できるとの確信を持てない限り，医師は人間を対象とする研究に関与してはならない．
>
> ヘルシンキ宣言，日本医師会訳

図4-2

**臨床研究におけるリスクと利益の非対称性**

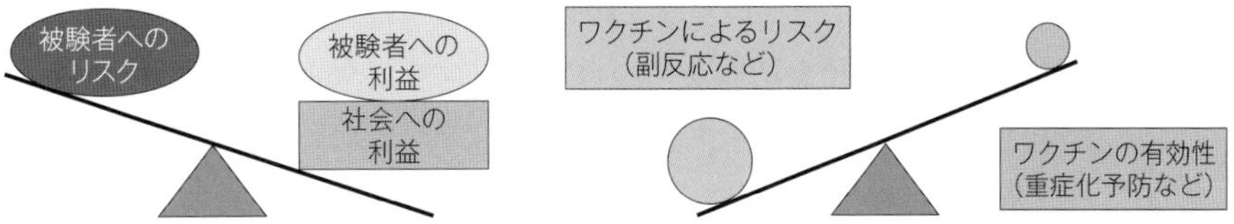

左：田代志門：臨床研究におけるリスク・ベネフィット評価．医学のあゆみ，246: 539-544, 2013.
右：第19回厚生科学審議会予防接種・ワクチン分科会，資料1 今後の新型コロナワクチンの接種について，2021. から抜粋

　**図4-2**[10, 11)]のように，リスクが最小限となるようデザインされ，実施経過のなかでリスクが管理され，かつベネフィットが最大化されるような研究であれば，その実施が正当化されます．

### 弱い立場の人への配慮

　弱い立場にある人を対象にする研究は，特別な配慮を必要とします．貧困者，失業者，マイノリティ等々や，子どもや認知機能の衰えた高齢者や妊婦など，あるいは刑務所や精神科病院などの施設入所者などが，「弱い立場にある人」と伝統的にみなされてきました．医学系研究では，主治医に対する患者の立場も「弱い立場にある」とみなすこともできます．患者は主治医の力で何とか病気を克服したいと切に願っています．医師がその立場を利用して患者を研究に巻き込むこともあり得ます．これは社会的な弱者というよりも，階層的な関係の中にある弱者です．患者-医師の関係について，ヘルシンキ宣言はこう述べています[9].

　このようにさまざまな関係の中にある弱い立場の人を研究の対象とする場合は，その立場に十分配慮した対応が求められます．例えば，新しい治療法の臨床研究では，その研究への参加を望まない患者に対しては，現在標準治療とされている治療を受けることができ，何らの不利益も被らないことを明確にした上で，研究参加の自主的な意思を尋ねなければなりません．ヘルシンキ宣言は次のように指摘しています[9]．

　項目20は次のことを意味します．例えばAという疾患に対する治療薬候補の効果と安全性を試す臨床試験は，Aという疾患をもつ患者グループに対して行わなければなりません．このように他のグループでは行うことが不可能な場合に限り，弱い立場にあるグループに研究の参加をお願いできます．その研究の成果は，たとえ研究に参加した患者本人でなくても，その疾患のグループの人たち（例えば，将来の患者）の福利に貢献するものでなければなりません．

## インフォームド・コンセント

　自ら判断し同意する能力がある人を対象とする医学系研究では，被験者候補に対して研究の目的や方法，研究から期待される利益と予測されるリスクなどを詳細に説明し，研究に参加しなくても不利益を受けないことを明確にした上で，本人の自発的同意を得ることが必要です．これが研究におけるインフォームド・コンセントです．通常，研究の内容をわかりやすく文章でまとめたもの（説明書）を添えて説明し，文書（同意書）で同意を得ることが一般的です．

> 研究への参加を正当化するものは，研究の意義とリスクまたは負担を認めた上での
> 自発的な同意です．ここにインフォームド・コンセントの意義があります．

このようにして，研究対象者の主体的な意思と人権を守ることが，研究者に求められます．

## 研究倫理委員会

> 人間を対象とする健康関連研究の提案は，……研究倫理委員会に提出され，倫理審査の対象であるか否か，また倫理的に容認できるものかどうかについての判定を受けなければならない．
>
> CIOMS「国際的倫理指針」指針23，栗原千絵子ほか訳

臨床研究は，研究に直接関係する者から独立した研究倫理委員会（research ethics committees：法や指針，施設によって名称はさまざま）によって，研究の是非が審議されます．臨床研究を計画している研究者は，研究の実施に先立ち，研究の目的や方法などを詳細に記した研究計画書や，被験者への説明文書および同意文書のモデルなどを提出します．研究倫理委員会はそれらに基づいて研究の可否を審議します．研究倫理委員会は，この研究計画が社会的価値と科学的価値の両面で，研究に値するか，臨床研究計画がこれまで述べてきたような点に関して十分な倫理的配慮がなされているかを検討します．主に次のような項目になります．

> ① 研究の目的に社会的価値があるか．
> ② この研究計画で目的とした成果が得られるか（科学的価値）．
> ③ 研究対象者（患者など）が研究に参加することでどの程度のリスクや負担を負うか．それは研究の目的に照らして容認されうる範囲か．
> ④ 研究対象者が自由意思によって研究に参加できることが保障されているか．臨床研究の説明・同意文書が適切に作成されているか．
> ⑤ 研究対象者のプライバシー，個人情報等が保護されるか．
> ⑥ 提出された臨床研究の質や透明性が確保されているか（モニタリングや監査，利益相反など）（第4章2節参照）　　　　　　　　　　　　　など

研究倫理委員会の任務は，研究計画書を上記のような視点でチェックするだけではありません．臨床研究は分野や研究対象，研究方法が多岐にわたり，複雑です．医学・薬学の進歩や社会情勢の変化もあり，考え方もたえず変化していきます．研究倫理指針も改訂のたびに，より詳細になり，ページ数も増えていきます．けれども，指針の条項を直接

あてはめて機械的に結論が導かれるほど単純ではありません．それぞれの研究計画の実情を踏まえ，倫理指針でうたわれた原則を解釈しながら，その研究にふさわしい倫理的な配慮を探っていかなければなりません．研究倫理委員会が研究計画を研究指針に照らしてチェックするというだけでは一面的です．倫理委員会が研究者と対話を重ねながら，より適切な倫理的配慮を導き出していくプロセスとして審議を捉えることが重要です[12]．

## ▌研究への参加権

　臨床研究の倫理において，被験者の保護は最重要な課題として位置づけられてきました．この重要性が薄らぐことはありません．しかし近年，被験者保護の視点だけでは不十分になりました[13]．例えば，研究参加によるリスクへの不安はあるものの，このチャンスに賭けるしかない患者などに，研究への参加をどう保障するかという観点も重要となってきました．また，子どもや妊婦[14]などの「弱い立場の人」への倫理的配慮から，これらの人たちに対する臨床研究は消極的になりがちです．そのため，これらの人たちに対する治療薬や治療法がいつまでも科学的に明確にならない傾向があります．2010～15年の5年間に承認された全医薬品数629品目のうち，大人だけではなく小児に対する効能効果や用法用量の記載もある小児適応薬は190品目で，全体の30%しかありません[15]．小児適応のない医薬品の添付文書には，「小児等を対象とした有効性および安全性を指標とした臨床試験は実施していない」などと記載されています．そうした場合，医師の裁量で用量などを調整して用いることができたとしても，さまざまなリスクが伴います．

　ある集団を研究参加のリスクから保護することが，その集団を医学の進歩による恩恵から排除する結果となります．ヘルシンキ宣言はこの問題について次のように述べています[9]．

> 13．医学研究から除外されたグループには研究参加への機会が適切に提供されるべきである．
>
> ヘルシンキ宣言，日本医師会訳

　またCIOMS国際的倫理指針はこう指摘しています[7]．

> **子どもや青少年を対象とする研究**
>
> 子どもや青少年は，除外を正当とする十分な科学的理由があるのでない限り，健康関連研究の対象者に含まれなければならない．子どもや青少年には特有の生理機能や健康ニーズがあるため，研究者及び研究倫理委員会には**特別な配慮**が求められる．ただし，これらの集団に**特有な生理機能や情緒的発育過程**は，研究による害のリスクを増加させる場合がある．さらに，**インフォームド・コンセントを与える能力が発達過程にある**ため，適切なサポートがなければ，自らの利益を守ることができないかもしれない．このため，子どもの権利と福祉を守るための特別な保護が必要となる．
>
> CIOMS「国際的倫理指針」指針17，栗原千絵子ほか訳

　子どもや青少年には，その特有の状況に十分配慮した上で研究参加への道を開くべきであると主張しています．被験者を危害から保護することと，研究からの利益へのアクセスを保障することには緊張関係がありますが，臨床研究の倫理的枠組みを守りながら，保護とアクセスの適切なバランスを見いだす努力が必要です[12]（**図4-3**）．

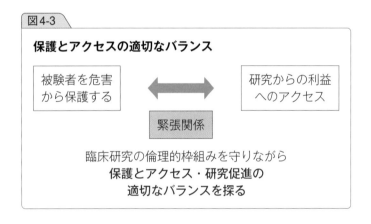

**図4-3**

**保護とアクセスの適切なバランス**

被験者を危害から保護する　⟷　研究からの利益へのアクセス

緊張関係

臨床研究の倫理的枠組みを守りながら
**保護とアクセス・研究促進の
適切なバランスを探る**

　私は治験施設支援機関(site management organization；SMO)に勤める薬剤師です．製薬会社からの依頼を受けて臨床試験実施機関に赴き，患者さんから臨床試験に参加するインフォームド・コンセントを得ることが主な業務です．仕事を通して新薬を待ちわびている多くの患者さんの力になっていると思うと，やりがいを感じます．

　今日はクリニックでアトピー性皮膚炎の治験の説明を行い，患者のヨシオさんからインフォームド・コンセントを得ることができました．今回の治験は，現在服用している薬剤や外用薬を一度中止して体内から出した後に，新しい薬剤を使ってもらうことになっています(ウォッシュアウト期間)．しかも，新しい成分の物と，すでに市販されている標準的な薬剤の2種類があり，どちらを投与されるかはわかりません(盲検化)．

　ヨシオさんに「一度薬をやめる期間がある」と話したところ，とても不安そうな表情でしたが，根気よく説明したところ，最終的に参加に同意をしてくれました．

　ところが，休憩時間にクリニックの看護師から「薬を開発するためとはいえ，目の前の患者さんに負担をお願いするのって，患者に寄り添った医療じゃないよね？」と言われ，返答に困ってしまいました．

　あなたなら，この看護師にどう答え，どう行動しますか？

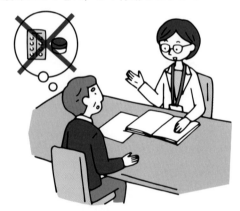

---

**さらに学びを深めるために**

・世界医師会: ヘルシンキ宣言　人間を対象とする医学研究の倫理的原則, 日本医師会 訳, 2013. Available at: https://www.med.or.jp/dl-med/wma/helsinki2013j.pdf
・国際医学団体協議会(CIOMS): 人間を対象とする健康関連研究の国際的倫理指針, 2016. 栗原千絵子ほか 訳, 渡邉裕司 監: 臨床評価, 45: 745-862, 2018.
・田代志門, みんなの研究倫理入門—臨床研究になぜこんな面倒な手続きが必要なのか, 医学書院, 2020.

## ■文 献

1) 井村裕夫 監, NIH 臨床研究の基本と実際, 原書 3 版, 丸善出版, 2016.

2) マイヤー・フリードマンほか 著, 鈴木 邑 訳, 医学の 10 大発見—その歴史の真実, ニュートンプレス, 2000.

3) クロード・ベルナール 著, 山口知子ほか 訳, 実験医学の原理, 丸善プラネット, 2008. 原著は 1947 年. クロード・ベルナール 著, 三浦岱栄 訳, 実験医学序説, 改訳版, 岩波文庫, 1980.

4) W・ラフルーアほか 編著, 中村圭志ほか 訳, 悪夢の医療史—人体実験・軍事技術・先端生命科学, p91, 勁草書房, 2008.

5) イマヌエル・カント, 道徳形而上学の基礎づけ, 1785. 熊野純彦 訳, 実践理性批判—倫理の形而上学の基礎づけ, p153, 作品社, 2013.

6) ハンス・ヨーナス: 人を対象とした実験についての哲学的考察. 1969.

7) 世界保健機関（WHO）の協力のもと国際医学団体協議会（CIOMS）作成「人間を対象とする健康関連研究の国際的倫理指針」2016, 栗原千絵子ほか 訳, 渡邉裕司 監: 臨床評価, 45: 745-862, 2018.

8) 厚生労働省: 平成 30 年 4 月 1 日より臨床研究法施行されます, Available at: https://www.mhlw.go.jp/file/06-Seisakujouhou-10800000-Iseikyoku/_omote.ura_03_no-ton.pdf

9) 世界医師会: ヘルシンキ宣言　人間を対象とする医学研究の倫理的原則, 日本医師会 訳, 2013. Available at: https://www.med.or.jp/dl-med/wma/helsinki2013j.pdf

10) 田代志門: 臨床研究におけるリスク・ベネフィット評価. 医学のあゆみ, 246: 539-544, 2013.

11) 第 19 回厚生科学審議会予防接種・ワクチン分科会, 資料 1　今後の新型コロナワクチンの接種について, 2021. Available at: https://www.mhlw.go.jp/content/10601000/000739081.pdf

12) 田代志門, みんなの研究倫理入門—臨床研究になぜこんな面倒な手続きが必要なのか, 医学書院, 2020.

13) アンナ・マストロヤンニほか: 揺れる振り子—ヒトを対象とする研究における正義観の変遷. In: 樋口範雄ほか 編, 生命倫理と法, 第 2 巻, 弘文堂, 2007.

14) 高井ゆと里, 松井健志: 臨床研究からの妊婦の排除という倫理的問題, 生命倫理, 31(1): 29-36, 2021.

15) 中川雅生ほか: 本邦における小児医薬品開発推進のための提言. 日本小児科学会雑誌, 120: 1453-1461, 2016.

# 2 研究の不正と利益相反

　科学研究は多くの先人たちの研究の積み重ねのなかで発展してきました．一人ひとりの科学者は「巨人の肩の上に乗る矮人」*です．私たちは先人たちの知識を学ぶことで，さらに先を見渡して進むことができるのです．そのためには，科学研究が真理の探求であることに対する揺るぎない信頼が必要です．乗っている肩があやふやなものになったら，科学研究の進歩は打撃を受けます．しかし残念なことに近年，科学研究への信頼を揺るがす研究の不正が頻繁にみられる状況となりました．特に日本は「研究不正大国」とみなされています．科学が社会に及ぼす影響がますます大きなものになってきた今日，科学研究の不正は科学の健全な発展を脅かすだけではなく，社会全体に甚大な被害をもたらすことになります．

　科学者をめざす人たちは，責任ある科学者として科学の健全な発展のために貢献できるよう，誠実な科学者として身につけるべきことを深く認識する必要があります．また将来独立した科学者となった暁には，後進の指導にあたって，科学研究の未来を支える責任ある科学者の育成に心がけなければなりません[1]．

　地域や病棟で活動する薬剤師に対しても，「問題解決に向けた研究を展開できる臨床マインドと研究マインドをバランスよく兼ね備えたpharmacist-scientists」であることが望まれています[2]ので，同様のことが求められます．

## 1 研究の不正行為とは

　研究の不正行為(scientific misconduct)には特に重大とされる次のようなものがあります．

> 捏造　：存在しないデータや研究成果などを作成すること．
>
> 改ざん：実験や調査で得られたデータや結果などを，ある操作を行って，真正でないものに加工すること．
>
> 盗用　：他人のアイディアや方法，データや研究成果，論文の一部を，適切な引用表示のないまま流用すること．

---

*12世紀フランスの初期スコラ哲学者シャルトルのベルナルドゥス（Bernard of Chartres, ?- 1130頃）の言葉．アイザック・ニュートン（Isaac Newton, 1642-1727）が引用した．先人たちのこれまでの業績を巨人にたとえ，先人たちのこれまでの業績の上に自分のものを積み上げることで，先人たちよりも少し遠くをみることができるという意味．ソールズベリーのヨハネス 著，甚野尚志ほか 訳: メタロギコン. In: 上智大学中世思想研究所 編，中世思想原典集成，8 シャルトル学派，pp730-731，平凡社，2002．

これらの不正行為が行われると，真理の探究という科学研究の本質が歪められ，研究者間の正常な科学的コミュニケーションが妨げられます．例えばある「画期的な幹細胞を発見した」という科学論文が発表されると，他の研究者は論文に書かれている手法に従いその幹細胞を再現する追試を行って確認しようとします．ところが，それが虚偽であった場合，追試で再現することはできません．世界中の研究機関で多くの研究者の時間と労力，時には莫大な研究資金が無駄に費やされることになります．研究の不正行為は科学研究の正常な発展をはなはだしく妨害する行為です．直接目の前にいる人を身体的に傷つける行為ではありませんが，社会全体に与える損害は時に甚大なものとなります．

特に医学・薬学系研究は，医薬品や医療機器などの開発，製造・販売・承認に関する審査の基礎となります．また学会の治療ガイドラインなどの基礎となり，臨床での治療方針などに影響を与えます．この分野の研究不正は，人々の健康や命に直結する影響をもたらします．

## 2 なぜ研究の不正が起きるのか，なぜ研究の不正はなくならないか

近年，研究不正が増えている背景には商業主義と競争の激化があります．各国政府は科学技術がもたらすイノベーションによって産業や経済の発展をもたらすことをめざしています．そのために研究成果をなるべく早く実用化すること(社会実装)が求められます．日本では，20世紀末から，大学で開発された技術の民間企業への移転や，大学・研究機関と民間企業との連携(産学連携)が促進されるようになりました．そのための法，「大学等における技術に関する研究成果の民間事業者への移転の促進に関する法律」が1998年に，「産業活力の再生及び産業活動の革新に関する特別措置法」が1999年に制定されました．2000年には人事院規則が改定され，当時の国立大学の教員がベンチャー企業などの役員に就任することも可能になりました．これらの施策は科学研究の成果の恩恵をいち早く人々の実生活に届けるためには有益です．しかし同時に，さまざまな利害関係に関わる問題も発生させます(p.222)．

国立大学は2004年に法人化されて以降，年々運営費交付金が削減され，その減少分を科学研究費補助金などの競争的資金で補う努力が続けられています．「競争的」と言われるように，限られた資金をめぐって厳しい獲得競争があります．研究費の補助を継続的に受けるためには，研究の成果を継続的に出し続ける必要があります．

大学や研究機関と，そこに勤務する教員や研究者は競争的環境の中に置かれ，研究成果がたえず評価され，研究の成果を絶え間なく出し続けなければならないというプレッシャーの中に置かれています．期限つきの雇用などが増え，若い研究者が安定した職位につくことは以前にも増して困難になっており，優れた研究成果を発表し続けなければならないというプレッシャーにさらされています．

トップレベルの研究者にとっても，例えば国際的に著名な学術誌への論文掲載などによってインパクトファクター(学術雑誌がその分野でもつ影響力の大きさを測る指標の

1つ)や名声を獲得することが評価されるようになってきています．また研究チームを維持するために研究費の獲得競争にさらされています．このような競争的環境の中での成果主義のプレッシャーが研究不正を生む背景にあります．

医学と生命科学研究分野，とりわけ臨床研究分野は研究不正が特に多い分野です[3]．「物理学では基本方程式がほぼすべてを支配するが，医学に一般方程式は存在しない」という学問的な性格が一因と言えます[4]．もう1つは医薬品産業に代表されるビジネス界の存在が背景にあります．医薬品産業は大学などに対して，研究開発費や講座への寄付金などの形で研究助成費を提供し，医師や研究者個人に対しては，コンサルティング業務委託費や講師謝金，原稿執筆料など，さまざまな名目の資金提供を行っています[5]．公的な科学研究費などの競争的資金は限られており，面倒な申請手続きもあり，研究費の使用にはさまざまな制約があります．これに対して，企業からの研究助成費などはこうした面倒な手続きや制約が少ない傾向にあります．そのため企業からの資金提供は研究者にとっては魅力になります．

しかし，企業からのこうした資金提供によって研究が歪められる場合も生じます．そのような事例として，近年起こったディオバン事件を取り上げてみましょう．これは，臨床研究法の制定（2017年）のきっかけとなり，薬事行政に大きな影響を与えた事件です．この事件の後，日本製薬工業協会は，医療機関や医師等に提供した研究費，臨床試験費や寄付金，講師謝金などの情報を，大学・医療機関名と個人名までを含めて開示することにしました[6]．

## ディオバン事件

ディオバン事件とは，製薬会社ノバルティスファーマ社（以下，ノ社）の高血圧治療薬ディオバン®に関する医師主導臨床研究のなかで，研究結果を発表した論文にデータの改ざんなどが見つかったため，一連の論文が撤回された事件です．この臨床研究は，同社の日本法人から東京慈恵会医科大学，京都府立医科大学などの5大学に対して総額約11億3千万円が「奨学給付金」の名目で提供されて，実施されました．この研究のなかで同社の社員がその身分を隠して統計解析者として関与し，研究結果の数値を人為的に操作した疑いが指摘されました．

研究を行った5大学はそれぞれ調査委員会を設置し，研究結果の検証を行った結果，データの誤りなどが発見され，論文の撤回や訂正が相次ぎました．これらの論文は，ディオバン®には血圧を下げる効果だけではなく，脳卒中や狭心症などのリスクを減らす効果もあり，他の高血圧治療薬より優れているなどと結論づけるものでした．こうした臨床研究の結果が世界的に権威ある医学誌などに掲載されましたが，人為的なデータ操作があったことなどが明らかになり，一連の論文のほとんどが後に撤回される結果となりました．

脳卒中や狭心症などのリスクを減らす効能は，ディオバン®が医薬品として承認された時には認められていない効能です．しかしこれらの論文は，日本高血圧学会の「高血

圧治療ガイドライン」にも引用されました．ノ社はこれらの論文を約500種類の広告に大々的に使用し，ディオバンの優秀さをアピールしました．事実と異なる結論であるにもかかわらず，これら論文は，高血圧症治療にあたる現場の医師の処方に大きな影響を与えました．その宣伝効果によりディオバン®の売り上げは2009年には年間1,400億円を突破し，日本で累計1兆円以上を売り上げました．

ディオバン®は高血圧の治療薬として承認されており，公的医療保険も適用されている医薬品であるため，この研究によって患者に対する被害は特に生じませんでした．しかしながらディオバン®は複数ある高血圧の薬のなかでも薬価が高めです．効能が他の薬と同程度であるならば，薬価の低い薬でも十分で，患者の経済的負担も軽く，保険料や税金で賄う医療費も削減できたでしょう．研究がいつわった結論を導いたことによって，患者や国にも余分な医療費を支出させることになりました．また，臨床研究のずさんさが明らかになり，日本の臨床研究や医学研究全体の信用を失墜させ，日本の製薬業の国際的競争力にも悪影響を与えました．

厚生労働省もデータの不正な操作と，それへの会社の組織的な関与を認め，薬事法（現・薬機法）に基づく行政調査を開始しました．しかし，事件発覚後退職したノ社元社員や研究者らが関与を否定したため，データ操作の詳細を解明できませんでした．厚生労働省は任意の行政調査では限界があると判断し，2014年1月，ノ社元社員と同社を，薬事法第66条1項（虚偽・誇大広告の禁止）違反の疑いで，東京地検に告発しました．東京地検は元社員を逮捕し，元社員とノ社を薬事法に基づく誇大広告違反で起訴しました．東京地裁は2017年3月の判決で，データ解析のなかで意図的な改ざんがあったと事実認定しましたが，研究成果として発表された学術論文は広告ではないので，薬事法に基づく誇大広告違反にはあたらないとして，無罪を言い渡しました．

検察は控訴しましたが，東京高裁の控訴審判決でも無罪とされたため，最高裁に上告しました．しかし，最高裁は2021年6月に上告を棄却し，無罪が確定しました．

## 臨床研究法の制定へ

薬の研究には，国から薬の製造販売承認を得るために実施される治験と，医薬品として販売された後に行われる臨床研究があります（第4章1節）．治験は薬機法などの規制を受け，違反すれば罰則もあります．これに対して，臨床研究を規制する法はなく，厚生労働省や文部科学省のガイドラインに沿って行われ，違反しても，罰則を受けることはありませんでした．学術論文として発表された研究不正に対して，現行法でも対応できないことが裁判で明らかとなりました．

この事件を契機に，臨床研究を規制する法律の必要性が認識され，臨床研究法が制定され，2018年4月に施行されました．ディオバン事件と類似の事件の再発を防止することが主な目的です．

# 3 利益相反

ディオバン事件では，薬の効果とリスクなどを確認する臨床研究のなかで，その薬を製造販売している製薬会社からの資金提供によって，公正であるべき研究結果の判断が歪められました．これは典型的な「利益相反（conflict of interest；COI）」問題です[7]（**図4-4**）．

---

COIとは，具体的には，外部との経済的な利益関係などによって，公的研究で必要とされる公正かつ適正な判断が損なわれる，または損なわれるのではないかと第三者から懸念が表明されかねない事態をいう．

厚生労働科学研究における利益相反（Conflict of Interest：COI）の管理に関する指針，2021年改正版

---

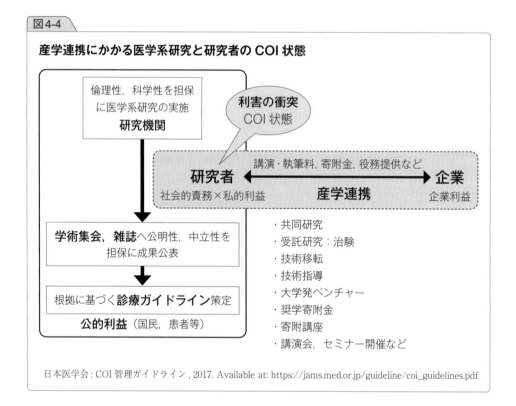

**図4-4**

**産学連携にかかる医学系研究と研究者の COI 状態**

倫理性，科学性を担保に医学系研究の実施
**研究機関**

利害の衝突
COI 状態

**研究者**
社会的責務×私的利益

講演・執筆料，寄附金，役務提供など
**産学連携**

**企業**
企業利益

**学術集会，雑誌**へ公明性，中立性を担保に成果公表

根拠に基づく**診療ガイドライン**策定
**公的利益**（国民，患者等）

・共同研究
・受託研究：治験
・技術移転
・技術指導
・大学発ベンチャー
・奨学寄附金
・寄附講座
・講演会，セミナー開催など

日本医学会：COI管理ガイドライン, 2017. Available at: https://jams.med.or.jp/guideline/coi_guidelines.pdf

---

## 利益相反マネージメント

企業から研究費の提供を受けること自体が悪いわけではありません．しかし，それによって科学の公正さが損なわれることが問題なのです．例えば，個人的収入の獲得などの利益を重視し，研究計画やデータの採取や分析などにバイアスが生じ，公益としての利益が損なわれることが問題です．それによって医学系研究への信頼が揺らいだ場合，

公衆衛生の発展にとって悪影響となります．そのような事態を招かないためにも，利益相反は適切に管理されなければなりません．これが利益相反マネージメントです．

利益相反マネージメントは，開示することから始まります．研究者が企業から受けている研究費や研究用試薬や機器，コンサルタント料などの報酬，講演・原稿執筆・指導の謝金などが開示の対象になります．これらが研究に歪みをもたらすものでないことを示す必要があります．そのことを研究機関は，利益相反委員会などで確認する必要があります．

また研究対象者(被験者)に対しても，この情報を開示することが必要です．具体的には「研究参加へのお願い」の説明文書の中で，そのような情報を開示することが必要です．「人を対象とする生命科学・医学系研究に関する倫理指針」では，研究計画書の中で，「研究の資金源その他の研究機関の研究に係る利益相反，及び個人の収益その他の研究者等の研究に係る利益相反に関する状況」を記載し，インフォームド・コンセントを受ける手続においても研究対象者に説明しなければならないと定めています．

## 4 責任ある研究活動のために

では誠実に研究を行うためにはどのようにしたらよいでしょうか．日本学術会議，日本学術振興会などさまざまな団体や文部科学省などの行政から，研究者が責任ある研究活動を行い，研究機関が研究不正を防止するための提言が次のように出されています．

---

・日本学術会議　「声明　科学者の行動規範　改訂版」2013年
・日本学術振興会　「科学の健全な発展のために―誠実な科学者の心得」2015年
・文部科学省　「研究活動における不正行為への対応等に関するガイドライン」2014年
・厚生労働省　「厚生労働分野の研究活動における不正行為への対応等に関するガイドライン」2015年

---

不正行為に気づいたときに告発を受け付ける窓口や告発者の秘密の保持，研究不正の疑いが生じたときの研究機関での調査のあり方，研究の不正が証明されたときに研究者や研究機関に対する制裁など，多岐にわたる措置があげられています．また，研究不正の疑いをかけられたときに研究が公正に行われたことを証明するために，実験ノートや研究の生データを一定期間保存することも必要です．

それら具体的な対策によって不正を防止することはもちろん重要です．しかしながら，最終的には，研究者一人ひとりが，何のための科学研究なのか，研究の不正はどのような被害を及ぼすのかなどについて理解を深めて，科学研究の公正性を守る誠実さ(integrity)を貫くことが最も重要です．そのために研究倫理の教育研修に力を入れる必要があります．対面形式の研修会だけではなく，eラーニングによる教材[8~10]も用意されていますので，それらを活用することも可能です．

　私が勤めている調剤薬局では，薬剤師が中心となって，来年の学会に発表することを目標に研究を行うことにしました．薬局に来ている60歳以上の患者さんを対象に，タブレット端末を用いた服薬指導を行う群と，従来の紙で服薬指導を行う群の患者さんの理解度を比較しようと計画しています．タブレット端末には，すでに実務で使うために購入した服薬指導のソフトウェア（リース契約）が搭載されていますが，このソフトウェアの営業担当者が「研究をするのであれば，お手伝いをします．何なりとお声がけください．」と言ってきました．

　統計に自信があるメンバーが薬局内にいないので，統計分析を手伝ってもらったり，説明文書を印刷してもらったり，データの入力をしてもらったりと，研究の手伝いをしてもらえたら助かるのは事実です．手伝ってもらって問題ないのはどこまでなのか，薬局内で意見が分かれています．どうしたらよいでしょうか？

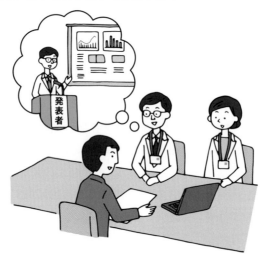

---

**さらに学びを深めるために**

・日本学術振興会: 科学の健全な発展のために―誠実な科学者の心得, 丸善出版, 2014.

・井上悠輔: 第8章 医学研究と利益相反. In: シリーズ生命倫理学編集委員会 編, シリーズ生命倫理学, 15 医学研究, 丸善出版, 2012.

・桑島 巌, 赤い罠―ディオバン臨床研究不正事件, 日本医事新報社, 2016.

・河内敏康ほか, 偽りの薬―降圧剤ディオバン臨床試験疑惑を追う, 新潮文庫, 2018.

■ 文 献

1) 日本学術振興会：科学の健全な発展のために―誠実な科学者の心得, 2014. Available at: https://www.jsps.go.jp/j-kousei/data/rinri.pdf
2) 日本学術会議：提言　持続可能な医療を担う薬剤師の職能と生涯研鑽, 2020. Available at: https://www.scj.go.jp/ja/info/kohyo/pdf/kohyo-24-t296-2.pdf
3) 黒木登志夫, 研究不正―科学者の捏造, 改竄, 盗用, pp207-218, 中央公論新社, 2016.
4) 黒木登志夫, 研究不正―科学者の捏造, 改竄, 盗用, p208, 中央公論新社, 2016.
5) 黒木登志夫, 研究不正―科学者の捏造, 改竄, 盗用, pp213-217, 中央公論新社, 2016.
6) 日本製薬工業協会：企業活動と医療機関等の関係の透明性ガイドライン, 2015. Available at: https://www.jpma.or.jp/basis/tomeisei/aboutguide/lofurc0000001g37-att/150402_01.pdf
7) 厚生労働省：厚生労働科学研究における利益相反（Conflict of Interest：COI）の管理に関する指針, 2018年改正版.
8) 公正研究推進協会（APRIN）：eラーニングプログラム（eAPRIN）. Available at: https://edu.aprin.or.jp/
9) 日本学術振興会：研究倫理eラーニングコース（e-Learning Course on Research Ethics）[eL CoRE]. Available at: https://elcore.jsps.go.jp/top.aspx
10) 信州大学：医学部 公正研究推進講座, AMED事業 研究者皆学修プロジェクト. Available at: https://www.shinshu-u.ac.jp/faculty/medicine/chair/rcrforall/

# 3 動物実験の倫理

## 1 動物実験は正当か？

　医学，生理学，薬理学の研究に生きた動物は昔から利用されてきました．それは古代ギリシャにまでさかのぼります．動物の生体解剖は臓器の仕組みや身体の生理学的機能を解明する上で非常に重要でした．19世紀に実験医学を提唱したクロード・ベルナール（p.208）は，動物実験や動物の生体解剖を実験医学の発展にとって不可欠なものとして正当化しました．むしろ，「まず動物について用意周到な研究を完了する前に，人間に対して危険な実験を最初から行うことは道徳的ではない」と述べています．さらに，「動物について実験をする場合は，いかに動物にとって苦痛であり，また危険であろうと，人間にとって有益である限り，あくまで道徳にかなっている」[1]とも述べています．

　この考え方は現在，人を対象とする医学・薬学研究の倫理原則を定めた「ヘルシンキ宣言」（1964年，最新改訂2013年）にも引き継がれています．新薬の開発過程においても，前臨床試験として，動物を用いた毒性試験と，人体での薬物動態と類似する動物モデルを使用した実験は必要不可欠と考えられています．総数は正確に把握できませんが，実験動物の年間販売数が日本実験動物協会の調査によって3年に1回集約されています．2019年度調査によると，マウス299万匹，ラット64万匹，モルモット5万匹，ウサギ3万匹，イヌ3千頭，ブタ5千頭，サル類2千頭です（これ以外に研究施設で自家繁殖された動物がありますが，それはここに含まれていません）．かなりの数ですが，それでも1985年度の第1回調査と比較すると大幅な減少となっています[2]．

　医学研究や新しい医薬品の開発のなかでおびただしい数の実験動物が犠牲になっています．なかには，一定期間過酷な状況に置かれる場合もあります．人に対してはとてもできないような残虐な実験も行われています．

　人を対象とした危険な臨床試験は論外ですが，問われているのは，ベルナールが言うように，人には許されない実験でも，対象が動物ならば許されるのか，許されるとすれば，それはなぜか，また，許されるための条件は何かということです．

　人間以外の動物も，何らかの意識的な経験をもち，痛みや不快感をもちます．これについてはさまざまな論争がありましたが，少なくとも脊椎動物（哺乳類や鳥類など）は，神経系の構造から，痛みを感じることができると考えられています．人間社会では，罪もない人間に対して，正当な理由もなく，苦痛を与えるような傷害行為は許されませんが，このことは動物に対しても同じようにあてはまるのではないでしょうか．

　西洋では18世紀の後半に，啓蒙主義のなかで，苦痛に対する強い感受性が強調されるようになり，残酷な仕打ちを戒め，優しさを強調する風潮が強まりました．人間だけで

はなく，犬や猫などの動物も，非人道的な残虐な扱いを受けない「権利」を有し，それぞれの動物の本性に従って生きる権利があるという主張（動物の権利論）も現れました．こうした主張は根強く，1970年代から動物解放運動（animal liberation movement）や動物の権利運動（animal rights movement）が登場します．運動も過激化し，動物実験施設を破壊して実験動物を逃がすなどの非合法活動も行われました．

　人と動物との関係は本来どうあるべきかを問う学問，動物倫理学（animal ethics）も登場します．これには，実験動物の扱いだけではなく，商業的畜産，スポーツとしての狩猟，闘牛や闘鶏，動物園と水族館というあり方，野生動物への対応やコンパニオン・アニマル（ペット）の扱い，ゲノム編集技術などによる動物の遺伝子改変など多岐にわたるテーマが含まれますが，ここでは実験動物の扱いを中心に考えます．

## 2 動物実験に対する3つの態度

　動物実験に対する態度には，次の3つがあります．

---

① 動物を対象とした研究から数多くの優れた成果が生まれ，人類に多大な恩恵をもたらしてきた．こうした研究に動物を使用することは，動物の最も崇高な使用である．

② 人間が痛みを感じる処置は哺乳類や鳥類などにも苦痛を与える．人間に益をもたらすという研究目的によっても，動物に苦痛や死をもたらす実験手段を正当化できない．動物実験は廃止すべきだ．

③ 動物に苦痛や死をもたらす実験はできれば避けたいが，医学・薬学など科学研究に不可欠な実験はやむを得ない．科学の発展によって人類にもたらされる福利という目的が，手段としての動物実験を正当化する．ただし動物の福利（well-being, welfare）も考え，動物の犠牲をできるだけ少なくするよう動物実験を改革すべきだ．

---

　①は動物実験無条件肯定派，②は廃止派，③は改革派とよべます．

　今日ではおおっぴらに①の無条件肯定を唱えることは少なくなっています．②廃止派と③改革派との間で論争が続いています．各国の法規制と政策は，動物実験は必要不可欠として廃止には踏み切れず，改革路線をとっています．改革のなかで重視されているのが3Rです．3Rとは，英国のラッセル（William M. S. Russell）とバーチ（Rex L. Burch）が『人道的実験技術の原理』（The Principles of Humane Experimental Technique, 1959年）[3]の中で提唱した，次の3基準です．

　　日本の「動物の愛護及び管理に関する法律」にも，2005年の改正で3つのRすべてが盛り込まれました（第41条）.

## 3）代替法の研究開発

　　3Rの中で最も重視すべきことはReplacement（代替）です. 動物実験に代わる方法が採用されれば，最終的に動物実験をなくすことができるからです.

　　そもそも人が飲む薬の危険性と効果を動物を用いて実験するという方法は，薬物代謝には種差があるため，科学的に限界があります. 近年ではES (embryonic stem)細胞やiPS細胞などから作られたヒト多能性幹細胞を利用して，毒性や効果を確認する検査法の開発が進められています. 例えば，iPS細胞から作られた心筋細胞などの臓器細胞を用いれば，人を対象とした臨床試験の前に，人での副作用をある程度予測することができます. 動物を犠牲にすることなく，より安全かつ効率的に医薬品を開発できるようになります[4].

　　また，あえて特定の病気にした疾患動物モデルを用いて治療薬の開発研究も行われています. しかし，新しい疾患動物モデルを作製するのに，長期の開発期間とコストそして動物の犠牲が必要です. さらに，ヒトとは異なる種の疾患動物モデルでヒトの疾患を研究することにも限界があります. 近年，iPS細胞を三次元の器官として*in vitro*（試験管内）で培養することで，*in vivo*（生体内）により近い構造と機能を再現することも一部で可能になりました（**図4-5**）. これにより，近年，動物モデルでの科学的限界を克服し，かつ動物を犠牲にしない方法を利用した創薬研究が実施されるようになってきました（**図4-6**）.

　　ES細胞やiPS細胞から作られたヒト多能性幹細胞を用いた代替法以外に，次のような代替法が研究開発されています（**表4-1**）.

**図4-5**

**iPS 細胞技術を利用した疾患モデリング用分化細胞製作のアプローチ**

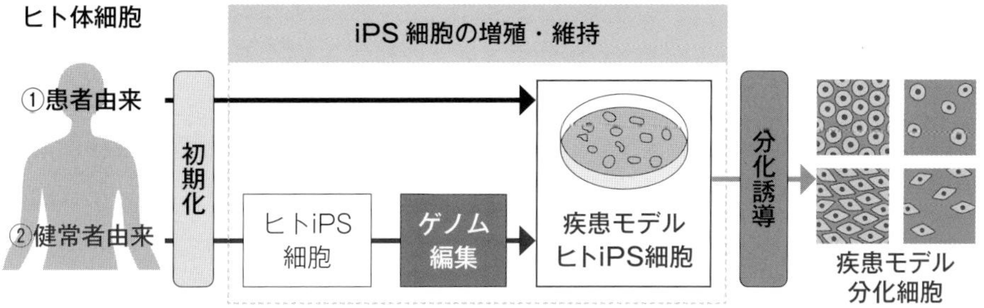

ヒト体細胞

iPS 細胞の増殖・維持

①患者由来

②健常者由来

初期化

ヒトiPS細胞

ゲノム編集

疾患モデルヒトiPS細胞

分化誘導

疾患モデル分化細胞

タカラバイオ：幹細胞・再生医療研究ガイド.
Available at: https://www.takara-bio.co.jp/research/ips/ips-15.htm

**表4-1**

**代替法（Replacement）の研究開発例**
・ヒトの培養細胞などを利用した *in vitro* 試験による化合物のスクリーニング
・手術後や死亡後に提供されたヒトの組織や臓器の有効活用
・コンピュータシミュレーションを利用した *in silico* 研究
・データベースの活用
など

Replacementを促進することをめざす組織として，次のようなものがあります．

・日本動物実験代替法学会：3Rの推進と普及を目的とし，研究，開発，教育，調査等を行う学術団体．
・日本動物実験代替法評価センター（Japanese Center for the Validation of Alternative Methods；JaCVAM）：化学物質などの安全性評価において3Rを促進するために国立医薬品食品衛生研究所に設置された組織．新たに開発された代替法の工程や方法に科学的根拠や妥当性があるかを検証し，その結果を行政機関に対して提案している．

## 4 ) 教育の中の動物実験

薬学部では「薬理実習」などで，実験動物に薬を投与し，その後の生理・生化学的変化や行動変化などを観察し，薬物用量反応関係などを確認する授業があります．実験を通じて薬物の作用機序を直接目で確認し理解する上で重要な授業として位置づけられています．また，薬学教育モデルコア・カリキュラムでも，動物実験を適正に取り扱う技術を修得することが求められています．他方で，すでに知られている薬物反応を観察させるためだけに動物を犠牲にすることは許されるのかという意見もあります．また，「動物が好きなので，それを実験に使うのに耐えられない」という学生もいます．これに対して，薬剤師や薬学研究者になるためには，そうした感情は乗り越えなければならないと言い切れるでしょうか．

教育現場でも3Rを徹底していくことが求められています．ここでも最も重要なのは代替法です．例えば，典型的な薬物反応をコンピューター上で再現したシミュレーション・プログラムがあります[5]．これらを利用することで，倫理上の問題がないことから，例えば致死的な組み合わせや量の薬物投与もできます．また，理解できるまで何度もくり返し実験できます．解剖実習に対しても，精巧な3D模型や，タブレット端末で行うラット解剖体験ソフトなどの活用も可能です[6]．

動物実験に対して強い抵抗感をもち続ける学生もいます．また，動物の毛に対するアレルギーをもっている学生もいます．そうした学生の思想・信条を尊重し，健康にも配慮し，それぞれの学生が受け入れ可能な代替実験法を提供することが求められます．動物が受ける苦痛だけではなく，動物に苦痛を与えることによる学生の苦痛の軽減への配慮も，動物を扱う側の人間の心身の安全性への配慮という点で，動物実験の倫理の重要な内容です[6]．

## 5 ) 動物実験をめぐる法規制

ヨーロッパ，特に英国では早くから動物保護運動が盛んになり，1876年，動物虐待防止法（Cruelty to Animals Act）が制定されるに至りました．この法律は約100年後の1986年に改正され，動物科学的処理法（Animals Scientific Procedures Act）として現在に至っています．ヨーロッパの各国は，動物実験を規制する類似の法や規則や指針を以前からすでにもっています．

日本では，日本学術会議が2004年に「動物実験に対する社会的理解を促進するために」と題した提言をまとめ，国レベルの統一的な動物実験ガイドラインを制定し，その実効性を保証する第三者評価システムを構築することを提唱しました．

2005年に「動物の愛護及び管理に関する法律」が改正され「3Rの原則」が明記されました．これを受けて，文部科学省，厚生労働省，農林水産省が，科学的な観点から適正

な動物実験を遂行するために**表4-2**のような基本指針を制定しました．特に厚生労働省の「基本指針」によって，研究機関のみならず，厚生労働省所管の製薬企業など民間企業に対しても動物実験に対する行政指針が及ぶようになりました．

表4-2

**適正な動物実験のための基本指針**

2004年　日本学術会議提言「動物実験に対する社会的理解を促進するために」
↓
2005年　「動物の愛護及び管理に関する法律」改正．「3Rの原則」を明記
↓
2006年4月　環境省「実験動物の飼養及び保管並びに苦痛の軽減に関する基準」
　　　　　　2013年改正
2006年6月　下記の基本指針などが一斉施行
・文部科学省　　「研究機関等における動物実験等の実施に関する基本指針」
・厚生労働省　　「厚生労働省の所管する実施機関における動物実験等の実施に関する基本指針」2015年改正
・農林水産省　　「農林水産省の所管する研究機関等における動物実験等の実施に関する基本指針」
・日本学術会議　「動物実験の適正な実施に向けたガイドライン」

　日本学術会議が文部科学省と厚生労働省の依頼を受けて，各研究機関が基本指針を踏まえて内部規程等を整備するに際してモデルとなる詳細な「動物実験の適正な実施に向けたガイドライン」を策定しました．また環境省が，動物実験を適正に行うための実験動物の取り扱いに関して，「実験動物の飼養及び保管並びに苦痛の軽減に関する基準」を制定しました．これらの基本指針が2006年に施行となりました．

　動物愛護法の改正で「3Rの原則」が明記されましたが，生命科学を推進するには，「その必要性を最もよく理解している研究者が責任をもって動物実験等を自主的に規制することが望ましい」（日本学術会議）という理念で，各研究者と研究機関の自主規制が基本となっています（**図4-6**）．

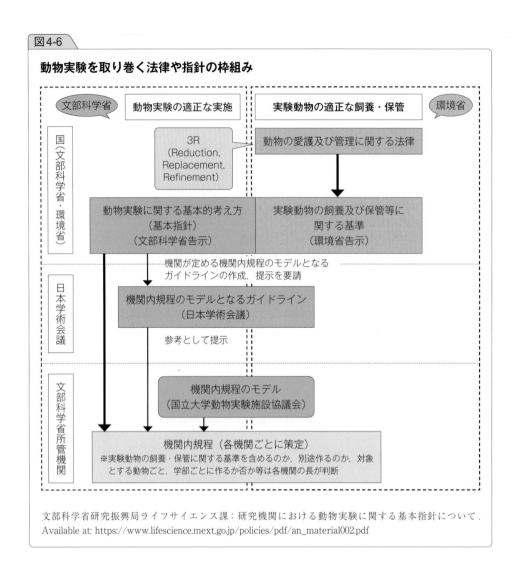

**図4-6**

**動物実験を取り巻く法律や指針の枠組み**

文部科学省研究振興局ライフサイエンス課:研究機関における動物実験に関する基本指針について.
Available at: https://www.lifescience.mext.go.jp/policies/pdf/an_material002.pdf

　動物実験を行っている研究機関や施設では,これらの指針に基づいて,動物実験委員会を設置しています.動物実験委員会は研究者や教員などから申請された動物実験計画を,科学的かつ倫理的側面から審査します.実験方法だけではなく,環境保全,動物実験を行う職員などの安全確保などの面でも,法や飼養保管基準,安全性の規定などに適合しているかをも精査し,その結果を機関の長に答申します.機関の長はこの報告に基づいて,実験計画の実施の許可・不許可を与えます(**図4-7**).

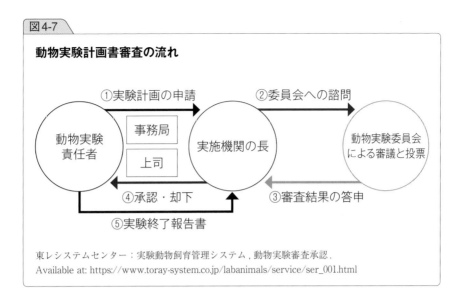

東レシステムセンター：実験動物飼育管理システム，動物実験審査承認．
Available at: https://www.toray-system.co.jp/labanimals/service/ser_001.html

　EU（欧州連合）は化粧品開発のための動物実験に対する規制を2004年から強めてきました．いくつかの段階を踏んで，2013年に，動物実験を行ったすべての化粧品（完成品，原料，原料の組み合わせ）のEU域内への輸入と域内での販売を全面的に禁止しました．「動物実験の禁止」よりも「販売の禁止」の方が，実効力があります．なぜなら，化粧品原料開発のための動物実験を他国で行いその原料を用いた化粧品の開発は，「動物実験の禁止」という規制を免れるからです．いずれの地域であれ動物実験を経て開発された化粧品の「販売を禁止」することによって，「動物実験禁止」の実効性が確保されます。それが2013年3月に実現しました[7]．

　化粧品開発ではこれまで，例えば，新しい物質をウサギの目に投与して安全性を確認する試験（Draize法）が行われてきました．治療薬の開発ならまだしも，すでに大量の種類の化粧品があるなかで，美の追求のために，何の罪もないウサギたちの目が大量につぶされていくのは許しがたいという批判が以前からありました．EUはこうした批判に真摯に向きあい，動物実験をした化粧品の販売を全面的に禁じました．ヨーロッパに化粧品を輸出している日本の化粧品会社も，動物実験の代替法を確立するなどの対応を迫られています．イスラエル，インド，トルコ，メキシコ，オーストラリアなどにも禁止の動きが広がっています．

　動物実験に対する規制は今後ますます厳しくなると予想されます．グローバル化のなかで，日本もより厳しい対応を迫られてくるでしょう．私たちは動物をどう取り扱うべきなのか，動物の福利（well-being, welfare）をどう考えたらよいのかを真摯に考えていく必要があります．

# 6 「動物の権利」をめぐって

　動物実験の反対者は「動物の権利」を根拠に動物実験を不当であると非難します．例えばトム・レーガン（Tom Regan, 1938-2017）は「動物の権利」を唱え，動物実験に全面的に反対していました．動物たちは固有の価値をもった生きている主体であり，権利の主体であるから，動物を人間の種に属さないものとして差別することは「種差別」であると非難します[8]．人間のなかで女性や人種に対する差別が許されないならば，動物に対しても差別は許されないはずだという考えです．

　「動物の権利」論や「自然の権利」論は，ある集合に限定されていた権利を，それ以外の集合にも拡大していこうとします．かつて権利は，白人の成人男性のみに認められていました．その後，女性，有色人種，子ども……等々へと広がってきました．権利がさらに動物，自然へと拡大していく，それがまるで歴史の必然であるかのように「自然の権利」論は論じています[9]．

　しかし，「権利」という言葉は人間世界の約束事を表現しています．権利は，人間同士が互いに相手を尊重しあうことによって，初めて成り立ちます．私が相手の権利を認めることは，相手に不当な仕打ち（正当な理由のない傷害や殺害行為など）をしないという義務を私に課すことになります．その際，同時に，相手も私の権利を認め，私に対して不当な仕打ちをしないという義務を負うことを，私は期待します．こうした相互性を前提にして，「権利」を語ることができるのです．しかし動物と私との間に，互いに権利を承認しあうという契約を結ぶことはできません．契約を結ぶ倫理的主体，道徳の主体は人間のみです．権利の範囲を人間以外へと拡大するというのではなく，倫理的配慮の義務の範囲を人間以外へと拡大すると考える方が妥当です．

　これまでの倫理は，直接的な義務の対象を人間としてきました．例えばカントは動物の虐待を義務に反するとみなしましたが，その理由は，動物を虐待することによって「動物の苦痛に対する人間の同情が鈍らされ」，他の人間に対しても残酷になって，人間社会に悪い影響をもたらすからというものです．つまり動物愛護は，動物に対する人間の直接的な義務ではなく，人間社会への影響に配慮した間接的な義務だと言います[10]．

　しかし，残虐な仕打ちによって苦痛を感じることは人間と動物に共通します．人間が動物に対して不必要な苦痛を与えてはならないということは，動物に対する直接的な義務と捉えるべきです．ジープ（Ludwig Siep, 1942-, ドイツの哲学者）はコスモス倫理学（kosmische Ethik）の構想によって人間中心主義を乗り越えることを提唱しています．人間は人間に対してのみ義務を負うにとどまらず，人間以外のもの，動物，植物，生態系，宇宙等に対しても，それぞれの対象に応じた適切な配慮と公正な扱いをしなければならないという新しい倫理学です[11]．「動物の権利」や「自然の権利」を認めなくても，動植物に対する人間の直接的な義務，地球環境に対する人間の責任から，狭い人間中心主義を超えていくことが可能です．

私は調剤薬局に勤めています. 近くには皮膚科のクリニックがあり, 薬局には皮膚科でも推奨しているスキンケア製品を置いています. 皮膚科の処方箋を持って来局する宇佐美さん(20歳)は, 敏感肌に悩む医療系大学生で, 薬局のスタッフともよく雑談をしていきます. ある日のこと, こんなことをおっしゃいました.

宇佐美さん：“自然由来成分を使っています”とアピールしている化粧品をよく見かけます. なんだか地球にやさしいことをしている雰囲気を打ち出しているけれど, かなり過酷な動物実験をしているんですよね？ 私は, そういった製品を使うのってどうなの？ と思ってしまうんですけれど. お化粧をしないで外に遊びに行くわけにもいかないし, スキンケアだって必要だとは思っていますが, なんかすっきりしないんです.

　どのように回答したら, 宇佐美さんの価値観を尊重しつつ, 効果的なスキンケアを続けてもらえるのでしょうか？

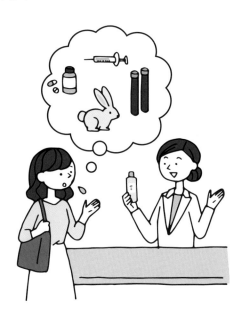

さらに学びを深めるために
・環境省自然環境局総務課動物愛護管理室, 実験動物の飼養及び保管並びに苦痛の軽減に関する基準の解説, 2017. Available at: https://www.env.go.jp/nature/dobutsu/aigo/2_data/pamph/h2911/0-full.pdf
・ジェームズ・ウォートンほか: 動物を用いる研究. In: 生命倫理百科事典翻訳刊行委員会 編, 生命倫理百科事典, pp2219-2223, 丸善出版, 2007.
・田上孝一, はじめての動物倫理学, 集英社新書, 2021.

## ■ 文 献

1) クロード・ベルナール 著, 三浦岱栄 訳, 実験医学序説, 「改訳版」pp169-170, 岩波文庫, 1980.

2) 日本実験動物協会生産対策委員会：実験動物の年間販売数調査（平成31（2019）年4月〜令和2（2020）年3月の販売数）, 2020年. Available at: http://www.nichidokyo.or.jp/pdf/production/h31-souhanbaisu.pdf

3) Russell WMS ほか, 人道的実験技術の原理（The Principles of Humane Experimental Technique）, 1959. Russell WMS ほか 著, 笠井憲雪 訳, 人道的な実験技術の原理—実験動物技術の基本原理3Rの原点, アドスリー, 2012.

4) 日本製薬工業協会：くすりの情報 Q&A, Q50 iPS細胞は, 新薬の開発にどのように活用されていますか. Available at: https://www.jpma.or.jp/about_medicine/guide/med_qa/q50.html

5) 大池正宏：コンピューターシミュレーションによる動物実習の代替. 日本薬理学雑誌, 144: 95-97, 2014. Available at: https://www.jstage.jst.go.jp/article/fpj/144/2/144_95/_pdf/-char/ja

6) 鈴木 敏和 ほか：管理栄養士養成課程の動物実験実習における教育効果改善を目指した3Rsの実践ならびに代替法の開発の取り組み, 平成28（2016）年度和洋女子大学教育振興支援助成成果報告. 和洋女子大学紀要, 58: 175-183, 2018. Available at: https://wayo.repo.nii.ac.jp/?action=repository_uri&item_id=1577&file_id=22&file_no=1

7) JAVA（NPO法人動物実験の廃止を求める会）：EUで化粧品の動物実験が禁止されるまで. Available at: https://www.java-animal.org/animal-testing/cosmetics/eu/

8) トム・レーガン：動物の権利. In: ピーター・シンガー 編, 戸田 清 訳, 動物の権利, 技術と人間, 1986.

9) ロデリック・F・ナッシュ 著, 松野 弘 訳, 自然の権利—環境倫理の文明史, ちくま学芸文庫, 1999.

10) イマヌエル・カント：コリンズ道徳哲学, In: カント全集, 第20巻, pp269-271, 岩波書店, 2002.

11) ルートヴィヒ・ジープ：生命倫理学の基礎づけ—コスモス倫理学の素描. In: ルートヴィヒ・ジープほか 著, 山内廣隆 ほか 編・監訳, ドイツ応用倫理学の現在, ナカニシヤ出版, 2002.

# 第5章

# 感染症の倫理問題

# 1 感染症パンデミックと薬剤師

2020年初めより私たちの生活は一変しました。新型コロナウイルス感染症が蔓延し，密を避けることが求められ，人と人との交流や文化・社会・経済活動が大きく制約されました。新型コロナウイルス感染症の正式名称はCOVID-19で，**C**orona **V**irus Infectious **D**isease, emerged in 2019に由来します。WHOによってパンデミックが宣言された2020年3月以降，ウイルス名はSARS-CoV-2，日本では「新型コロナウイルス」とよばれます。このウイルスの変異株が次々と現れ，2022年の今もパンデミック（世界的大流行）の終息はまだ見通せません。

1980年にWHOが天然痘の世界根絶宣言を行ったように，現代医学は感染症に対して勝利を収めてきました。近年日本では大きな感染症に見舞われなかったこともあり，なんとなく「疫病は過去のもの」という感覚で暮らしてきた私たちは，この突然のパンデミックに意表を突かれ，戸惑いました。

薬剤師は病院や薬局，地域で，公衆衛生，環境衛生に重要な役割を担っています。製薬企業などで活動する薬剤師は，ワクチンや治療薬の開発・製造・供給に携わることになります。感染症に対する薬剤師の役割と感染症対策に関わる倫理問題を考えてみましょう。

## 1 感染症の歴史

人類と感染症のつきあいは太古の昔からあったと考えられます。例えば，B型肝炎ウイルスのDNAが紀元前5000年と3000年の人骨から検出されています。約3500年前のミイラから，マラリアの原因となる寄生虫の最古のDNAが見つかっています。現生人類の結核に関する世界最古の症例は，イスラエル北部の海底で発見された約9000年前の母子の遺骨の中に見られます。

14世紀ヨーロッパでのペストの大流行では，ヨーロッパ全体で，総人口の4分の1から3分の1が死亡しました。当時のキリスト教会はペストの前には無力であったため，教会の権威の失墜につながりました。また，ペストの大流行で農民人口も激減しました。その結果，農業労働力が不足し，農民の労賃が上昇しました。農民の流動性が高まって，農奴の待遇が改善され，農奴解放へとつながりました。その結果，封建社会が崩壊し，中世から近世・近代へと移行し，新しい価値観の社会へと転換しました。疫病が文明そのものを変化させるきっかけの1つとなりました。

20世紀初めの1918〜1919年，全世界的に大流行した「スペイン風邪」では，当時の世界人口約18億人の3分の1から2分の1が感染し，死亡者数は5,000万〜1億人と推定

されています．日本では，約2,300万人（全人口約5,500万人）の患者と約38万人の死亡者（全人口の0.7％）が出ました[1]．第一次世界大戦中であったため，兵士の戦地への移動や共同生活が感染を拡大させました．第一次世界大戦での戦死者は約1,000万人と推計されていますが，それを遥かに上回る感染による死亡者が出ました．戦っていた兵士の多くが感染し，大戦の終結が早まったとみられています．

これらの例からも，人類の文明は感染症と切っても切れない関係にあり，感染症ぬきに人類の歴史を語ることはできません．疫病は歴史を大きく変えてきました．最も重要な変化は大きな危機の後に起こります[2]．今回の新型コロナ・パンデミックも私たちの世界に大きな影響を与えていますが，これが一時的な変化にとどまらず，歴史を大きく変えていくきっかけとなるかもしれません．

## 2 エマージング感染症（新興感染症）とパンデミック

戦後日本で死亡原因の第1位は結核であり，それ以外に，肺炎・気管支炎などの感染症が死因の上位すべてを占めていました．その後，栄養状態や公衆衛生の改善，医学の進歩により感染症による死亡者は減少し続けてきました．しかしながら，1993年，WHOと全米科学者協会は新たに出現して社会的に大きな影響を与えている感染症を「エマージング感染症（新興感染症）」とよび，地球規模での監視の必要性を呼びかけました（これに対して，一度おさまったが再び流行するものは「再興感染症」）．実際に近年，下記のエマージング感染症が生じ，WHOは「国際的に懸念される公衆衛生上の緊急事態」を発してきました（表5-1）．

表5-1

**WHO「国際的に懸念される公衆衛生上の緊急事態」**
① 2009年4月：2009年豚インフルエンザA（H1N1）の世界的流行（初の指定）
② 2014年5月：2014年の野生型ポリオ流行
③ 2014年8月：2014年の西アフリカでのエボラ出血熱流行
④ 2016年2月：2015～16年のアメリカ大陸におけるジカ熱流行
⑤ 2019年7月：2018～19年のコンゴ民主共和国北キブ州でのエボラ出血熱流行
⑥ **2020年3月：新型コロナウイルス感染症の世界的流行（COVID-19 pandemic）**

日本は①～⑤の流行の影響をあまり受けなかったため，パンデミックへの備えがほとんどできていませんでした．こうしたなかで，今回のパンデミックが起こりました．2021年春の第4波で，関西地区は，重症患者がCOVID-19対応の病床数を上回り，「医療崩壊」に陥りました．東京オリンピック，パラリンピックが開催された同年8月から9月の第5波では，東京をはじめとして各地で入院先が決まらずに自宅待機を余儀なくされた患者の容態が急変し死亡する事例も相次ぎました．感染した患者が救急車で搬送

されても受け入れ病院が見つからずに自宅に戻される事態もしばしば生じました．これは「自宅療養」ではなく「自宅待機」，さらには「自宅放置」だと言う医師もいます[3]．適切な医療を受けられないまま「助かる命を助けられない」という状況となり，「医療崩壊」という言葉がしばしば聞かれました．

## 3 事業継続計画と薬剤師の役割

　災害やテロ攻撃などの緊急事態に企業や団体が事業資産の損害を最小限にとどめ，事業を継続あるいは早期復旧できるために，緊急時にも事業を継続するための方法や手段などを平常時から取り決めておく計画のことを，事業継続計画（business continuity planning；BCP）と言います．

　感染が大爆発した場合，医療資源が逼迫し，患者や医療者は苦境に立たされます．薬局には，災害級のパンデミックのなかでも，地域住民が適切な薬物治療を受けられるよう必要な医薬品を提供する義務があります．感染防御をしながら医薬品の供給体制が滞らないよう，薬局が医薬品供給の重要な拠点として機能し続けることが求められます．そのためのBCPを策定し，必要な対策を実施しなければなりません．それは医薬品の製造・販売・供給を担うすべての薬剤師に言えることです．

　2020年の初めには，さまざまな分野で備えの不十分さが露呈しました．マスクや消毒剤の不足などでパニックが生じました．医療防護具PPE（personal protective equipment：医療用マスクN95や医療用ガウンなどの個人用防護具）が世界的に不足し，各国で争奪戦が激化しました．日本では，これらの製品のほとんどが中国産で国内生産はわずかという状況でした．例えば，サージカルマスクの国内生産は22.2％でした[4]．「マスク安全保障」という言葉さえ言われました．PCR検査の体制も不十分でした．

　薬局には医薬品だけではなく，このような感染対策用品や衛生用品も備えておかなければなりませんが，その任務が十分果たせなかった時期がありました．緊急時にも国内で安定的な供給を支える体制が必要です．

　日本薬剤師会は2021年5月，政策提言「地域医薬品提供計画」を発表しました．この中で，パンデミックや災害時など「平時とは異なる状況下でも必要な医薬品を提供できる体制の構築」をうたっています[5]．緊急時にも対応できるよう医薬品や感染対策用品などの入手・在庫管理をすることは薬局と薬剤師の重要な役割です（**図5-1**）．

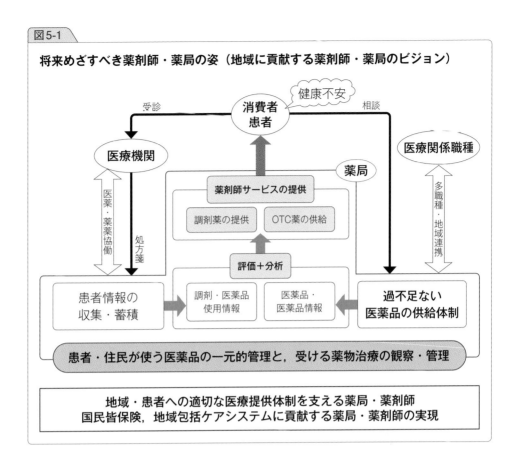

**図5-1**

将来めざすべき薬剤師・薬局の姿（地域に貢献する薬剤師・薬局のビジョン）

健康不安

消費者
患者

受診　相談

医療機関　　　　　　　　薬局　　　　　医療関係職種

薬剤師サービスの提供

調剤薬の提供　　OTC薬の供給

医薬・薬薬協働　　処方箋　　　　　多職種・地域連携

評価＋分析

患者情報の
収集・蓄積　　　　調剤・医薬品
使用情報　　医薬品・
医薬品情報　　過不足ない
医薬品の供給体制

患者・住民が使う医薬品の一元的管理と，受ける薬物治療の観察・管理

地域・患者への適切な医療提供体制を支える薬局・薬剤師
国民皆保険，地域包括ケアシステムに貢献する薬局・薬剤師の実現

# 4 ワクチン接種業務

　国内では2021年2月から7月，医療従事者等に新型コロナワクチンを早期に接種することが行われました．病院薬剤師だけではなく，薬局薬剤師も早期接種の対象となりました．新型コロナウイルス感染症患者・疑い患者に頻繁に接する業務に従事しているからです．「新型インフルエンザ等対策特別措置法」（特措法）で，薬局は「特定接種」（医療の提供などの業務を行う者に対して行う予防接種）の登録を受ける対象業種です．「登録事業者」には，新型インフルエンザ等の発生時においても，医療の提供・国民生活および国民経済の安定に寄与する業務を継続的に実施する努力義務が課されています（特措法第4条3項）．登録事業者の申請をする際には，事業者が事業継続計画（診療継続計画）を作成し，事業所に備えつける必要があります．日本薬剤師会は，薬局の業務継続計画作成の参考として，「新型インフルエンザ等発生時における業務継続計画（案）薬局向け作成例」を示しました．

　世界では26の国や地域（2020年時点）で薬剤師がワクチン接種を担っています[6]．以前から薬局でインフルエンザなどの予防接種を行っていた米国やカナダだけではなく，他国も薬局薬剤師がワクチン接種を実施できるように法改正や研修を実施してきました．

日本でも約31万人いる薬剤師が接種を担えるようにすべきだという意見が出されました．2021年5月の厚生労働省検討会で医師や看護師，歯科医師に続き，臨床検査技師と救急救命士もワクチン接種の打ち手に加えることが決まりました．薬剤師は専門性を生かしてワクチン調製や予診のサポート，接種後の経過観察などを担うことになりましたが，打ち手にはなりませんでした[7]．理由として，薬剤師はワクチン接種をできるだけの教育を受けていないということがあるようです．ワクチン調製や希釈，充填などのサポートは，ワクチン接種体制のもとで薬剤師の専門性も生かしたタスクシェアになり，それによって医師・看護師などが接種に専念できることにもつながりますので，重要です．将来，薬剤師がワクチン調製にとどまらず，ワクチンの打ち手となる可能性もあります．そのためには薬剤師が臨床の場でもっと活躍できるよう，医療薬学教育，臨床教育の一層の充実が求められます[8]．

## 5 ワクチンと治療薬の開発—国際連携の必要

　ワクチンや医薬品の開発は，本来ならば数年を要しますが，今回のパンデミックでは，世界中の研究者や欧米の製薬企業などの取り組みによって，mRNA（メッセンジャーRNA；ribonucleic acid）ワクチンという新しいタイプのワクチンが驚異的なスピードで開発されました．新型コロナウイルスSARS-CoV-2の遺伝子配列の情報が2020年1月に公開された後，数日でワクチンの試作品が作成され，4月には臨床試験（治験）に入り，12月には英国で世界初のワクチン接種が始まりました．パンデミック発生からわずか1年未満で，高い有効性と安全性が確認されたワクチンの接種が開始できるようになりました．非常に迅速なワクチン開発は世界的に高く評価されました．

　日本の製薬企業も国産ワクチンの開発と治験を進めています．ワクチン安全保障の観点からも，その実用化が待ち望まれます．

　多くの国で，接種の拡大によって感染を抑え込むことにいったんは成功し，日常生活が戻ってきた時期もありました．日本はワクチン接種に当初出遅れましたが，その後の急速な接種拡大によって第5波の感染拡大を抑え込むことができました．しかし，その後も変異ウイルスに次々と見舞われ，パンデミックの終息は今（2022年2月）も見通せていません．

　豊かな先進国は大量のワクチンを購入し，2021年には国民の60〜70％以上がワクチン接種を終え，感染拡大を抑えつつありましたが，貧しい途上国ではワクチン接種がほとんど進んでいないところもあります．感染が急拡大するこれらの国の中からコロナウイルスの変異株が出現し，それがあっという間に先進国にも波及してくるという状況がくり返される可能性があります．先進国も途上国も等しく同一のコロナ危機に見舞われています．世界は一つの同じ危機に直面しています．生死の問題について世界が共通の課題に直面していることが，誰の目にもこれほど明らかに示されたのは，人類史上初めての出来事と言えます[9]．

世界的な危機を終息に向かわせるためには，ワクチン格差を克服して，世界中の希望する人々が確実にCOVID-19ワクチンを接種できるようにする必要があります．WHOやUNICEF（国際連合児童基金）などのグローバル・パートナーシップ機関，Gaviアライアンス（Gavi, the Vaccine Alliance）によって，COVID-19のワクチンを複数国で共同購入し公平に分配するための国際的な枠組みCOVAX（コバックス；COVID-19 Vaccine Global Access）がつくられています．各国が資金を提供していますが，世界中の人にワクチンを行き渡らせるには圧倒的に資金が足りていません．

　グローバル化した世界では一国だけ閉じて身の安全を守ることは不可能です．地球全体が今同じ危機に直面しています．世界全体で感染を終息させなければ，誰もが安全とは言えません．自らが感染の脅威にさらされないためには，他人の感染を確実に防ぐ必要があります．他者を守ることがわが身を守ることになるのです．利他主義が自己利益につながることをパンデミックは教えています．

　COVID-19に対して，最初は有効な治療薬がありませんでした．他の疾患で承認されている既存薬を転用する形で治療が行われてきました．その後，抗体カクテル療法「ロナプリーブ点滴静注セット」が開発されましたが，これは入院患者への投与に限られます．さらに治療薬の開発が進み，米国の製薬企業が開発したCOVID-19の重症化を防ぐ経口薬ラゲブリオ®（モルヌピラビル）の製造販売が，日本では2021年末に特例承認されました．飲み薬タイプのCOVID-19適応の抗ウイルス薬としては初の実用化です．外来でこの経口薬を処方し，薬局が患者宅へ配送するなどして，自宅で薬を服用し，自宅療養中の重症化を防ぐことが期待されています．

　新型コロナ・パンデミックが始まった頃に比べて，有効なワクチンや治療薬の開発が進み，人類は大きな武器を手にしたと言えます．医学薬学の頼もしさを改めて実感できました．このような取り組みを通じて，このパンデミックが終息に向かうことが期待されます．しかし，このようなパンデミックはくり返し襲ってきます．今回の教訓を踏まえて，その備えを怠ることはできません[10]．

---

**Case Study** ┤ **考えてみよう！** ├

　COVID-19のパンデミックのなかで，ワクチン接種による集団免疫が期待されています．ワクチン接種を法律で義務化する国もあります．しかし，日本はワクチン接種を義務化していません．その理由を考えてみましょう．

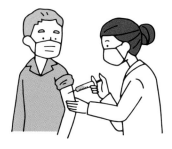

さらに学びを深めるために

・石 弘之, 図解 感染症の世界史, KADOKAWA, 2021.

■**文 献**

1) 国立感染症研究所感染症情報センター：インフルエンザ・パンデミックに関する Q & A. Available at: http://idsc.nih. go.jp/disease/influenza/pandemic/QA02.html
2) ダニエル・コーエン 著, 林 昌宏 訳, 経済成長という呪い─欲望と進歩の人類史, 東洋経済新報社, 2017.
3) 朝日新聞：田代和馬 「自宅療養」その現実, 2021 年 12 月 16 日.
4) 大阪府：新型コロナウイルスによるマスク需給への影響と対策（一般用マスク）, 2020. Available at: https://www. pref.osaka.lg.jp/attach/38215/00360597/32_betten1-1.pdf
5) 日本薬剤師会：日本薬剤師会の政策提言, 2021. Available at: https://www.nichiyaku.or.jp/assets/uploads/pr-activity/20210520-03.pdf
6) 日本経済新聞：ワクチン接種, 薬剤師も打ち手に, 2021 年 6 月 23 日.
7) 薬事日報：日本薬剤師会山本会長「接種否定されていない」─打ち手担う準備を加速, 2021 年 6 月 11 日.
8) 庄子育子：庄子育子が斬る！行政ウオッチ　薬剤師によるワクチン接種に立ちはだかる厚い壁. Beyond Health, 2021 年 5 月 21 日. Available at: https://project.nikkeibp.co.jp/behealth/atcl/feature/00010/052000063/
9) NHK ETV 特集：緊急対談 パンデミックが変える世界～海外の知性が語る展望～, 2020 年 4 月 11 日放送.
10) NHK スペシャル：パンデミック 激動の世界（12）検証 "医療先進国"（後編）なぜ危機は繰り返されるのか, 2021 年 6 月 27 日放送.

# 2 | トリアージについて

## 1 | トリアージとは

　医療のキャパシティを超える多数の患者が生じたときに，治療の優先順位を決める「トリアージ」が問題となります．トリアージ(triage)とは，フランス語で「選別」を意味します(動詞trierトリエ「より分ける」．ラテン語tarereテレレ「すりつぶす，砕いて脱穀する，穀粒をもみ殻から分ける」に由来)．トリアージの普遍的な目標は，医療資源の使用と介入のタイミングを最適化しながら，優先順位の高い患者に効果的な治療を提供することです[1]．

　フランス革命戦争とナポレオン戦争時代の軍医・外科医，ドミニク＝ジャン・ラレー(Dominique Jean Larrey, 1766-1842)は，1800年頃，戦争による負傷者の治療のためのルールをトリアージとして確立しました(**表5-2**)[2]．

**表5-2**

### 治療のためのルールの変化

| ラレー以前は | ラレーは |
|---|---|
| ・外科医は階級に従って兵士を治療した<br>・**上官→下士官→捕虜になった敵の兵士の順** | ・「危険な傷を負っている人は，**階級や身分などの区別にまったく関係なく，最初に治療する必要がある**」<br>・重傷を負った者は，怪我をしてから最初の1時間以内に手術を受ければ，**生き残るチャンスが十分ある**ことを知っていた<br>・軽傷を負った人は待たされ，より深刻な重傷者は脇に置かれ，亡くなるまで，アルコールで痛みを緩和 |

Stavros Gourgiotis: Baron Dominique-Jean Larrey: founder of military surgery and trauma care. Hektoen International Journal, 2016. Available at: https://hekint.org/2017/01/22/baron-dominique-jean-larrey-founder-of-military-surgery-and-trauma-care/

　ラレー以前は，外科医は階級に従って，上官→下士官→捕虜になった敵の兵士の順で負傷兵を治療しました．これに対して，ラレーは，階級に関係なく，怪我の深刻さと医療の必要性の緊急度に従って負傷者を手当しました．フランスとその同盟国の兵士と同様に，敵軍の兵士も治療しました．これは，患者を差別せず平等に扱うというヒポクラテスの誓い以来の伝統的な医療倫理に沿うもので，現代医療倫理の4原則の「正義の原則」(p.38)にも合致します．

　ラレー以後もさまざまな戦争のたびにトリアージが登場しました．そこには，可能な

限り多くの人を救うという人道的な理念と，戦争に勝つために負傷した兵士をいち早く治療し再び前線に投入するという功利主義的要素とが混在していました．

　日本では，1995年1月17日に発生した阪神・淡路大震災の後に，「トリアージ・タッグの標準化について」が厚生省より示されました[3]．このトリアージ・タッグ（**図5-2**）は2005年4月25日に起きたJR福知山線事故で初めて実際に用いられました[4]．

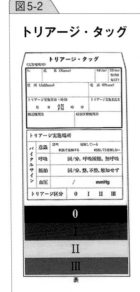

図5-2

**トリアージ・タッグ**

0　黒（black tag，無呼吸群）死亡，または生命徴候がなく，直ちに処置を行っても明らかに救命が不可能なもの

Ⅰ　赤（red tag，最優先治療群）生命に関わる重篤な状態で一刻も早い処置をすべきもの

Ⅱ　黄（yellow tag，待機的治療群）赤ほどではないが，早期に処置をすべきもの．基本的にバイタルサインが安定しているもの．今すぐ生命に関わる重篤な状態ではないが処置が必要であり，場合によって赤に変化する可能性がある

Ⅲ　緑（green tag，保留群）歩行可能で，今すぐの処置や搬送の必要ないもの．完全に治療が不要なものも含む．できるだけ多くの人を効率よく救う

　「トリアージ・タッグの標準化について」によれば，傷病者の搬送・救命処置の優先順位はⅠ→Ⅱ→Ⅲで，0は最後に救護所へ搬出されます．このように構造化されることによって恣意的な非倫理的な選択の危険を防ぎ，医療資源やスタッフを効率的に用いて，できるだけ多くの人を効果的に救済します[5]．

　トリアージは，医療者などが現場の責任者になって，誰を先に病院に搬送するかを決定することです．インフォームド・コンセントやアドバンス・ケア・プランニングなどに基づいて治療方針を決定する日常の診療とは根本的に異なります．災害などの非常事態，例外状況のなかでの決定です．

　体調のすぐれない方が薬局を訪れた際に，薬剤師がその方の症状の訴えなどから，医療機関への受診を勧奨したり，OTC薬（一般用医薬品）を勧めたり，幅広い生活指導を行ったりすることを，「薬局トリアージ」とよぶことがあります．しかし，これは「トリアージ」という言葉の転用です．この転用は「トリアージ」本来の意味の誤解を招くおそれがありますので，適切な表現とは言えません．

> トリアージとは，被災地において最大多数の傷病者に最善の医療を実施するため，傷病の緊急度と重症度により治療優先度を決めるものであり，限られた人的・物的医療資源を有効に活用するための重要な行為である．
> 〔厚生労働省：3．診療の優先順位に応じた傷病者のトリアージについて. In: 災害医療体制の在り方に関する検討会報告書（平成13年6月）〕

　医療資源やスタッフを効率的に用いて，できるだけ多くの人を効果的に救済する．そのために，生命に関わる重篤な状態で一刻も早い処置をすべき者を最優先する．この理念と一般論には誰も反対できないでしょう．しかし，意思決定の過程と運用のプロセスにさまざまな要素が介入する可能性があります．2020年3月，イタリアでCOVID-19の急拡大によって医療崩壊が起こりました．そのなかで行われたトリアージと，それに対するドイツ医学界からの批判をみてみましょう．

## 2 イタリアでの医療崩壊とトリアージ

　2020年3月，イタリアのベルガモで，COVID-19で人工呼吸器を装着し回復に向かっていた75歳の高齢患者から人工呼吸器を取り外し，その後搬送されてきた48歳のCOVID-19患者を救うためにつけ替えるなどの「命の選別」が行われました[6]．それは，2020年3月にイタリア麻酔鎮痛集中治療学会（Società Italiana di Anestesia, Analgesia, Rianimazione e Terapia Intensiva；SIAARTI）が定めた次の提言に従った措置でした（**表5-3**）[7]．

表5-3

**医療資源が例外的に限られた状況での集中治療の割り当てに関する臨床倫理の推奨事項**
・感染が急拡大し，例外的な状況にある場合には，治療の成功の可能性が高い患者に集中治療を保障することをめざす．
・重症患者の併存症〔基礎疾患〕と機能的状態を慎重に評価する必要がある．
・重度の併存症を抱える虚弱な高齢患者では，医療資源を消費する臨床経過〔人工呼吸器やエクモなどを装着する期間〕が長引く可能性がある．
・基礎疾患のない若い患者は比較的短く，より良好な経過をたどる．
・「最初に来た者を最初に救う」という先着順に必ずしも従う必要はない．
・ICUにすでに入院している患者から，貴重な人的資源と治療を取り去る可能性もある．

Vergano M, et al: Clinical ethics recommendations for the allocation of intensive care treatments in exceptional, resource-limited circumstances: the Italian perspective during the COVID-19 epidemic. Crit Care, 24: 165, 2020.

例外的な状況下で医療資源の利用可能性がその需要に圧倒された場合，分配的正義の原則（p.38）に基づいて生命維持治療を行うことを拒否する決定は，最終的に是認される．それゆえ，後からやってくると予想される患者のために，今目の前で集中治療を必要としている患者に集中治療を行わないこともありうる．こうした方針が示されています．

　そのための数値的な基準が「平均余命（life expectancy）の最大化を優先する」という功利主義的原則です．例えば，統計的に余命が20年ある60歳の患者の場合と，余命が60年ある20歳の患者の場合を比較すると，こうなります（**図5-3**）[8]．

図5-3

**平均余命最大化の考え方**

| A　余命が20年ある**60歳**の患者 | B　余命が60年ある**20歳**の患者 |
|---|---|
| ・治療しなければ確実に死亡する．生存確率0％<br>・**治療すれば70％生存**する<br>→治療を受ける効果<br>＝平均余命20年の70％－0<br>**＝14年** | ・治療なしで70％の確率で生き延びる．60年×0.7＝**42年**<br>・治療を受けた場合，確実に（100％）生存できる．**60年**<br>→治療を受ける効果<br>＝平均余命60年の100％－42<br>**＝18年** |

治療を受ける効果はBが18年で，Aの14年より長いので，Bを優先すべきだ

Weyma Lübbe: Corona-Triage. Verfassungsblog, 2020年3月15日．
Available at: https://verfassungsblog.de/coronatriage/ をもとに著者作成

　上のような計算によって治療の効果はB＝18年，A＝14年となります．Bの方が治療の効果が高く，限られた医療資源のより有効な活用となり，60歳の患者は，20歳の若者に病床や人工呼吸器を譲らなければならないことになります．つまり，症状がより軽い若者を**重症の高齢者**よりも優先することになります．これは先のトリアージのⅠ，Ⅱ，Ⅲのグループ内で，さらに年齢によって区別され，場合によっては，優先順位が逆転することを意味します．

## 3 ) イタリア麻酔鎮痛集中治療学会の提言に対する批判

　命の「価値」を測って治療の優先順位を決めるというイタリアの麻酔鎮痛集中治療学会の提言に対して，イタリア国内[9]でも，ドイツでも厳しい批判が起こりました．ドイ

ツの倫理学者バイマ・リュッベ教授(Weyma Lübbe, 2008 〜 2012年ドイツ倫理評議会委員)は，ヨーロッパに医療崩壊の危機が迫るなかで，イタリアのこの提言の危険性をいち早く批判しました．彼女は「平均余命の最大化を優先する」という原則の意味を上記の例で説明した上で，このトリアージ方針を批判しました．その要点は以下のようなものです(**表5-4**) [10].

表5-4

**若者を重症の高齢者よりも優先することに対する批判**

- 「平均余命（life expectancy）の最大化を優先する」という基準によると，「できるだけ多くの人を救う」というトリアージ本来の基準が，救われる生の長さを最大にするという基準に変更される．
- これに従うと，トリアージのⅠに属する高齢患者が，Ⅱに属する若者より後回しにされる．症状がより軽い若者を重症の高齢者よりも優先することになる．
- これは，医学的な必要に応じて治療を行うよう訓練を受けてきた医師が大切に守り抜いてきた倫理観と葛藤する．
- 後回しにされた患者とその家族は，治療をしなくても生存の可能性のある若者のために，なぜ高齢患者が犠牲にならなければならないのかと疑問を抱く．
- 20歳の人は60歳の人よりも価値があるのか？
- それを理由づけるのは経済的観点か？
- この基準は，生み出された価値を所有するオーナーがいる営利会社には適している．しかし，人間を所有する所有者はいない．

Weyma Lübbe: Corona-Triage. Verfassungsblog, 2020 年 3 月 15 日.
Available at: https://verfassungsblog.de/corona-triage/

リュッベ教授はこのように批判し，効用や「価値」によってではなく，治療を受ける権利を誰もが平等にもっていることを基本にして，医療資源の配分を行うべきだと主張しています．

## 4 ドイツ医学界のトリアージの原則

ドイツ集中治療・救急医学会(Deutschen Interdisziplinären Vereinigung für Intensiv- und Notfallmedizin；DIVI)など7団体が共同で作成した「COVID-19パンデミックに関連する，救急・集中治療キャパシティーの配分の決定についての臨床的・倫理的提言」(2020年3月25日，第2版4月17日)は次のような判断基準を示しました(**表5-5**) [11].

表5-5

## ドイツにおける COVID-19 パンデミック下での臨床的・倫理的提言

- 利用できる医療資源がなくなった場合は，通常であれば必要とされる患者中心の治療決定の制限が必要になる．これは，治療チームにとって，感情的および道徳的にとてつもない試練となる．
- この場合，利用可能な限られた医療資源の配分について，災害医療のトリアージと同じように決定する必要がある．
- どの患者を ICU に入れるかという優先順位は，年齢や社会的な地位，特定の基礎疾患や障害だけで決めてはならない．
- ある人の生命と別の人の生命を秤にかけて，どちらに価値があるかを比較することは，憲法によって禁じられている．
- 集中治療についての決定は治療を行うことで回復する見込みがあるかどうかによって決定する．肺などの臓器の機能状態や，がんなどの基礎疾患の重篤度など，客観的な尺度で具体的に評価する．
- これらの推奨事項は，悲劇的な決定をしなければならない状況下で最も正当な倫理原則と考えるもの ― 医療資源の不足による死亡数を最小限に抑えるべし ― に基づいている．
- 患者を ICU に入れるかどうかの決定は，医師が1人だけで決定するのではなく，医療チーム（少なくとも，集中医療の経験豊富な医師2人と1人の看護師）が多数の目によって検討した上で，共同で決定する．
- その際には，なぜその患者を ICU に収容したかあるいはしなかったのかについての決定は医療職間で透明にするだけではなく，患者および患者家族に対しても透明にする．そのために，客観的な理由づけを文書化しなくてはならない．

DIVI: Entscheidungen über die Zuteilung intensivmedizinischer Ressourcen im Kontext der COVID-19-Pandemie. Version 2. Klinisch-ethische Empfehlungen.

　治療の中止か否かの選択には，治療を行うことで回復する見込みがあるかどうかも考慮しなければなりません．そのためには，判断の対象となっている個々の患者の臓器の機能の衰えや限界を精査します．加齢による衰えがその精査の結果に反映されることがあります．ただし，それは医学的適応の基準として考慮されるのです．どの患者を ICU に入れるかという優先順位は，年齢や社会的な位置だけで決めることではありません．

　こうした原則によれば，今使える病床があり，今それを必要としている高齢患者がいるのに，後で入ってくると予想される若い患者のために集中治療室のベッドを空けておく，人工呼吸器などを使わないでリザーブしておくことは許されません．治療の場所が競合した場合でも，集中治療の開始後に，患者の集中治療を，より生存の可能性が高い患者を優先するために中断することは避けなければなりません．なぜなら，治療の開始によって医師-患者関係がすでに成立していて，医学的適応以外の理由（若者の方が一般に高齢者より生存年数が長く，経済的に貢献できるなど）によって治療を打ち切るこ

とは、「患者に対して誠実であれ」という医師−患者関係の規則(p.38)に反し、信頼関係を損ねることになるからです[12]. それは患者の道具化となり、尊厳の尊重にも反します.

　医療資源が逼迫した状況においても医療倫理の4原則、患者に対する医師の誠実さは守られなければなりません.

## 5 日本老年医学会からの提言

　日本では、日本老年医学会から「新型コロナウイルス感染症(COVID-19)流行期において高齢者が最善の医療およびケアを受けるための日本老年医学会からの提言—ACP〔アドバンス・ケア・プランニング〕実施のタイミングを考える」[13]が出されました(**表5-6**).

表5-6

**日本老年医学会からの提言（要約）**
・暦年齢だけを基準としたトリアージはエイジズムそのものであり、最大限の努力を払って避けるべきである.
・COVID-19発症後に適切にACPを実践することは困難.
・COVID-19は容態が急変する場合もあり、入院すると家族との面会も制限されるため、健常であっても後期高齢者については、早めに共同意思決定を推進する具体的な方途としてACPを実施することが望ましい.
・人工呼吸器の使用を拒否する本人の明確な意思表明がない限り、装着し治療効果を確認することが必要である.
・不良な転帰が明白となった場合に、本人にとって有益でなくかつ負担となる治療を終了して看取ることは、適切な意思決定プロセスを経ることによって可能であり、本人の尊厳を守るために必要である.

日本老年医学会：新型コロナウイルス感染症（COVID-19）流行期において高齢者が最善の医療およびケアを受けるための日本老年医学会からの提言—ACP実施のタイミングを考える, 2020.
Available at: https://jpn-geriat-soc.or.jp/coronavirus/pdf/covid_teigen.pdf

　成功の見通しのある治療方法を採用することは、医学的適応、医学的判断の基本です. その患者のフレイル(加齢により心身が衰えた状態)や基礎疾患に基づく医学的判断の結果、「本人にとって有益でなくかつ負担となる治療を終了」することはありうることです. コロナ禍にあっても、できるだけ本人の意思に沿えるよう、アドバンス・ケア・プランニング(ACP)を早期から始めることが推奨されています.

## 6) 「苦渋の決断」を避けるための BCP（事業継続計画）

感染が大爆発した場合，医療資源が逼迫し，医療者は苦境に立たされます．モラルディレンマの中で苦渋の決断を迫られることもあります．決断をしても後味の悪さ，苦渋が残ります．大切なことは，モラルディレンマに追い込まれないよう，あらかじめの備えをしておくことです．トリアージの課題をBCP（事業継続計画，p.242）の枠組みの中に据えて日頃から前もって備えをしておくことが重要です．緊急時に，最後に何かを選ばなければならなくなる瞬間が予想されるのであれば，全員が救われるように事前に準備することです[14]．

残念ながら，日本では，こうした備えと逆行することが行われてきました．1994年に保健所法が地域保健法に改正された後，感染拡大を防ぐ「防衛線」である保健所は大幅に削減され，保健所職員も大幅に削減されてきました（**表5-7**）[15]．

表5-7

| 日本における保健所数の推移 | | |
|---|---|---|
| | 1992年 | 2020年 |
| 保健所数 | 852 | 469 383の減 |

全国保健所長会：保健所数の推移（平成元年〜令和3年），2021.
Available at: http://www.phcd.jp/03/HCsuii/pdf/suii_temp02.pdf

重症患者のための集中治療室(ICU)も削減されてきました．ICUに準じるハイケアユニットなども含めると人口10万人あたり14.4床で，ドイツの半分，米国の4割程度です．感染症病床は2000年に2,396床でしたが，2019年に1,888床にまで減少しました[16]．

医療費抑制のため，病院の経営効率化が求められ，ギリギリの経営努力が病院に求められてきました．「地域医療構想」（将来人口推計を基に2025年に必要となる病床の必要数を医療機能ごとに推計した上で，地域の医療関係者の協議を通じて病床の機能分化と連携を進め，効率的な医療提供体制を実現する取り組み）は実質的には病床削減会議となり，感染症の流行は想定されていませんでした．このようにパンデミックへの備えが弱体化されてきたなかで，今回のパンデミックが起こりました．感染の大きな波がおさまってきた時期には，次の波に備えて医療体制の再構築が進められなければなりません．

■文献

1) Charles C, et al: Emergency Department Triage. StatPearls [Internet], 2021

2) Stavros Gourgiotis: Baron Dominique-Jean Larrey: founder of military surgery and trauma care. Hektoen International Journal, 2016. Available at: https://hekint.org/2017/01/22/baron-dominique-jean-larrey-founder-of-military-surgery-and-trauma-care/

3) 厚生省健康政策局指導課長：平成8年3月12日指第15号 トリアージ・タッグの標準化について，1996.

4) NHKスペシャル：トリアージ 救命の優先順位〜JR福知山線事故から2年〜，2007年4月23日放送．

5) 厚生労働省：3．診療の優先順位に応じた傷病者のトリアージについて．In: 災害医療体制の在り方に関する検討会報告書（平成13年6月），2001. Available at: https://www.mhlw.go.jp/shingi/0106/s0629-3.html

6) NHK BS1スペシャル：医療崩壊〜イタリア・感染爆発の果てに〜，2020年6月28日放送．

7) Vergano M, et al: Clinical ethics recommendations for the allocation of intensive care treatments in exceptional, resource-limited circumstances: the Italian perspective during the COVID-19 epidemic. Crit Care, 24: 165, 2020.

8) この例は，次に取り上げるバイマ・リュッベの論文を参照した．Weyma Lübbe: Corona-Triage. Verfassungsblog, 2020年3月15日．Available at: https://verfassungsblog.de/corona-triage/

9) Comitato Nazionale per la Bioetica: Covid 19: la decisione clinica in condizioni di carenza di risorse e il criterio del "triage in emergenza pandemica". イタリア国家生命倫理委員会：Covid 19. 医療資源が不足する状況での臨床的決定と「パンデミック緊急事態でのトリアージ」の基準，2020年4月8日，秋葉悦子 訳．In: 生命倫理・生命法研究資料集VI−先端医療分野における欧米の生命倫理政策に関する原理・法・文献の批判的研究，芝浦工業大学，2021

10) Weyma Lübbe: Corona-Triage. Verfassungsblog, 2020年3月15日．Available at: https://verfassungsblog.de/corona-triage/

11) DJVI: Entscheidungen über die Zuteilung intensivmedizinischer Ressourcen im Kontext der COVID-19-Pandemie. Version 2. Klinisch-ethische Empfchlungen. 熊谷 徹：コロナ禍で迫られる「命の選別」ドイツ医学界の提言「厳密ルール」の中身．新潮社Foresight, 2020年4月7日．Available at: https://www.fsight.jp/articles/-/46762 参照．

12) Heinemann T, et al, eds, Covid-19: Ethische Empfehlungen über Beginn und Fortführung einer intensivmedizinischen Behandlung bei nicht ausreichenden Behandlungskapazitäten, Books on Demand, 2020.

13) 日本老年医学会：新型コロナウイルス感染症（COVID-19）流行期において高齢者が最善の医療およびケアを受けるための日本老年医学会からの提言―ACP実施のタイミングを考える，2020. Available at: https://jpn-geriat-soc.or.jp/coronavirus/pdf/covid_teigen.pdf

14) 福島リポート特別対談 中島孝・長谷川有史，難病医療に学ぶこれからの災害医療．週刊日本医事新報，4898: 7-13, 2018. Available at: https://www.jmedj.co.jp/journal/paper/detail.php?id=9491

15) 全国保健所長会：保健所数の推移（平成元年〜令和3年），2021. Available at: http://www.phcd.jp/03/HCsuii/pdf/suii_temp02.pdf

16) 朝日新聞：コロナ病床，逼迫なぜ 重症者向けが手薄，転院調整に滞り，2021年6月7日．

# 3 感染症，ウイルス，地球環境，ワンヘルス

## 1 ウイルスと人類

　COVID-19はウイルスによる感染症です．そもそもウイルスとはいかなるものかについて考えてみましょう．virusはラテン語で「毒」を意味します．今私たちは病気を起こす「悪い」ウイルスに苦しめられているので，ウイルスは「憎い存在」となっています．ですが，ウイルスは必ずしも「ワル」ではありません．「悪いウイルス」はごく一部です．ほとんどのウイルスは，生態系の構成メンバーとして生態系の維持に関与し，人類に恩恵をもたらしていると考えられています．

　ウイルスは海の生態系の維持にとって重要な役割を果たしています．例えば，海の生態バランスが崩れたときに赤潮が発生し，養殖魚介類などに被害を与えますが，この赤潮を発生させるプランクトンを死滅させるウイルスがいることが発見されました[1]．赤潮プランクトンに感染するウイルス「ヘテロシグマアカシオウイルス」の働きが長崎慶三教授によって解明され，海の生態系の中で赤潮を抑える方向に働く作用をウイルスが果たしていることがわかりました．海洋ウイルスは地球の気候にも関わっていると考えられています．

　私たちの体の中にも腸内細菌や皮膚常在菌などに寄生する膨大な数のウイルスが存在します．血液，脳，心臓，大腸，肺，肝臓，筋肉など27種類の組織に，少なくとも39種類のウイルスがひそんでいることが確認されています[2]．それは体内に存在するウイルスのごく一部です．体内で増殖して病気を引き起こすウイルスもありますが，基本的には病気を起こさずに私たちと共存している膨大な量のウイルスが存在すると考えられています．

　がんを引き起こすウイルスもあれば，がんと闘うウイルスもあります．がん細胞だけを殺すウイルス（G47Δ）を投与することで，神経膠腫という悪性の脳腫瘍を治す治療薬（デリタクト®注）が2021年6月に日本で承認されました．世界で初めて承認されたがん治療用ウイルスです．私たちの心身の維持機能にとってウイルスは欠かせない存在です．

　ウイルスは生命の進化にも重要な役割を果たしています．哺乳類の母親が子を育むのに欠かせない胎盤は，子宮内の胎児に必要な栄養だけを通し，胎児を攻撃する母親のリンパ球の侵入を防ぐ特殊な膜でできています．この膜が，大古に哺乳類に感染したウイルスが外から運び入れた遺伝子によって作られたことが石野史敏教授らの研究でわかってきました[3,4]．ウイルスが生殖細胞に感染し，祖先のゲノムに挿入された後に内在遺伝子化したと考えられています．胎盤という臓器の仕組みの形成にウイルスがもたらした

遺伝子が寄与しているのです。私たち哺乳類はウイルスなしには存在しなかったと言えます。

私たちの体内を含む地球上には膨大な種類の天文学的な量のウイルスが存在することがわかっていますが、これらに関する研究はまだ始まったばかりです[5]。

---

・地球上には膨大な種類のウイルスが存在する。

・その大部分はいまだ正体不明。

・私たちはウイルスに囲まれウイルスとともに生きている。

・ウイルスは生態系の維持などで重要な役割を果たしている。

・生命の進化にも重要な役割を果たしている。

山内一也, ウイルスの意味論―生命の定義を超えた存在, みすず書房, 2018. 参照

---

## 2 人獣共通感染症

では、なぜ私たちは今ウイルスにこんなにも苦しめられているのでしょうか？

COVID-19のウイルス、SARS-CoV-2の起源は2021年2月までのWHOの調査[6]でもまだ特定されていません。ウイルスの起源をめぐる問題が政治問題化し国際協力が十分に得られないこともあって、パンデミック発生から2年以上経つ現在も（2022年初）、SARS-CoV-2の起源と最初の人への感染経路は明らかになっていません。これは重大な問題です。類似のパンデミックの今後の発生リスクを軽減するための対策を講じられないからです。

WHOの調査報告書は、COVID-19のアウトブレイク（通常発生しているレベル以上に感染症が増加すること）は中国武漢市の海鮮卸売市場で2019年11月中旬から12月上旬にかけて起こったと推定しています。しかし、それ以前にもCOVID-19の症例が見つかっているため、海鮮卸売市場で最初の症例が発生したとは断定できないとしています。今回のSARS-CoV-2は、2002年に発生したSARS（severe acute respiratory syndrome 重症急性呼吸器症候群）コロナウイルス（SARS-CoV）や2012年のMERS（middle east respiratory syndrome 中東呼吸器症候群）コロナウイルス（MERS-CoV）と遺伝的に密接に関連があることから、発生源も類似していると推測されています。

SARS-CoVはあるコウモリの集団から、ヒトが扱う動物種（ジャコウネコやハクビシンなど）を中間宿主としてヒトに伝播したと考えられています[7]（図5-4）[8]。WHOの調査報告書は、SARS-CoV-2も同様の経路を経て来た「可能性が非常に高い」としています[9]。

こうした動物由来感染症を「人獣共通感染症（zoonoses）」と言います。中国では、野生動物を食し、漢方薬の材料にするなどの習慣があります。COVID-19のアウトブレイクが起こった武漢市の海鮮卸売市場でも、野生動物が取引されていました。

コロナウイルスは自然界の中でコウモリなどの野生動物の体内でひっそりと生きて，共生していたと考えられます．人間が森林を大規模な農園に変え，多くの人がその奥地に入り込んだりすることで，未知の病原体を保有する野生動物と人間の接点が増え続けます[10,11]．

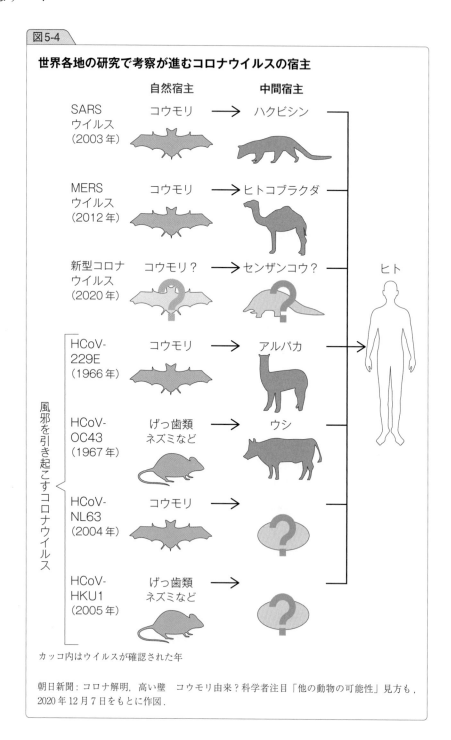

図5-4

**世界各地の研究で考察が進むコロナウイルスの宿主**

カッコ内はウイルスが確認された年

朝日新聞：コロナ解明，高い壁　コウモリ由来？科学者注目「他の動物の可能性」見方も，2020年12月7日をもとに作図．

# 3 環境破壊と病原体

今から1万年前，人類は農業を始め，野生動物を家畜化し始めました．森林の中にひそんでいた病原体が人間の身近なものになりました．農業は労働集約的です．人々が一ヵ所に集まり，次第に都市が形成されます．近年の中国では，急速な都市化と人口集中が進み，人類1万年の歴史をこの30年間ほどで体験してきました．世界第2位の経済大国となった中国はグローバル経済の重要拠点でもあるため，COVID-19は瞬く間にパンデミックとなりました[12]．

p.241のWHOが発した「国際的に懸念される公衆衛生上の緊急事態」にあるように，2009年から10年ほどの間に，感染症の脅威がしばしば生じています．コロナ・パンデミックの背景に，原生林の破壊など地球環境の悪化があります．現在，地球の温暖化が急速に進むなかで，さらなる危機が指摘されています．シベリアの永久凍土が融解し，永久凍土の中に眠っていた未知の微生物やウイルスが人間の身近に出現する危険です．2016年，シベリアに気温35度という熱波が到来しました．シベリアのヤマル半島で炭疽菌の集団感染が発生し，2,000頭のトナカイが死に，96人が入院し，12歳の少年が死亡しました．原因は，75年前に炭疽菌で死んだトナカイの埋葬地の氷が解け，その死骸に付着していた病原菌が動物に感染し，それを食べた人間に広がったためと推測されています．

約200万年前から数万年前に形成された永久凍土には，私たちがまったく知らない微生物やウイルスが多数眠っています．2005年NASAの科学者たちが，アラスカの永久凍土の中から3万2千年前のバクテリアを発見し，「蘇生」に成功しました．永久凍土から見つかった4万年前の線虫を生き返らせることに成功したというニュースもありました．地球温暖化に伴う永久凍土の融解によって，その中に眠っていた古代のウイルスや病原菌が復活して，再び地上に現れるのではないかと懸念が強まりました．温暖化による気候変動はパンデミックの危険性を高めていると言えます．

それゆえ，パンデミックのリスクを下げるためにも次のようなことが求められます．

---

- 自然破壊と地球温暖化の防止に努める．
- 陸上の野生生物を生息地から捕獲して食べ物や薬，ペットなどとして利用することをやめる．
- 人と自然との適切な距離を保ち，地球上の豊かな生物多様性を守る．

---

永久凍土が融けると，その中にある有機物が温められ，分解され，二酸化炭素とメタンとして放出され，大気のほぼ2倍の温室効果ガスが放出されます．地球の平均気温が産業革命前と比べて1.5度高くなると，温暖化は「臨界点(tipping point)」を超え，どうしても止まらない負の連鎖になる(ホットハウス現象)[13]という警告が科学者から発せられています．シベリアの永久凍土の融解は二重の意味で「時限爆弾」です．地下にたまったメタンガスが爆発的に噴出し，氷や岩石を吹き飛ばして巨大な穴が形成されます[14]

（図 5-5）[15]．温室効果が高いメタンなどを放出して温暖化を加速し，人間が住めない地球にしてしまう「時限爆弾」です．

図 5-5

**永久凍土の融解によるメタンガスの放出**

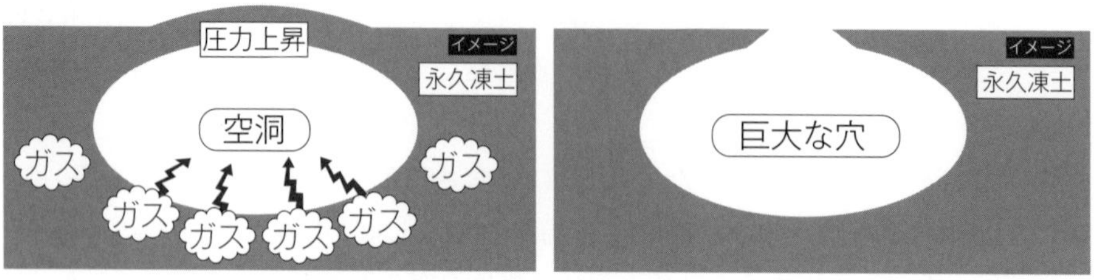

メタンの温室効果は二酸化炭素に比べて 20〜25 倍

NHK：ニュース 7，2021 年 3 月 7 日放送.

# 4 私たちの健康と地球の健康はひとつ（One Health）

2020 年 9 月 30 日，国連生物多様性サミットで，アントニオ・グテーレス国連事務総長は挨拶の中でこう述べました．

・人類は自然に戦いを挑んでいます．私たちは，自然との関係を築き直す必要があります．

・乱獲や破壊的な慣行，気候変動により，世界のサンゴ礁の 60% 以上が存続を危ぶまれています．

・過剰消費や人口増加，集約的農業の結果，野生生物の個体数も一気に減少しています．

・生物種絶滅のペースも速まっており，……およそ 100 万種の生物が現在，絶滅の危機に瀕しています．

・森林破壊や気候変動，さらには人類の食料生産を目的とする未開拓地の開墾は，地球の生命の網を破壊しています．

・私たちは，この脆弱な網の一部なのです．私たちと将来の世代が豊かに暮らすためには，これを健全に保つ必要があります．

・私たちと自然の不均衡がもたらした結末の 1 つとして挙げられるのが，HIV ／エイズやエボラ，そして今は新型コロナウイルス感染症（COVID-19）などと，私たちがほとんど，あるいはまったく防御できない致死的な病気の流行です．

・既知の病気の60%と，新しい感染症の75%が，動物から人間に伝染する人獣共通感染症であるという事実は，地球の健全性と私たちの健康が切っても切れない関係にあることを表しています．……

・自然破壊は単なる環境問題ではありません．そこには経済や保健，社会的正義，人権も関係しています．

António Guterres: Remarks to United Nations Biodiversity Summit, 2020年9月30日. Available at: https://www.un.org/sg/en/content/sg/speeches/2020-09-30/remarks-united-nations-biodiversity-summit. 国連広報センター訳参照.
Available at: https://www.unic.or.jp/news_press/messages_speeches/sg/40053/

　自然破壊は単なる環境問題ではなく，私たちの健康と地球の健康とは密接に関係しています．例えば，家畜に生じた薬剤耐性菌(antimicrobial resistance；AMR)が食肉を通じて人の感染症の原因となります．大量の抗菌薬が感染症の治療だけではなく，家畜を早く肥えさせるために飼料に混ぜて用いられています．大量の抗菌薬の使用は薬剤耐性菌を生じさせ，それが人間に伝播します．2003年オランダで，新しい薬剤耐性菌，メチシリン耐性黄色ブドウ球菌(methicillin-resistant *Staphylococcus aureus*；MRSA)株が出現し，畜産業関係者にブタ由来MRSAが広がったことがありました．このように，薬剤の使用→薬剤耐性菌の発生→動物から人間への感染という経路からも，地球環境と人間の健康は一つであることがわかります[16]．人間の健康を守るためには動物や生態系にも目配りして取り組む必要があります．人，動物，生態系に関わる者が連携して，人と地球環境の健康のために取り組む考え方を「ワンヘルス(One Health)アプローチ」と言います[17,18]．

　生態系の危機が切迫しパンデミックの危機のさなかにある現在，生態系や人間以外の動植物への視点を欠く倫理では時代の要請に応えられません．薬剤師は，環境マネジメントに対して特に配慮しなければならない使命を帯びた職業です．より広い視点をもって倫理学を学ぶ必要があります．

　地球も私たちも病んでいます．地球と私たち人類への処方箋を考え，専門職としての責任を担っていくことが求められています．

---

**さらに学びを深めるために**
・山内一也，ウイルスの意味論—生命の定義を超えた存在，みすず書房，2018.

## ■文 献

1) 長﨑慶三：殺藻性ウイルスによる赤潮防除の可能性．Microbes and Environments, 13: 109-113, 1998.

2) 東京大医科学研究所佐藤佳准教授グループ 2020 年発表

3) 東京医科歯科大学・東海大学：ウイルスに由来する PEG10 遺伝子は胎盤の血管構造維持に必須である─ウイルスが持つ機能がもたらした哺乳類の胎盤機能維持機構, 2021. Available at: https://www.yamanashi.ac.jp/wp-content/uploads/2021/09/20210927pr.pdf

4) 宮沢孝幸：胎盤の多様化と古代ウイルス─エンベロープタンパク質が結ぶ母と子の絆．生命誌, 81, 2014.

5) 山内一也, ウイルスの意味論─生命の定義を超えた存在, みすず書房, 2018.

6) WHO: WHO-convened Global Study of Origins of SARS-CoV-2: China Part. Joint WHO-China Study, 14 January-10 February 2021, pp6-9, 2021. Available at: https://www.who.int/health-topics/coronavirus/origins-of-the-virus, WHO 健康開発総合研究センター：非公式日本語訳　WHO が招集した SARS-CoV-2 の起源に関する世界的調査研究：中国のパート, WHO と中国の共同調査研究チームの報告［概要］2021 年 1 月 14 日〜2 月 10 日, 2021. Available at: https://extranet.who.int/kobe_centre/sites/default/files/G06_20210330_JP_WHO%20report_SARS-CoV-2%20origins_Summary.pdf

7) WHO 健康開発総合研究センター：非公式日本語訳　SARS-CoV-2 の起源（2020 年 3 月 26 日発行）, 2020. Available at: https://extranet.who.int/kobe_centre/sites/default/files/20200507_JA_Origin_SARS-CoV-2.pdf

8) 朝日新聞：コロナ解明, 高い壁　コウモリ由来？科学者注目「他の動物の可能性」見方も, 2020 年 12 月 7 日．

9) WHO-convened Global Study of Origins of SARS-CoV-2（2021 年 4 月 5 日）

10) WWF: 2021 年　WWF ジャパンより新年のご挨拶, 2021. Available at: https://www.wwf.or.jp/staffblog/activity/4515.html

11) 井田徹治, 次なるパンデミックを回避せよ─環境破壊と新興感染症, 岩波書店, 2021.

12) NHK BS 1 スペシャル：コロナ新時代への提言〜変容する人間・社会・倫理〜, 2020 年 5 月 23 日放送．

13) アリストス・ジョージャウ：【新説】「ホットハウス現象」が地球温暖化の最後の引き金に．Newsweek, 2018 年 9 月 11 日．Available at: https://www.newsweekjapan.jp/stories/technology/2018/09/post-10936.php

14) CNN: シベリアの永久凍土にできた巨大陥没穴の謎, 現地調査で解明　ロシア, 2021 年 2 月 18 日．Available at: https://www.cnn.co.jp/fringe/35166664.html

15) NHK: ニュース 7, 2021 年 3 月 7 日放送．

16) Centers for Disease Control and Prevention: One Health Basics. Available at: https://www.cdc.gov/onehealth/basics/index.html

17) 環境省 生物多様性：生物多様性条約第 13 回締約国会議 決定（環境省仮訳）. Available at: https://www.biodic.go.jp/biodiversity/about/treaty/files/cop13_bio_decisions.pdf

18) 厚生労働省委託事業 AMR 臨床リファレンスセンター：薬剤耐性（AMR）とワンヘルス（One health）, 2020. Available at: https://amr.ncgm.go.jp/medics/2-6.html

# おわりに

　6年制となった薬剤師養成教育を受けた最初の薬剤師が社会に巣立ってから，10年になります．本書は，6年制薬学教育の質の向上を目指すために示された薬学教育モデル・コアカリキュラム（2015年改訂版，以下コアカリ）に則り，倫理に関する必要な項目をほぼカバーしています．コアカリが示すように，臨床の薬剤師には，医師や看護師と同様，臨床家としてさまざまな倫理的な配慮が求められています．また，創薬分野の薬剤師には，研究倫理や企業倫理（corporate ethics, business ethics）が求められます．コアカリは，将来どのような分野に進んだ場合にも共通に必要となる薬剤師の基本的な資質と能力の修得の到達目標を提示しています．表現は多少とも変化しても，薬剤師としての到達目標の根本精神は変わりません．この目標を意識して，本書の副題を「薬剤師に求められる生命倫理・医療倫理・研究倫理」としました．

　薬学教育6年制化やコアカリ策定後も，薬剤師を取り囲む環境は大きく変貌しつつあります．さらに，今まで経験したことのないCOVID-19パンデミックに見舞われ，多くの人々が苦難の日々を過ごしています．とりわけ医療関係者には大きなプレッシャーがかかっています．コアカリは現在改訂作業が進められていますが，本書は日々変動しつつある医療環境や社会環境を見据えて，必要な倫理的配慮を盛り込むよう努めました．

　本文の解説部分は主に松田が執筆し，編者全体で検討しました．Case Studyの「考えてみよう！」は，松田と中田が執筆して編者全体で検討しました．

　消費者直販型（DTC）検査ビジネスの規則，動物実験の倫理，緊急避妊薬についての執筆にあたっては，それぞれ横野　恵　先生（早稲田大学），平賀秀明　先生（東邦大学），村岡千種先生（北海道科学大学）に貴重なご教示をいただきました．ここにあらためて感謝申し上げます．

　倫理の修練には「理由を考え抜くこと」が重要です．「ガイドラインや規則でそのように示されているからそうする」というマニュアル的な態度では，臨床やさまざまな場面での多様な問題状況に対処できません．「なぜそうするのか」という理由から考えることによって，多様な問題状況に対処できる能力が鍛えられていきます．本書の「考えてみよう！」なども活用し，自らの倫理的思考を鍛え上げていくことを編者一同心より願っております．

　出版にあたって，南山堂編集部の諸氏には大変お世話になりました．心より感謝申し上げます．

　2022年3月　新型コロナウイルスの猛威と緊迫するウクライナ情勢の最中で

編著者を代表して

松田　純

## WORLD MEDICAL ASSOCIATION

### ヘルシンキ宣言
### 人間を対象とする医学研究の倫理的原則

| |
|---|
| 1964年　6月　第18回WMA総会(ヘルシンキ,フィンランド)で採択 |
| 1975年 10月　第29回WMA総会(東京,日本)で修正 |
| 1983年 10月　第35回WMA総会(ベニス,イタリア)で修正 |
| 1989年　9月　第41回WMA総会(九龍,香港)で修正 |
| 1996年 10月　第48回WMA総会(サマーセットウェスト,南アフリカ)で修正 |
| 2000年 10月　第52回WMA総会(エジンバラ,スコットランド)で修正 |
| 2002年 10月　WMAワシントン総会(米国)で修正(第29項目明確化のため注釈追加) |
| 2004年 10月　WMA東京総会(日本)で修正(第30項目明確化のため注釈追加) |
| 2008年 10月　WMAソウル総会(韓国)で修正 |
| 2013年 10月　WMAフォルタレザ総会(ブラジル)で修正 |

### 序文

1.　世界医師会(WMA)は,特定できる人間由来の試料およびデータの研究を含む,人間を対象とする医学研究の倫理的原則の文書としてヘルシンキ宣言を改訂してきた.

　　本宣言は全体として解釈されることを意図したものであり,各項目は他のすべての関連項目を考慮に入れて適用されるべきである.

2.　WMAの使命の一環として,本宣言は主に医師に対して表明されたものである.WMAは人間を対象とする医学研究に関与する医師以外の人々に対してもこれらの諸原則の採用を推奨する.

### 一般原則

3.　WMAジュネーブ宣言は,「私の患者の健康を私の第一の関心事とする」ことを医師に義務づけ,また医の国際倫理綱領は,「医師は,医療の提供に際して,患者の最善の利益のために行動すべきである」と宣言している.

4.　医学研究の対象とされる人々を含め,患者の健康,福利,権利を向上させ守ることは医師の責務である.医師の知識と良心はこの責務達成のために捧げられる.

5.　医学の進歩は人間を対象とする諸試験を要する研究に根本的に基づくものである.

6.　人間を対象とする医学研究の第一の目的は,疾病の原因,発症および影響を理解し,予防,診断ならびに治療(手法,手順,処置)を改善することである.最善と証明された治療であっても,安全性,有効性,効率性,利用可能性および質に関する研究を通じて継続的に評価されなければならない.

7.　医学研究はすべての被験者に対する配慮を推進かつ保証し,その健康と権利を擁護するための倫理基準に従わなければならない.

8. 医学研究の主な目的は新しい知識を得ることであるが，この目標は個々の被験者の権利および利益に優先することがあってはならない．

9. 被験者の生命，健康，尊厳，全体性，自己決定権，プライバシーおよび個人情報の秘密を守ることは医学研究に関与する医師の責務である．被験者の保護責任は常に医師またはその他の医療専門職にあり，被験者が同意を与えた場合でも，決してその被験者に移ることはない．

10. 医師は，適用される国際的規範および基準はもとより人間を対象とする研究に関する自国の倫理，法律，規制上の規範ならびに基準を考慮しなければならない．国内的または国際的倫理，法律，規制上の要請がこの宣言に示されている被験者の保護を減じあるいは排除してはならない．

11. 医学研究は，環境に害を及ぼす可能性を最小限にするよう実施されなければならない．

12. 人間を対象とする医学研究は，適切な倫理的および科学的な教育と訓練を受けた有資格者によってのみ行われなければならない．患者あるいは健康なボランティアを対象とする研究は，能力と十分な資格を有する医師またはその他の医療専門職の監督を必要とする．

13. 医学研究から除外されたグループには研究参加への機会が適切に提供されるべきである．

14. 臨床研究を行う医師は，研究が予防，診断または治療する価値があるとして正当化できる範囲内にあり，かつその研究への参加が被験者としての患者の健康に悪影響を及ぼさないことを確信する十分な理由がある場合に限り，その患者を研究に参加させるべきである．

15. 研究参加の結果として損害を受けた被験者に対する適切な補償と治療が保証されなければならない．

## リスク，負担，利益

16. 医療および医学研究においてはほとんどの治療にリスクと負担が伴う．

人間を対象とする医学研究は，その目的の重要性が被験者のリスクおよび負担を上まわる場合に限り行うことができる．

17. 人間を対象とするすべての医学研究は，研究の対象となる個人とグループに対する予想し得るリスクおよび負担と被験者およびその研究によって影響を受けるその他の個人またはグループに対する予見可能な利益とを比較して，慎重な評価を先行させなければならない．

リスクを最小化させるための措置が講じられなければならない．リスクは研究者によって継続的に監視，評価，文書化されるべきである．

18. リスクが適切に評価されかつそのリスクを十分に管理できるとの確信を持てない限り，医師は人間を対象とする研究に関与してはならない．

潜在的な利益よりもリスクが高いと判断される場合または明確な成果の確証が得られた場合，医師は研究を継続，変更あるいは直ちに中止すべきかを判断しなければならない．

## 社会的弱者グループおよび個人

19. あるグループおよび個人は特に社会的な弱者であり不適切な扱いを受けたり副次的な被害を受けやすい．

すべての社会的弱者グループおよび個人は個別の状況を考慮したうえで保護を受けるべきである.

20. 研究がそのグループの健康上の必要性または優先事項に応えるものであり, かつその研究が社会的弱者でないグループを対象として実施できない場合に限り, 社会的弱者グループを対象とする医学研究は正当化される. さらに, そのグループは研究から得られた知識, 実践または治療からの恩恵を受けるべきである.

## 科学的要件と研究計画書

21. 人間を対象とする医学研究は, 科学的文献の十分な知識, その他関連する情報源および適切な研究室での実験ならびに必要に応じた動物実験に基づき, 一般に認知された科学的諸原則に従わなければならない. 研究に使用される動物の福祉は尊重されなければならない.

22. 人間を対象とする各研究の計画と実施内容は, 研究計画書に明示され正当化されていなければならない.

研究計画書には関連する倫理的配慮について明記され, また本宣言の原則がどのように取り入れられてきたかを示すべきである. 計画書は, 資金提供, スポンサー, 研究組織との関わり, 起こり得る利益相反, 被験者に対する報奨ならびに研究参加の結果として損害を受けた被験者の治療および／または補償の条項に関する情報を含むべきである.

臨床試験の場合, この計画書には研究終了後条項についての必要な取り決めも記載されなければならない.

## 研究倫理委員会

23. 研究計画書は, 検討, 意見, 指導および承認を得るため研究開始前に関連する研究倫理委員会に提出されなければならない. この委員会は, その機能において透明性がなければならず, 研究者, スポンサーおよびその他いかなる不適切な影響も受けず適切に運営されなければならない. 委員会は, 適用される国際的規範および基準はもとより, 研究が実施される国または複数の国の法律と規制も考慮しなければならない. しかし, そのために本宣言が示す被験者に対する保護を減じあるいは排除することを許してはならない.

研究倫理委員会は, 進行中の研究をモニターする権利を持たなければならない. 研究者は, 委員会に対してモニタリング情報とくに重篤な有害事象に関する情報を提供しなければならない. 委員会の審議と承認を得ずに計画書を修正してはならない. 研究終了後, 研究者は研究知見と結論の要約を含む最終報告書を委員会に提出しなければならない.

## プライバシーと秘密保持

24. 被験者のプライバシーおよび個人情報の秘密保持を厳守するためあらゆる予防策を講じなければならない.

## インフォームド・コンセント

25. 医学研究の被験者としてインフォームド・コンセントを与える能力がある個人の参加は自発的でなければならない. 家族または地域社会のリーダーに助言を求めることが適切な場合もあるが, インフォームド・コンセントを与える能力がある個人を本人の自主的な承諾なしに研究に参加させてはならない.

26. インフォームド・コンセントを与える能力がある人間を対象とする医学研究において, それぞれの被験者候補は, 目的, 方法, 資金源, 起こり得る利益相反, 研究者の施設内での所属, 研究から期待される利益と予測されるリスクならびに起こり得る不快感, 研究終了後条項, その他研究に関するすべての面について十分に説明されなければならな

い．被験者候補は，いつでも不利益を受けることなしに研究参加を拒否する権利または参加の同意を撤回する権利があることを知らされなければならない．個々の被験者候補の具体的情報の必要性のみならずその情報の伝達方法についても特別な配慮をしなければならない．

被験者候補がその情報を理解したことを確認したうえで，医師またはその他ふさわしい有資格者は被験者候補の自主的なインフォームド・コンセントをできれば書面で求めなければならない．同意が書面で表明されない場合，その書面によらない同意は立会人のもとで正式に文書化されなければならない．

医学研究のすべての被験者は，研究の全体的成果について報告を受ける権利を与えられるべきである．

27. 研究参加へのインフォームド・コンセントを求める場合，医師は，被験者候補が医師に依存した関係にあるかまたは同意を強要されているおそれがあるかについて特別な注意を払わなければならない．そのような状況下では，インフォームド・コンセントはこうした関係とは完全に独立したふさわしい有資格者によって求められなければならない．

28. インフォームド・コンセントを与える能力がない被験者候補のために，医師は，法的代理人からインフォームド・コンセントを求めなければならない．これらの人々は，被験者候補に代表されるグループの健康増進を試みるための研究，インフォームド・コンセントを与える能力がある人々では代替して行うことができない研究，そして最小限のリスクと負担のみ伴う研究以外には，被験者候補の利益になる可能性のないような研究対象に含まれてはならない．

29. インフォームド・コンセントを与える能力がないと思われる被験者候補が研究参加についての決定に賛意を表することができる場合，医師は法的代理人からの同意に加えて本人の賛意を求めなければならない．被験者候補の不賛意は，尊重されるべきである．

30. 例えば，意識不明の患者のように，肉体的，精神的にインフォームド・コンセントを与える能力がない被験者を対象とした研究は，インフォームド・コンセントを与えることを妨げる肉体的・精神的状態がその研究対象グループに固有の症状となっている場合に限って行うことができる．このような状況では，医師は法的代理人からインフォームド・コンセントを求めなければならない．そのような代理人が得られず研究延期もできない場合，この研究はインフォームド・コンセントを与えられない状態にある被験者を対象とする特別な理由が研究計画書で述べられ，研究倫理委員会で承認されていることを条件として，インフォームド・コンセントなしに開始することができる．研究に引き続き留まる同意はできるかぎり早く被験者または法的代理人から取得しなければならない．

31. 医師は，治療のどの部分が研究に関連しているかを患者に十分に説明しなければならない．患者の研究への参加拒否または研究離脱の決定が患者・医師関係に決して悪影響を及ぼしてはならない．

32. バイオバンクまたは類似の貯蔵場所に保管されている試料やデータに関する研究など，個人の特定が可能な人間由来の試料またはデータを使用する医学研究のためには，医師は収集・保存および／または再利用に対するインフォームド・コンセントを求めなければならない．このような研究に関しては，同意を得ることが不可能か実行できない例外的な場合があり得る．このような状況では研究倫理委員会の審議と承認を得た後に限り研究が行われ得る．

プラセボの使用

33. 新しい治療の利益，リスク，負担および有効性は，以下の場合を除き，最善と証明されている治療と比較考量されなければならない：

証明された治療が存在しない場合，プラセボの使用または無治療が認められる；あるいは，

説得力があり科学的に健全な方法論的理由に基づき，最善と証明されたものより効果が劣る治療，プラセボの使用または無治療が，その治療の有効性あるいは安全性を決定するために必要な場合，そして，最善と証明されたものより効果が劣る治療，プラセボの使用または無治療の患者が，最善と証明された治療を受けなかった結果として重篤または回復不能な損害の付加的リスクを被ることがないと予想される場合.

この選択肢の乱用を避けるため徹底した配慮がなされなければならない.

## 研究終了後条項

34. 臨床試験の前に，スポンサー，研究者および主催国政府は，試験の中で有益であると証明された治療を未だ必要とするあらゆる研究参加者のために試験終了後のアクセスに関する条項を策定すべきである. また，この情報はインフォームド・コンセントの手続きの間に研究参加者に開示されなければならない.

## 研究登録と結果の刊行および普及

35. 人間を対象とするすべての研究は，最初の被験者を募集する前に一般的にアクセス可能なデータベースに登録されなければならない.

36. すべての研究者，著者，スポンサー，編集者および発行者は，研究結果の刊行と普及に倫理的責務を負っている. 研究者は，人間を対象とする研究の結果を一般的に公表する義務を有し報告書の完全性と正確性に説明責任を負う. すべての当事者は，倫理的報告に関する容認されたガイドラインを遵守すべきである. 否定的結果および結論に達しない結果も肯定的結果と同様に，刊行または他の方法で公表されなければならない. 資金源，組織との関わりおよび利益相反が，刊行物の中には明示されなければならない. この宣言の原則に反する研究報告は，刊行のために受理されるべきではない.

## 臨床における未実証の治療

37. 個々の患者の処置において証明された治療が存在しないかまたはその他の既知の治療が有効でなかった場合，患者または法的代理人からのインフォームド・コンセントがあり，専門家の助言を求めたうえ，医師の判断において，その治療で生命を救う，健康を回復するまたは苦痛を緩和する望みがあるのであれば，証明されていない治療を実施することができる. この治療は，引き続き安全性と有効性を評価するために計画された研究の対象とされるべきである. すべての事例において新しい情報は記録され，適切な場合には公表されなければならない.

# 索 引

# 編者紹介

**松田　純（まつだ　じゅん）**
静岡大学名誉教授，博士（文学），生命倫理学，哲学
**【主な著作等】**
（著書）「安楽死と尊厳死の現在　最終段階の医療と自己決定」，中公新書，2018 年.
（共編著）「ケースで学ぶ　認知症ケアの倫理と法」，南山堂，2017.「こんなときどうする？　在宅医療と介護　ケースで学ぶ倫理と法」，南山堂，2014.「シリーズ生命倫理学 11 巻，遺伝子と医療」，丸善出版，2013.
（共著）「くすりの小箱　薬と医療の文化史」，南山堂，2011.
（翻訳）ミヒャエル・フックス「科学技術研究の倫理入門」知泉書館，2013.「ドイツ連邦議会審議会答申　人間の尊厳と遺伝子情報 —現代医療の法と倫理」，知泉書館，2004.　　など

**平井　みどり（ひらい　みどり）**
神戸大学名誉教授，薬剤師，医師，医学博士
神戸大学医学部附属病院薬剤部長（2007 ～ 2017 年），兵庫県赤十字血液センター所長（2018 ～ 2022 年），日本薬学会教育賞受賞「新薬学教育制度の構築と推進への貢献」（2019 年度），厚生労働省・高齢者医薬品適正使用検討会委員，文部科学省・薬学教育モデル・コアカリキュラム改訂に関する専門研究委員会委員　など
**【主な著作等】**
（編著）「薬剤師が解決するポリファーマシー　症例から学ぶ，処方適正化のための介入の ABC」，羊土社，2016.
など

**中田　亜希子（なかだ　あきこ）**
東邦大学医学部医学教育センター講師，薬剤師，博士（医学），生命倫理学，医学教育学
薬学教育学会倫理教育委員会委員，日本薬剤師会臨床・疫学研究推進委員会委員
**【主な著作等】**
（共著）「コミュニケーション研究法」，ナカニシヤ出版，2011.「薬学人のための事例で学ぶ倫理学」，南江堂，2020.　など
（共著論文）「がん医療における倫理的問題の特徴を考える —国内の臨床倫理ケースブックの分析から」，生命倫理，28(1)，2018.

## 薬学と倫理
薬剤師に求められる生命倫理・医療倫理・研究倫理

2022 年 4 月 5 日　1 版 1 刷　　　　　　　　　　©2022
2023 年 3 月 10 日　　2 刷

**編著者**
松田　純　　平井みどり　　中田亜希子
まつだ　じゅん　　ひらい　みどり　　なかだ　あきこ

**発行者**
株式会社 南山堂　代表者 鈴木幹太
〒113-0034　東京都文京区湯島 4-1-11
TEL 代表 03-5689-7850　　www.nanzando.com

ISBN 978-4-525-70751-4